Müller/Olbing
Ethische Probleme in der Pädiatrie

Ethische Probleme in der Pädiatrie

und ihren Grenzgebieten

Herausgegeben von
Helmuth Müller
Hermann Olbing

Urban & Schwarzenberg
München - Wien - Baltimore 1982

Anschrift der Herausgeber:

Prof. Dr. Helmuth Müller
Flüggenstraße 10
D-8000 München 19

Prof. Dr. Hermann Olbing
Universitäts Kinderklinik, Hufelandstraße 55
D-4300 Essen

Symposiumsbericht „Ethische Probleme in der Pädiatrie und ihren Grenzbereichen“, Tegernsee, 22.-24. Februar 1981.

CIP-Kurztitelaufnahme der Deutschen Bibliothek

Ethische Probleme in der Pädiatrie und ihren Grenzgebieten/
hrsg. von Helmuth Müller; Hermann Olbing.
München; Wien; Baltimore: Urban und Schwarzenberg, 1982. ISBN 3-541-10151-2
NE: Müller, Helmuth [Hrsg.]

Satz: Satz-Rechenzentrum Berlin.
Druck und Bindung: Wagner, Nördlingen.
Printed in Germany.

ISBN 3-541-10151-2

Autorenverzeichnis

Prof. Dr. med. Klaus Betke
Direktor der Univ.-Kinderklinik
Lindwurmstr. 4
8000 München 2

Prof. Dr. theol. Franz Böckle
Am Kottenforst 46
5300 Bonn-Röttgen

Prof. Dr. med. Helmut Boehncke
Klostergarten 2 G
2000 Hamburg 13

Prof. Dr. med. Ottheinz Braun
Chefarzt der Kinderklinik im Städt. Krankenhaus Pforzheim
Kanzlerstraße
7530 Pforzheim

Prof. Dr. med. Johannes Brodehl
Direktor der Kinderklinik der Med. Hochschule Hannover
Karl-Wiechert-Allee 9
3000 Hannover-Kleefeld

Prof. Dr. med. Friedrich Wilhelm Eigler
Direktor der Abt. f. Allgem. Chirurgie
der Chirurg. Univ.-Klinik
Hufelandstr. 55
4300 Essen

Prof. Dr. jur. Albin Eser
Lehrstuhl für Strafrecht der Universität Tübingen
Wilhelmstr. 7
7400 Tübingen

Prof. Dr. med. Hans Ewerbeck
Direktor des Städt. Kinderkrankenhauses
Amsterdamer Str. 59
5000 Köln-Riehl

Prof. Dr. med. Otto Hövels
Direktor der Univ.-Kinderklinik
Theodor-Stern-Kai 7
6000 Frankfurt a. Main

Prof. Dr. theol. Jürgen Hübner
Evangel.-theolog. Fakultät der Universität Heidelberg
Wiesenweg 3
6903 Neckargemünd-Waldhilsbach

Prof. Dr. med. Dr. rer. nat. h. c. Widukind Lenz
Direktor des Instituts für Humangenetik
Vesaliusweg 12–14
4400 Münster

Prof. Dr. med. Volker von Loewenich
Abt. Neonatologie der Univ.-Kinderklinik
Theodor-Stern-Kai 7
6000 Frankfurt a. Main

Prof. Dr. med. Hans Ludwig
Direktor der Univ.-Frauenklinik
Hufelandstr. 55
4300 Essen

Prof. Dr. phil. Dr. med. Dr. h. c. Hermann Mai
Sentruper Str. 199
4400 Münster

Prof. Dr. med. Hermann Mildenberger
Kinderklinik der Med. Hochschule Hannover
Karl-Wiechert-Allee 9
3000 Hannover-Kleefeld

Prof. Dr. med. Helmuth Müller
Flüggenstr. 10
8000 München 19

Prof. Dr. med. Hermann Olbing
Direktor der Abteilung für Kindernephrologie
Univ.-Kinderklinik
Hufelandstr. 55
4300 Essen

Prof. Dr. med. Rudolf Pichlmayr
Klinik für Abdominal- und Transplantationschirurgie
der Med. Hochschule Hannover
Karl-Wiechert-Allee 9
3000 Hannover-Kleefeld

Prof. Dr. med. Helmut Remschmidt
Direktor der Univ.-Klinik für
Kinder- und Jugendpsychiatrie
Hans-Sachs-Str. 4–6
3550 Marburg / Lahn

Prof. Dr. med. Dr. phil. Joseph Rutenfranz
Institut für Arbeitsphysiologie der Universität
Ardeystr. 67
4600 Dortmund 1

Prof. Dr. med. Hans Schadewaldt
Direktor des Instituts für Geschichte der Medizin der Universität
Universitätsstr. 1
4000 Düsseldorf

Prof. Dr. med. Hans Schaefer
Waldgrenzweg 15–2
6900 Heidelberg 1 (Ziegelhausen)

Prof. Dr. jur. Hans-Ludwig Schreiber
Juristisches Seminar der Universität
Nikolausberger Weg 9a
3400 Göttingen

Prof. Dr. med. Traute M. Schroeder
Institut für Anthropologie und Humangenetik
Im Neuenheimer Feld 328
6900 Heidelberg

Prof. Dr. med. Eduard Seidler
Institut für Geschichte der Medizin der Universität Stefan Meier-Str. 26
7800 Freiburg

Prof. Dr. med. Peter Stoll
Direktor der Univ.-Frauenklinik
Theodor-Kutzer-Ufer
6800 Mannheim

Prof. Dr. med. Peter Strunk
Direktor der Abt. Kinder- und Jugendpsychiatrie
der Psychiatrischen Univ.-Klinik
Hauptstr. 5
7800 Freiburg

Inhaltsübersicht

III. Probleme der Behandlung von Kindern

IV. Grenzen der Therapie bei Kindern

V. Transplantation und Explantation von Organen bei Kindern

VI. Ethik und Humanität

Einleitung

Hermann Olbing

Medizinische Ethik war nach dem 2. Weltkrieg in unserem Land lange kein Thema für öffentliche Diskussionen. Über die Gründe brauche ich hier nichts zu sagen. Aber die Folgen haben mit unserem Symposium zu tun. Während die neuen ethischen Fragen, die sich aus der gewaltigen Zunahme medizinischer Möglichkeiten und aus den tiefgreifenden Änderungen im Umfeld der Arbeit des Arztes und seiner immer zahlreicher und unentbehrlicher werdenden Mitarbeiter ergaben, im Ausland kontinuierlich aufgearbeitet wurden, staute sich bei uns der Problemstoff. Erst in den allerletzten Jahren öffnen sich auch in Deutschland die Schleusen. Es kam geradezu zu einer Überschwemmung mit Publikationen, Symposien und vor allem Festreden über Fragen medizinischer Ethik. Aber merkwürdigerweise blieb die Pädiatrie bis jetzt im deutschsprachigen Raum ethischen Problemen gegenüber wortkarg, weitgehend sogar stumm. Dabei ist wahrlich gerade in der Kinderheilkunde an aktuellen ethischen Problemen kein Mangel. Große Fortschritte vor allem in der Neonatologie und Onkologie, in der lebensverlängernden Therapie schwerstbehinderter und an Krankheiten mit infauster Prognose leidender Kinder sowie der Organtransplantationen stellen uns Kinderärzte und unsere Mitarbeiter vor ganz neue Entscheidungszwänge. Wir müssen täglich die Frage beantworten, wie viel von dem wir tatsächlich tun dürfen, was wir an Können dazugewonnen haben.

Aber damit nicht genug. Die Gesellschaft, in der wir unseren Beruf ausüben, ändert ihre Normen. Das neue Recht zum Schwangerschaftsabbruch und die begleitenden Diskussionen zwingen uns, die Frage nach dem Beginn individuellen menschlichen Lebens und nach der Erlaubtheit einer Beendigung ungeborenen menschlichen Lebens neu zu überdenken. Unsere gynäkologischen Kollegen müssen sich fragen, ob ihr Gewissen ihnen erlaubt, das zu tun, was das Gesetz straffrei stellt und ein nicht unbeträchtlicher Teil der Bürger von ihnen erwartet. Das kann uns Kinderärzte nicht gleichgültig lassen.

Auch in weniger handgreiflich faßbaren Rahmenbedingungen unserer Arbeit hat sich manches geändert. Immer mehr Bürger betrachten ihre Gesundheit nicht als ein Geschenk, sondern als ein gutes Recht. Wenn jemand krank wird, muß es hierfür einen Schuldigen geben, und das ist am ehesten der Arzt. Seit kurzer Zeit ist die Mehrzahl aller Ärzte in unserem Land im Krankenhaus tätig, meist als Angestellte. Angestellte Ärzte in unserem Land reden gelegentlich von Streik, Ärzte in anderen Ländern haben gestreikt. Fehler einzelner Ärzte werden immer wieder in sensationeller Aufmachung von bestimmten Medien unter die Leute gebracht. Tragen nicht all diese Fakten mit dazu bei, wenn Mißtrauen gegenüber der Sachkompetenz und der Ethik vieler Ärzte immer lauter werden, nicht nur in Presse, Funk und Fernsehen, in einem großen Teil der modernen Literatur und auf der Bühne, sondern auch in Gesprächen besonnener Bürger und sogar in Unterhaltungen mit persönlichen Freunden?

In dieser Situation reifte in einem Gespräch zwischen Herrn Kollegen Müller und mir der Plan zu einem Symposium über ethische Probleme in der Kinderheilkunde und ihren Grenzgebieten. Wir waren uns darüber einig, daß im Mittelpunkt beispielhafte praktische Probleme stehen sollten. In einem Dialog über Einzelentscheidungen schien uns aber auch eine von möglichst vielen Standpunkten geführte Grundsatzdiskussion von Grundwerten der ärztlichen Ethik, ihrer Quellen und ihrer Grenzen erforderlich zu sein. Wir haben bewußt Referenten eingeladen, von denen wir unterschiedliche Meinungen erwarten durften. Wenn sich die medizinischen Möglichkeiten, die Gesetze, die Formen unseres Zusammenlebens, wenn sich sogar Philosophie und Theologie stürmisch bewegen, dürfen auch wir mit unserer Ethik nicht bei dem stehenbleiben, was wir als Studenten gelernt haben. Wir müssen den Mut zur Fortentwicklung auch unserer Ethik aufbringen. Wenn wir dies in einer pluralistischen Gesellschaft wagen, müssen wir die Frage zulassen, ob man nicht auch als Arzt auf verschiedene Weise sittlich gut handeln kann.

Um eine freimütige und gründliche Diskussion zu erleichtern, haben wir die Form eines Symposiums gewählt und den Kreis der Teilnehmer begrenzt. Wir haben uns bemüht, neben den Referaten ausreichend Zeit für die besonders wichtige Diskussion zu belassen. Wir hoffen, daß alle in der Lage sein werden, vorurteilslos zuzuhören und sich von Voreingenommenheiten zu lösen. Wenn wir auch bewußt im begrenzten Kreis diskutieren wollen, so möchten wir doch die Ergebnisse unseren Kollegen und Mitbürgern zur Kenntnis bringen; die Referate und eine Zusammenfassung der Diskussion werden in einer Monographie veröffentlicht; eine kleine Zahl von Journalisten ist unter uns.

Während die Möglichkeiten der Medizin in den letzten Dezennien gewaltig zugenommen haben, ist während der gleichen Zeit die Sprache der Codices zur ärztlichen Ethik sehr vorsichtig geworden. Vor allem die

1980 veröffentlichten Prinzipien zur ärztlichen Ethik der Amerikanischen Medizinischen Gesellschaft sind auf einen auffällig leisen Ton gestimmt. Diese Bescheidenheit scheint mir angesichts unserer großen Schwierigkeiten bei der Bewältigung unserer Probleme angemessen zu sein. Ich vermute, daß wir mit diesem Ton unsere Mitbürger am ehesten erreichen und überzeugen.

Ich eröffne gleichzeitig im Namen von Herrn Prof. Helmuth Müller unser Symposium mit einem Dank an die Stiftung Volkswagenwerk und in der Hoffnung, daß es uns gelingt, einige der uns in der täglichen Arbeit bedrängenden ethischen Probleme einer Antwort näherzubringen und die noch immer zaghafte Diskussion über die medizinische Ethik unserer Tage in der deutschsprachigen Pädiatrie anzuregen.

Literatur

Auer, A.: Überlegungen zu einem künftigen Ethos des Arztes. Rhein. Ärzteblatt 1978, 161–164

Auer, A.: Was soll und was kann eine wissenschaftliche Ethik leisten? Rhein. Ärzteblatt 1978, 172–177

van Eys, J.: Research on Children. Medical Imperatives, Ethical Quandaries, and Legal Constraints. University Park Press, Baltimore, London, Tokyo, 1978.

Gross, R., H. H. Hilgen, W. Kaufmann, P. G. Scheurlen (Hrsg.): Ärztliche Ethik. Schauttauer, Stuttgart, New York, 1978.

Jonas, H.: Das Prinzip Verantwortung. Versuch einer Ethik für die technologische Zivilisation. Insel-Verlag, 1979.

Klinische Forschung im Wandel. Triangel 19, Heft 3/4, 1980.

Reich, W. T.: Encyclopedia of Bioethics. Vol. I–IV. The Free Press, New York, London, 1978.

Schaefer, H.: Ärztliche Ethik als Grundlage ärztlichen Handelns. Dtsch. Ärzteblatt, 1959, 1304–1308 und 1345–1349

Seidler, E.: Medizinische Ethik – wozu? Münch. med. Wschr. 1980, 408–410.

Seidler, E.: Gegenwärtige Probleme der medizinischen Ethik – Ein Überblick. Renovatio 35, 1979, 18–28.

Sporken, P.: Die Sorge um den kranken Menschen. Grundlagen einer neuen medizinischen Ethik. Patmos-Verlag Düsseldorf, 1977.

Im folgenden sind einige wichtige Gelöbnisse und Deklarationen, die die medizinische Ethik betreffen, ins Deutsche übersetzt abgedruckt.

Codices der medizinischen Ethik

Eid des Hippokrates

Ich schwöre bei Apollon, dem Arzt, und Asklepius und Hygieia und Panakeia und allen Göttern und Göttinnen, die ich zu Zeugen anrufe, daß ich diesen Eid und diese Niederschrift nach bestem Wissen und Können erfüllen werde.

Ich werde den, der mich diese Kunst gelehrt hat, gleich meinen Eltern ehren und ihm Anteil an meinem Leben geben und, wenn er in Schulden geraten sollte, ihn unterstützen und seine Söhne meinen Brüdern gleichhalten und sie diese Kunst lehren, falls sie den Wunsch haben sollten, sie zu erlernen, und zwar ohne jede Vergütung und schriftliche Verschreibung, und an Vorschriften, am Vortrag und aller sonstigen Belehrung werde ich meine Söhne und die meines Lehrers teilnehmen lassen, wie auch die mit mir eingeschriebenen Jünger der Kunst, die durch den ärztlichen Eid gebunden sind, aber niemanden sonst.

Und ich werde die Grundsätze der Lebensweise nach bestem Wissen und Können zum Heil der Kranken anwenden, dagegen nie zu ihrem Verderben und Schaden.

Ich werde auch niemandem eine Arznei geben, die den Tod herbeiführt, auch nicht, wenn ich darum gebeten werde, auch nie einen Rat in dieser Richtung erteilen. Ich werde auch keiner Frau ein Mittel zur Vernichtung keimenden Lebens geben.

Ich werde mein Leben und meine Kunst stets lauter und rein bewahren. Ich werde auch nicht Steinleidende operieren und Männern, die solche Praktiken ausüben, aus dem Wege gehen. In welche Häuser ich auch gehe, die werde ich nur zum Heil des Kranken betreten, unter Meidung jedes wissentlichen Unrechts und Verderbens und insbesondere jeder geschlechtlichen Handlung gegenüber weiblichen Personen wie auch gegenüber Männern, Freien und Sklaven.

Was ich in meiner Praxis sehe oder höre oder außerhalb dieser im Verkehr mit Menschen erfahre, was niemals anderen Menschen mitgeteilt werden darf, darüber werde ich schweigen, in der Überzeugung, daß man solche Dinge streng geheimhalten muß. Wenn ich nun diesen Eid treu halte und nicht entweihe, dann möge ich von meinem Leben und meiner Kunst Segen haben, bei allen Menschen zu jeder Zeit hochgeachtet; wenn ich ihn aber verletze und eidbrüchig werde, dann möge mich das Gegenteil hiervon treffen.

Quelle: Hippokrates, fünf auserlesene Schriften, herausgegeben von W. Capelle, Artemis, Zürich, S. 179 f, 1955

Genfer Ärztegelöbnis

(Generalversammlung des Weltärztebundes 1948)

Im Zeitpunkt meines Eintritts in den ärztlichen Beruf verpflichte ich mich feierlich, mein Leben dem Dienste der Menschheit zu weihen. Ich werde meinen Lehrern die schuldige Achtung und Dankbarkeit wahren.

Ich werde meinen Beruf gewissenhaft und würdig ausüben.

Die Gesundheit meines Patienten wird meine erste Sorge sein.

Ich werde das Geheimnis dessen, der sich mir anvertraut, wahren.

Mit allen mir zur Verfügung stehenden Mitteln werde ich die Ehre und die stolzen Überlieferungen des Ärzteberufes aufrechterhalten.

Meine Kollegen sollen meine Brüder sein.

Ich werde es nicht zulassen, daß sich religiöse, nationale, rassische, Partei- oder Klassen-Gesichtspunkte zwischen meine Pflicht und meine Patienten drängen.

Ich werde das menschliche Leben von der Empfängnis an bedingungslos achten.

Selbst Drohungen werden mich nicht dazu bringen, meine ärztlichen Kenntnisse entgegen den Pflichten der Menschheit anzuwenden.

Ich gelobe dies feierlich, frei und auf meine Ehre.
Quelle: Vademecum der Verbindung der Schweizer Ärzte, 1975

Internationaler Code der ärztlichen Ethik

(Generalversammlung des Weltärztebundes 1949)

A. Allgemeine Pflichten des Arztes

Der Arzt hat ständig die höchsten Anforderungen an sein berufliches Verhalten zu stellen.

Der Arzt darf sich nicht nur von Erwerbsrücksichten leiten lassen. Folgende Handlungen gelten als standesunwürdig:

a) Jede Selbstanzeige außer den von den nationalen Standesorganisationen ausdrücklich zugelassenen Anzeigen.
b) Jede Mitarbeit an Krankenpflegeorganisationen oder -institutionen, die nicht ärztliche Berufsfreiheit gewährleisten.
c) Jede Geldannahme für dem Patienten geleistete Dienste, außer der Entgegennahme eines angemessenen Berufshonorars, und jede Geldauszahlung an Dritte ohne Wissen des Patienten.

Unter keinen Umständen darf der Arzt irgend etwas unternehmen, das geeignet wäre, die körperliche oder seelische Widerstandskraft eines Menschenwesens zu schwächen, außer zu streng therapeutischen oder prophylaktischen, im Interesse des Patienten gelegenen Zwecken.

Dem Arzt wird größte Vorsicht bei der Bekanntgabe von Entdeckungen und Forschungsergebnissen angeraten. Dasselbe gilt für die Behandlungsmethoden, deren Wert ärztlich nicht anerkannt ist.

Bei Zeugenaussagen oder bei Ausstellung von Zeugnissen soll der Arzt nur seine eigenen Wahrnehmungen bezeugen.

B. Pflichten des Arztes gegenüber dem Kranken

Der Arzt hat sich jederzeit die Wichtigkeit der Erhaltung menschlichen Lebens von der Empfängnis an bis zum Tode vor Augen zu halten.

Der Arzt schuldet seinem Patienten völlige Hingabe sowie die Anwendung aller wissenschaftlichen Hilfsmittel. Übersteigen die diagnostischen oder therapeutischen Anforderungen seine Fähigkeiten, so soll er einen andern, hierfür geeigneten Arzt zuziehen.

Der Arzt schuldet seinem Patienten völlige Verschwiegenheit über alles, was ihm anvertraut oder was ihm dank des bestehenden Vertrauensverhältnisses bekanntgeworden ist.

Der Arzt hat im Notfalle die erforderliche Hilfe zu leisten, es sei denn, er sei sicher, daß dies von anderen gewährt werden kann oder will.

C. Gegenseitige Pflichten der Ärzte unter sich

Der Arzt soll sich seinen Kollegen gegenüber so benehmen, wie er es von ihnen sich selbst gegenüber wünscht.

Der Arzt darf seinen Kollegen keine Patienten abspenstig machen.

Der Arzt hat sich an die Grundsätze des vom Weltärzteverband beschlossenen »Genfer Ärztegelöbnisses« zu halten.

Quelle: Bundesärztekammer Köln-Lindenthal

Resolutionsentwurf und Empfehlungsentwurf über die Rechte des Kranken

(Europarat 1976)

I. Empfehlung (Entwurf)
vorgelegt durch den Sozial- und Gesundheitsausschuß.

Die Versammlung,

1. bedenkend, daß der schnelle und kontinuierliche Fortschritt der medizinischen Wissenschaft in bezug auf die fundamentalen Menschenrechte und auf die Integrität der Kranken Probleme schafft und sogar gewisse Gefahren aufwirft;
2. feststellend, daß die Tendenz zur verbesserten medizinischen Technologie zu einer zunehmend technisierten und manchmal weniger humanen Behandlung der Patienten führt;
3. erkennend, daß die Verteidigung der eignen Interessen für Kranke schwierig sein kann, speziell wenn sie in großen Spitälern behandelt werden;
4. bedenkend, daß sich in letzter Zeit die allgemeine Übereinstimmung durchsetzt, daß die Ärzte bezüglich der vorgesehenen Behandlungsmethoden in erster Linie den Willen des Kranken selbst respektieren sollen;
5. in der Ansicht, daß das Recht auf persönliche Würde und Integrität sowie das Recht auf Information und angemessene Betreuung für jede Person klar definiert und garantiert werden soll;
6. überzeugt, daß eine Lebensverlängerung an sich nicht das Hauptziel der medizinischen Berufsausübung sein soll, welche sich gleicherweise mit der Erleichterung von Leiden befassen muß;
7. betonend, daß eine künstliche Lebensverlängerung zu einem großen Teil von Faktoren wie der Verfügbarkeit wirksamer Apparaturen abhängig ist und Ärzte großer Spitäler mit technischen Apparaturen zur Ermöglichung einer besonders langen Lebensverlängerung oft in einer heiklen Situation bezüglich der Fortführung dieser Behandlung sind, speziell in Fällen, bei denen jede Hirnfunktion irreversibel erloschen ist;
8. darauf dringend, daß die Ärzte in Übereinstimmung mit der Wissenschaft und mit der anerkannten medizinischen Erfahrung handeln sollen und daß kein Arzt oder kein anderes Mitglied der medizinischen Berufe gegen sein eigenes Gewissen zu einer Handlung gezwungen werden darf, die gegen das Recht der Kranken, nicht unnötig leiden zu müssen, verstößt;

9. empfiehlt, daß das Ministerkomitee die Mitgliedstaaten einlädt:

I. a) alle speziell in Hinsicht auf die Ausbildung des medizinischen Berufspersonals und der Organisation der medizinischen Dienste notwendigen Schritte zu unternehmen, um sicherzustellen, daß alle kranken Personen, sei es in den Spitälern oder in ihrem eigenen Heim, eine so wirkungsvolle Linderung ihrer Leiden erhalten, wie es der momentane Stand des medizinischen Wissens erlaubt;
b) den Ärzten einzuprägen, daß die Kranken ein Recht auf volle Information über ihre Krankheit und über die vorgeschlagene Behandlung haben, sofern sie dies verlangen, sowie dafür zu sorgen, daß die Patienten bei Spitaleintritt eine spezielle Information über die Routine, die Behandlungsarten und die medizinisch-technischen Apparaturen der Institution erhalten;
c) sicherzustellen, daß alle Personen die Gelegenheit erhalten, sich selber psychologisch auf ihren bevorstehenden Tod vorbereiten zu können, und daß ihnen diesbezüglich die notwendige Hilfe gewährleistet wird, sowohl durch das behandelnde Personal – Ärzte, Krankenschwestern und Spitalhilfen –, welches eine Grundausbildung zur Befähigung einer Diskussion dieser Probleme mit den sich ihrem Lebensende nähernden Personen erhalten sollte, als auch durch Psychiater, Pfarrer oder speziell ausgebildetes Fürsorgepersonal der Spitäler.

II. nationale Untersuchungskommissionen, zusammengesetzt aus Juristen, Vertretern aller Stufen des medizinischen Berufspersonals sowie Politikern, zu bilden, um die mögliche Konfrontation der Ärzte mit zivil- oder strafrechtlichen Sanktionen zu beraten, wenn die Ärzte in den unten unter a, b, c genau spezifizierten Bedingungen Handlungen unternehmen, welche als Effekt ein Leben verkürzen oder beenden:
a) bei einem unheilbar kranken Patienten – die Unheilbarkeit durch zwei unabhängige Ärzte bestätigt –, welcher in noch vollem Besitz seiner Fähigkeiten verlangte, daß eine solche Handlung unternommen oder daß er bei einer solchen Handlung unterstützt werde;
b) bei einem unheilbar kranken – die Unheilbarkeit von zwei unabhängigen Ärzten bestätigt – und zudem bewußtlosen Patienten, dessen nahe Verwandte eine solche Handlung verlangt haben oder der selber vorher eine solche Handlung in Form einer schriftlichen Erklärung von der unten unter III erwähnten Form verfaßte;
c) bei einem Patienten, dessen Hirnfunktionen irreversibel erloschen sind und dessen Leben durch künstliche Mittel aufrechterhalten wird.

III. eine angemessene rechtliche Basis zu schaffen, welche es juristisch handlungsfähigen Personen ermöglicht, im voraus eine schriftliche Erklärung zu verfassen, welche jederzeit zurückgezogen werden kann und welche die Ärzte autorisiert, nach IIa und b zu handeln;

IV. nationale Berufungskommissionen zu schaffen, welche Beschwerden gegen ärztliches Personal über Fehler oder Fahrlässigkeit in ihrer Berufsausübung beurteilen.

II. Resolution (Entwurf)

vorgelegt durch den Sozial- und Gesundheitsausschuß

Die Versammlung,

1. glaubend, aus Gründen dargelegt in der Empfehlung über die Rechte der Kranken und erläutert im Rapport ihres Sozial- und Gesundheitsausschusses (Dokument 3699), daß den wahren Interessen der Kranken nicht immer durch eine übereifrige Anwendung der modernsten Techniken der Lebensverlängerung am besten gedient ist;
2. überzeugt, daß sterbende Patienten vor allem wünschen, in Frieden und Würde zu sterben, wenn möglich unter Beistand und Unterstützung ihrer Familie und Freunde;
3. beunruhigt, daß unnötige Ängste durch die Unsicherheit über die angemessensten Kriterien für die Feststellung des Todes entstehen können;
4. darauf insistierend, daß keine anderen Interessen als diejenigen der sterbenden Personen zur Feststellung des Todesmomentes in Betracht gezogen werden dürfen;
5. lädt die verantwortlichen Gremien der medizinischen Berufe in den Mitgliederstaaten ein, kritisch die Kriterien zu untersuchen, unter welchen zur Zeit Entscheide bezüglich des Beginnes von Wiederbelebungsmaßnahmen und bezüglich der Durchführung von Langzeitbehandlungen der künstlichen Lebensaufrechterhaltung getroffen werden;
6. lädt das Europäische Büro der Weltgesundheitsorganisation ein, kritisch die Kriterien zur Feststellung des Todes, welche zur Zeit in den verschiedenen Ländern bestehen, im Licht des momentanen medizinischen Wissens und des technisch Machbaren zu untersuchen und Vorschläge für deren Übereinstimmung zu machen, und zwar in der Art,

daß die Kriterien universell anwendbar sind, nicht nur in den Spitälern, sondern generell in der medizinischen Praxis.
Quelle: Schweizerische Ärztezeitung vom 21. 1. 1976

Gelöbnis in der Berufsordnung für die deutschen Ärzte

(82. Deutscher Ärztetag 1979)

Für jeden Arzt gilt folgendes Gelöbnis:

»Bei meiner Aufnahme in den ärztlichen Berufsstand gelobe ich feierlich, mein Leben in den Dienst der Menschlichkeit zu stellen.

Ich werde meinen Beruf mit Gewissenhaftigkeit und Würde ausüben. Die Erhaltung und Wiederherstellung der Gesundheit meiner Patienten soll oberstes Gebot meines Handelns sein.

Ich werde alle mir anvertrauten Geheimnisse wahren.

Ich werde mit allen meinen Kräften die Ehre und die edle Überlieferung des ärztlichen Berufes aufrechterhalten und bei der Ausübung meiner ärztlichen Pflichten keinen Unterschied machen, weder nach Religion, Nationalität, Rasse, noch nach Parteizugehörigkeit oder sozialer Stellung.

Ich werde jedem Menschenleben von der Empfängnis an Ehrfurcht entgegenbringen und selbst unter Bedrohung meine ärztliche Kunst nicht in Widerspruch zu den Geboten der Menschlichkeit anwenden.

Ich werde meinen Lehrern und Kollegen die schuldige Achtung erweisen. Dies alles verspreche ich feierlich auf meine Ehre.«
Berufsordnung für die deutschen Ärzte, Dtsch. Ärzteblatt 1979, 2442–2446

Amerikanische Ärztegesellschaft: Prinzipien einer medizinischen Ethik

(American Medical Association 1980)

Präambel:

Der Ärztestand unterwirft sich seit langem ethischen Forderungen, die vor allem zum Nutzen des Patienten entwickelt wurden. Als Mitglied dieses Berufsstandes muß jeder einzelne Arzt Verantwortung nicht nur gegenüber seinen Patienten, sondern auch gegenüber der Gesellschaft, gegenüber Angehörigen anderer Berufe im Gesundheitswesen und gegenüber sich selbst anerkennen. Die folgenden, von der amerikanischen Ärztegesellschaft angenommenen Prinzipien haben keine Gesetzeskraft, sondern kennzeichnen für Ärzte die Grundsätze eines ehrenhaften Berufsverhaltens.

1. Ein Arzt soll alles daransetzen, kompetente ärztliche Hilfe mit Mitleid und mit Respekt vor der Würde des Menschen zu leisten.
2. Ein Arzt soll ehrenhaft mit Patienten und Kollegen umgehen und sich bemühen, Ärzte mit Mängeln des Charakters oder des beruflichen Könnens, Schwindler und Betrüger zu entlarven.
3. Ein Arzt soll die Gesetze achten, sich aber ebenso verantwortlich fühlen für Veränderungen solcher Lebensbedingungen, welche den wirklichen Interessen des Patienten zuwiderlaufen.
4. Ein Arzt soll die Rechte von Patienten, Kollegen und Angehörigen anderer Gesundheitsberufe achten und das Patientengeheimnis im Rahmen der Gesetze wahren.
5. Ein Arzt soll die medizinischen Erkenntnisse ständig studieren, anwenden und voranbringen; er soll den Patienten, den Kollegen und der Öffentlichkeit wichtige Informationen zugänglich machen; falls nötig, soll er kollegialen Rat einholen und die Fähigkeiten von Angehörigen anderer Gesundheitsberufe nutzen.
6. Abgesehen von Notfällen soll ein Arzt bei der Ausübung seines Berufes frei sein in der Wahl seines Patienten, seiner Partner und seines Tätigkeitsortes.
7. Ein Arzt soll anerkennen, daß er zur Teilnahme an Bemühungen um eine bessere Gesellschaft verpflichtet ist.

Übersetzung H. Olbing

I Die Grundlagen ärztlicher Ethik

Medizinhistorische Einleitung

Hans Schadewaldt

Gestatten Sie mir als erstem Referenten eine kurze Einleitung. Bei der Lektüre der uns erfreulicherweise schon vor dieser Tagung übersandten Zusammenfassungen der Referate ist mir aufgefallen, daß einige Kollegen die Notwendigkeit einer eigenständigen ärztlichen Ethik, die man besser, weil sie naturgemäß auch die ärztlichen Assistenzberufe gleichermaßen umfassen sollte, als medizinische Ethik bezeichnet, völlig in Frage gestellt haben. Andererseits erscheint gerade wieder in unserer Zeit eine Fülle von Büchern, die sich mit medizinisch-ethischen Problemen in vielfältigster Form auseinandersetzen, und es ist auch auffallend, wie stark Vorlesungen über diese Probleme von Studenten besucht werden.

Auch dieses Symposium ist ein deutliches Indiz für diese aktuelle Ambivalenz. Originell ist zweifelsohne die Konzentration der Fragestellungen auf die Pädiatrie und ihre Grenzgebiete. Um den Auseinandersetzungen über die uns beschäftigenden Fragen eine gewisse Basis zu geben, darf ich betonen, daß in der Philosophie im allgemeinen zwischen *Ethik* und *Ethos* unterschieden wird. Ethik, meiner Ansicht nach zu Recht abgeleitet vom griechischen »ethike« = die Sittenlehre, ist nach Aristoteles (384–322 v. Chr.) der Teil der Philosophie, der es mit dem Sittlichen zu tun hat. Daraus resultiert, daß es sich nicht um empirisch gefundene Anwendungsweisen eines wie immer gearteten Vorstellungsbildes handeln kann, sondern um prinzipielle, philosophisch durchdachte oder theologisch begründete Normen. So beginnt sich die Lehre von der Ethik bei den antiken Philosophen der Sophistenschulen, bei Sokrates (470–399 v. Chr.) und Platon (427–347 v. Chr.), zu bilden, wobei allmählich zwischen der älteren *»Erfolgsethik«,* die vor allem die Wirkungen untersucht, und der *»Gesinnungsethik«,* die auf die Prinzipien, die einer Handlung vorausgehen, achtet, unterschieden wird. Zunächst im Sinne eines *»Agathón«* als Ausdruck des Strebens des Menschen nach Harmonie und Erfüllung gesehen, wandelte sie sich schließlich zum Streben nach der *»Eudaimonia«,* der Glückseligkeit in dieser Welt, oder der *»Areté«* als sittlicher Norm der Tugend. Beide Richtungen sollten nicht nur bei den Stoikern zur *»Ataraxia«,* zur Seelenruhe, führen. Gerade das aber konnte und kann der Arzt von seiner Tätigkeit nicht erwarten. Denn gerade ihn bringen ja ethische Postulate oft gerade in besondere Schwierigkeiten.

Aber seit der Stoa war die Frage nach dem *»Kathekón«,* dem Geziemenden, das lateinisch nur unzureichend mit »officium« übersetzt wurde, stets mit der Frage verknüpft worden, wer denn die Prinzipien dieses Kathekón festlege. Wir würden heute fragen: Etwa die Gesellschaft? Aber was ist die Gesellschaft? Daher kam bereits bei den späten antiken Philosophen die Auffassung auf, daß eine Lex naturae, ein Naturgesetz, diese Prinzipien beinhalte, wobei das junge Christentum sich sogleich dieser Hilfskonstruktion bediente und das Naturgesetz mit den geoffenbarten Gesetzen Gottes, etwa bei Thomas von Aquin (1225–1274), neue philosophisch-theologische Grundlagen lieferte. Hier sei noch einmal zum Verständnis für dieses heute auch von katholischen Theologen durchaus nicht mehr einhellig akzeptierte Naturrecht das berühmte Zitat aus dem Römerbrief 2,14 erwähnt:

»Denn so die Heiden, die das Gesetz nicht haben, doch von Natur tun des Gesetzes Werke, sind dieselben, dieweil sie das Gesetz nicht haben, sich selbst ein Gesetz.«

Entscheidende neue Impulse brachte erst die Aufklärung, und die Vorstellung von Immanuel Kant (1724–1804) vom sogenannten *»ethisch Guten«,* das er weitgehend säkularisierte und nicht mehr als Teil des göttlichen Heilplanes verstand, sondern in der Gesinnung des Menschen selbst, unabhängig von anderen Normen, angesiedelt hatte, löste die alte theologische Interpretation ab.

Ob man in der Medizin die im 20. Jahrhundert vor allem in Deutschland entstandene sogenannte »phänomenologische« oder auch »materiale« Wertethik, wie sie vor allem Nikolai Hartmann (1882–1950) entwickelte, auf die Medizin oder gar auf die Pädiatrie anwenden kann, möchte ich dahingestellt sein lassen. Ich meine, daß ebensowenig die existentialistische Ethik, wie sie Jean-Paul Sartre (1905–1980) und Albert Camus (1913–1960) vertraten, uns eine wesentliche Hilfe leisten kann. Schon zur Aufklärungszeit kamen Bedenken auf, ob eine umfassende theologisch oder philosophisch gedachte *Ethik* im medizinischen Bereich ihren Platz behalten könnte und ob nicht ein *Ethos,* als Sitte und Brauch in der Anwendung bestimmter allgemeiner ethischer Normen auf einen Einzelnen oder eine Gruppe verstanden, in den Vordergrund gestellt werden müßte. Wir sprechen zwar immer noch von einer ärztlichen Ethik, reden aber vom Standesethos als Grundlage des täglichen Handelns.

Der Begriff »Ethik« ist also nicht erst in unserer Zeit in gewissen Mißkredit geraten, schon Aufklärungsphilosophen haben ihn einzuengen versucht. So hat erstmals 1834 der Utilitarist Jeremy Bentham (1748–1832) als neuen Begriff den der *Deontologie* – vom Griechischen »deon« = Pflicht –, einer Pflichtenlehre also, vorgeschlagen, wobei er dem Titel seines diesbezüglichen Buches noch die Ergänzung hinzusetzte »or the Sciences of Morality«. Seither hat sich auch und gerade in der Medizin der angelsächsischen und romanischen Länder der Begriff »medizinische Deontologie« eingebürgert.

Die von vielen Philosophen geforderte Wertpyramide ethischer Begriffe ist in der Medizin in dieser Form nicht anwendbar, weil jede Situation ein individuelles Überdenken erfordert und Analogieschlüsse nur selten erlaubt sind. Andererseits zeigen gerade die Diskussionen unserer Tage, daß sogenannte *Vitalwerte,* die gestern noch hoch im Kurs standen, heute bereits umstritten oder sogar verdächtig sein können. In der Pädiatrie wie in der Geburtshilfe kommt noch als weitere Belastung die Tatsache hinzu, daß es oft nicht nur über ein Lebewesen, das Kind, zu entscheiden gilt, sondern diese Entscheidung häufig erst von den Eltern oder dem Vormund gutgeheißen werden muß. Das heißt, daß sich der Arzt nicht nur dem Patienten, sondern auch den Angehörigen des Patienten oft in prekären Lagen gegenübergestellt sieht.

Es besteht kein Zweifel, daß auch medizinisch-ethische Vorstellungen in die Zeitgeschichte eingebettet sind und daher eng mit juristischen, theologischen, moralisch-philosophischen und sozialen Argumentationen in Verbindung stehen. Diese Tatsache erlaubt es nicht, sich auf eine wie immer geartete Magna Charta der medizinischen Ethik, etwa in dem sogenannten Hippokratischen Eid, zu beziehen, die unverändert Geltung hätte. Es ist im Gegenteil notwendig, die einzelnen Postulate auf ihre Stichhaltigkeit in einer bestimmten Epoche jeweils neu zu untersuchen.

Denn es stellt sich heute mehr denn je die Frage, ob ethische Prinzipien als allgemein menschliche Äußerungen sozusagen angeboren seien oder ob sie aus oder nur aus der Erfahrung gewonnen werden können, daher von den jeweiligen Zeitauffassungen weitgehend abhängig sind und mit den religiösen, politischen, sozialen und kulturellen Vorstellungen in Wechselbeziehung stehen. Hier erlaube ich mir, den sogenannten *»Ele-*

mentargedanken« ins Spiel zu bringen. Ebenso wie der Naturrechtsgedanke war auch die Vorstellung vom sogenannten »Elementargedanken« von der Voraussetzung ausgegangen, daß das Menschengeschlecht eine grundsätzliche Einheit sei, wie dies kein Geringerer als Alexander von Humboldt (1769–1859) in der ersten Auflage seines berühmten Werkes »Kosmos«, wohl schon in Abwehr späterer rassistischer Gedankengänge, betont hatte:

»Indem wir die Einheit des Menschengeschlechts behaupten, widerstreben wir auch jener unerfreulichen Annahme von höheren und niederen Menschen und Rassen. Es gibt bildsamere, höher gebildete, durch geistige Kultur veredelte, aber keine edleren Volksstämme. Alle sind gleichmäßig zur Freiheit bestimmt.«

Tatsächlich versuchte der Arzt und Völkerkundler Adolf Bastian (1826–1905) Ende des 19. Jahrhunderts, aus zahlreichen ethnologischen und psychologischen Beobachtungen heraus bestimmte Grundreaktionen des menschlichen Seins als Ausfluß dieses Elementargedankens herauszuarbeiten. In der Medizingeschichte ist das etwa die Aufeinanderfolge der dämonologischen und Fremdkörpertheorien, der Theurgie, der Vorstellung von der Krankheit als Sünde, und zahlreicher, bei völlig unabhängig voneinander lebenden Völkerschaften parallel auftretender Therapieverfahren, auf die ich hier im einzelnen nicht eingehen kann. Setzt man jedoch diesen Consensus omnium voraus, der wohl zuerst bei Seneca (4 v.–65 n. Chr.) in seiner Vorstellung vom Menschen als einer »Res sacra« erscheint, die im Christentum in stärkster Betonung der Nächstenliebe prägenden Ausdruck fand, so ist es verständlich, daß jahrhundertelang die Vorstellung herrschte, eine allgemeinverbindliche Ethik eines Berufsstandes wie des Arztes würde bei Christen und Mohammedanern, bei Juden, Heiden und Atheisten gleichermaßen Anwendung finden können. Freilich, diese Vorstellung einer gemeinsam verpflichtenden ärztlichen Ethik ist immer wieder durchbrochen worden.

Erst in unserer Zeit stellt sich für den Arzt die entscheidende Frage, ob es noch eine allgemeine Richtschnur gebe, eine Ethik, die alle die Heilkunde Ausübenden verbindet und die nach wie vor auf das Arzt-Patienten-Verhältnis übertragen werden könne, oder ob nicht im Sinne eines ausgesprochen individuellen Ethos vielmehr bei jeder Behandlung erneut die Frage nach der Arzt-Patienten-Beziehung gestellt werden müsse und wieweit die Einstellung des Arztes, aber auch des Patienten zu Modifikationen einer, wie man bis vor kurzem glaubte, festgegründeten ärztlichen Ethik führen könne.

Zu der von mir bei anderer Gelegenheit 1977 vorgeschlagenen Einteilung der ärztlichen Ethik in drei große Gruppen

1. Der Umgang mit dem Patienten
2. Der Umgang mit den Kollegen
3. Der Umgang mit der Öffentlichkeit

müßte auf einem Symposium, das Fragen aus der Kinderheilkunde gewidmet ist, noch der schon erwähnte Umgang mit den Angehörigen des Kindes als 4. Gruppe treten.

Fast alle ethischen Probleme im Umgang mit den Patienten stellen sich aber in der Pädiatrie unter besonderen Aspekten dar. Die von Juristen und Medizinern zum Teil kontrovers diskutierten Fragen der *Wahrheitspflicht* spielen in der Pädiatrie, dem Auffassungsvermögen der kleinen Patienten angepaßt, eine noch größere Rolle. Ebenso schwierige Themen sind die *Behandlung unheilbarer Kinder,* die Wahrung des Berufsgeheimnisses, d. h. die *Schweigepflicht* gegenüber der Umgebung und die Gewinnung der Unterstützung des Patienten bei den Heilmaßnahmen, mit dem modernen Begriff der *Compliance* umschrieben. Ein ganz besonderes Kapitel dürfte die *Euthanasie* im Säuglings- und Kindesalter sein, wobei hier Fragen der Neonatologie oder auch die um das Schicksal des ungeborenen Kindes mit festgestellten genetischen Defekten eine besondere Diskussion herausfordern dürften.

In der Pädiatrie ist der Begriff der *Euthanasie* eigentlich fehl am Platze, weil es sich in manchen Fällen nicht um das sogenannte Recht auf einen sanften Tod, sondern um die Verhinderung eines defekten Lebens handelt. Gerade in der Kinderheilkunde spielt schließlich für Ärzte und Schwestern auch noch die Frage von *Mitleid* oder *Objektivität* am Krankenbett eine besonders große Rolle. Weiterhin ist die Einstellung der Öffentlichkeit zum Kind ebenso wie zum Greis im Laufe der Geschichte sehr verschieden gewesen. Von rigoroser Fremdbestimmung durch Mutter oder Vater bei bestimmten älteren Kulturen bis zum Schutze des kindlichen, ja des keimenden Lebens durch staatliche oder kirchliche Autoritäten in anderen Jahrhunderten zieht sich das breite Spektrum. Hierbei haben Arzt und Schwester als Schützer des ihnen anvertrauten kranken Kindes eine wichtige Aufgabe, manchmal sogar im Gegensatz zu den Eltern und Behörden. Ob der Arzt allerdings, wie dies noch der große Kinderarzt *Adalbert Czerny* (1863–1941) verlangte, auch ein *Erzieher des Kindes* sein könne oder dürfe, ist heute umstritten. Gerade in der Kinderheilkunde spielt schließlich das hippokratische Postulat des *»nil nocere«* eine besondere Rolle, da die kleinen Patienten in der Regel noch weniger als Erwachsene die Bedeutung der angeordneten Heilmaßnahmen beurteilen können.

Auch wenn die moderne pluralistische Ärzteschaft von unterschiedlichen religiösen, politischen, philosophischen, psychologischen und soziologischen Vorstellungen ausgeht, so sollte sie doch bezüglich einer medizinischen Ethik die Vorstellungen von der *»Ehrfurcht vor dem Leben«* berücksichtigen, wie sie *Albert Schweitzer* (1875–1965) neu formulierte, wie sie aber bereits im sogenannten Hippokratischen Eid eindeutig auftaucht, der deshalb in dieser Beziehung bis heute seine Gültigkeit nicht eingebüßt hat.

Literatur

Blaha, H., Gutjahr-Löser, P. u. Niebler, E. (Hrsg.): Schutz des Lebens – Recht auf Tod. Olzog, München-Wien 1978

Czerny, A.: Der Arzt als Erzieher des Kindes. Springer, Leipzig u. Wien 1946

Deppe, H.-U. u. Regus, M. (Hrsg.): Seminar: Medizin, Gesellschaft, Geschichte. Suhrkamp, Frankfurt/Main 1975

Gross, R., Hilger, H. H., Kaufmann, W. u. Scheurlen, P. G. (Hrsg.): Ärztliche Ethik. Schattauer, Stuttgart-New York 1978

Hartmann, F.: Der ärztliche Auftrag. Musterschmidt, Göttingen-Berlin-Frankfurt 1956

Hartmann, F.: Ärztliche Anthropologie. Schünemann, Bremen 1973

Hiersche, H.-D. (Hrsg.): Euthanasie. Probleme der Sterbehilfe. Eine interdisziplinäre Stellungnahme. Piper, München-Zürich 1975

Hoff, F.: Von Krankheit und Heilung und vom Sterben. Schattauer, Stuttgart-New York 1975

Möllering, J.: Schutz des Lebens – Recht auf Sterben. Enke, Stuttgart 1977

Regau, T.: Menschen nach Maß. Bechtle, München u. Esslingen 1965

Ritter-Röhr, D. (Hrsg.): Der Arzt, sein Patient und die Gesellschaft. Suhrkamp, Frankfurt/Main 1975

Roth, G. u. Müller-Hartburg, W. (Hrsg.): Der Arzt in der technischen Welt. Arzt und Christ, Sonderband 1961

Schipperges, H.: Die Medizin in der Welt von morgen. Econ, Düsseldorf-Wien 1976

Schipperges, H., Seidler, E. u. Unschuld, P. U. (Hrsg.): Krankheit, Heilkunst, Heilung. Alber, Freiburg, München 1978

Thielicke, H.: Wer darf leben? Der Arzt als Richter. Wunderlich, Tübingen 1968

Thielicke, H.: Wer darf sterben? Herder, Freiburg 1979

Wolstenholme, G. E. W. u. O'Connor, M. (Hrsg.): Ethics in medical progress. CIBA Foundation Symposium, Churchill-London 1966

Zielinski, H. R. (Hrsg.): Prüfsteine medizinischer Ethik I. Düsseldorf 1980

Zielinski, H. R. (Hrsg.): Seminar: Medizinische Ethik I. Düsseldorf 1980

Anschrift des Verfassers: Prof. Dr. med. H. Schadewaldt, Institut für Geschichte der Medizin, 4000 Düsseldorf, Moorenstr. 5

Grundlagen ärztlicher Ethik aus katholisch-theologischer Sicht

F. Böckle

Die Leitung dieses Symposions hat mich gebeten, in diesem Einleitungsvortrag folgende Fragen zu beantworten:

1. Unterliegt ärztliches Handeln einer *spezifisch ärztlichen Ethik* oder muß ärztliches Wirken nicht allgemein von den Grundsätzen einer humanitären Ethik aus beurteilt werden?
2. *Wie ist* eine allgemein *humane Ethik zu bestimmen* und *wie steht sie zur christlichen Ethik*?
3. Sofern eine solche Ethik nicht bloß als Gesinnungs-, sondern als Verantwortungsethik verstanden wird, *woher und wie sind dann ihre Aussagen zu begründen?*

Ich will versuchen, Ihnen in fünf Thesen darauf eine Antwort zu geben.

Ethik

Ethik kann im weitesten Sinn verstanden werden als Lehre vom sittlichen Handeln des Menschen.

Sittliches Handeln ist das aus dem Gewissensanspruch erwachsende und vor diesem Anspruch auch verantwortete menschliche Verhalten in Gesinnung und Tat. Der einzelne sieht sich als verantwortliches Subjekt mit dem herausfordernden Sinn der Wirklichkeit konfrontiert, in der das Leben der handelnden Menschen steht. Insofern die Ethik zur Bewältigung dieser Aufgabe beiträgt, kann man auch von einer »Theorie der menschlichen Lebensführung« (T. Rendtorff, 1980) sprechen.

Jede Ethik hat zwei Hauptfragen zu beantworten: Sie muß sich einerseits Rechenschaft geben, worin sie den Grund sieht für jene Unbedingtheit, mit der ein sittlicher Anspruch den Menschen verpflichtend fordert. Sie muß andererseits aber auch zeigen, wie dieser Anspruch sachlich richtig und sinnvoll erfüllt werden kann. Die beiden Fragen hängen zusammen; sie dürfen aber nicht vertauscht oder vermischt werden. Die neuzeitliche Freiheitsphilosophie hat deutlich gemacht, daß der Verpflichtungsgrund im Menschen selbst andrängt. Es ist die unbedingte Pflicht zur vernünftigen Selbstbestimmung. Selbstbestimmung hat nichts zu tun mit Willkür. In dieser Pflicht wird dem Menschen vielmehr seine Freiheit als die ihm schlechthin unverfügbare Aufgabe seiner Sinnverwirklichung vor Augen gestellt. Kant hat sich jahrelang um die Begründung der absoluten Geltung dieses Anspruchs bemüht. Er hat schließlich erkannt, daß es sich bei dem unbedingten Anspruch des Sittlichen um ein Faktum menschlicher Vernunft handelt, das theoretisch nicht deduzierbar ist. Er spricht vom Faktum des Sittengesetzes, das sich einer Analyse des Bewußtseins zeigt, das sich aber philosophisch nicht weiter begründen läßt. Der Theologe spricht in diesem Zusammenhang von der Berührung mit dem Unbedingten, mit dem Göttlichen im Menschen. Gott ist für ihn der Grund des ihm geschenkten Daseins und damit Grund und Grenze seiner Freiheit. Und der Rechtsphilosoph Hans Welzel nennt es die Erfahrung eines daseinstranszendenten Sollens, das Innewerden der Transzendenz in der Immanenz. Diese Unbedingtheit der Gewissensbeanspruchung und Gewissensbindung läßt sich nicht weiter begründen und daher nicht überprüfen. Ihr Gegebensein kann nur bezeugt und über die allgemeine Glaubhaftigkeit eines Menschen geglaubt werden. (Man bedenke die Konsequenzen für die Gewissensprüfung bei Dienstverweigerung.) Diese Pflicht zur Selbstbestimmung ruft aber zu persönlicher Verantwortung. Sittliche Selbstbestimmung nimmt den Menschen in seinem Urteilen und Entscheiden in Pflicht. Sie wäre keine Selbstbestimmung, würde sich der Mensch über die Entscheidungen, die er trifft, keine Rechenschaft geben. Und die Selbstbestimmung wäre keine sittliche, wenn der einzelne in die Rechenschaft vor sich selbst nicht die Folgen einbezöge, die die eigene Entscheidung für andere mit sich bringt. Und gerade in jenen Fällen, in denen die Gewissensentscheidung ein Verhalten gebietet, das nicht einfach fixierten positiven Regeln entspricht, ist ein besonders selbstkritisches Urteil erfordert. Nur so gewinnt eine Gewissensentscheidung den Charakter einer Entscheidung aus sittlicher Selbstbestimmung.

Worüber man aber in begründeter Weise sich selbst Rechenschaft gibt, darüber ist man *grundsätzlich* auch seinen Mitmenschen gegenüber rechenschaftsfähig; und besonders beim Abweichen von einer Regel oder einer Freistellung von einer allgemeinen Forderung ist man dazu nach dem Prinzip der sittlichen Selbstbestimmung auch *verpflichtet.*

Wie sich eine solche Entscheidung objektivieren und begründen läßt, werden wir in der fünften These noch erläutern. Wir können schon jetzt sagen: Sittliche Entscheidungen sind praktisch immer das Produkt einer Güterabwägung. Und ein solch abwägendes Entscheiden ist nur möglich auf dem Hintergrund einer langen reflektierten Erfahrung im Umgang mit den dem Menschen notwendig zustehenden Rechten.

Der kategorische Imperativ Kants

Dieser vernünftigen Selbstbestimmung entsprechend dem kategorischen Imperativ unterliegen alle menschlichen Entscheidungen.

Dies gilt auch für den Bereich ärztlicher Verantwortung. Der Arzt wird in seinem Handeln und in seiner damit verbundenen beratenden Funktion immer wieder vor Entscheidungen gestellt, für die zwar primär sein fachliches Wissen (d. h. die individuelle Prognose im Licht aktueller medizinischer Kenntnis) gefordert wird. Doch dies genügt oft nicht. Immer mehr wird auch das persönliche Gewissen des Arztes, und beim Kinderarzt das der Eltern angesprochen. Nur zu oft gerät der Patient im klinischen Betrieb in eine weitgehend technisch orientierte vorprogrammierte Behandlungsmaschinerie. Nur ein Entscheid aus dem Gewissen kann aus diesem Zwang herausführen. Ein solcher Entscheid setzt Erfahrung und Reife voraus. Wo sie fehlen, hält man sich an das technisch Machbare. Man hofft, sich damit auch vor einem denkbaren Vorwurf zu schützen, wird aber so der persönlichen Würde und Integrität des Menschen nicht immer gerecht. Im Blick auf die allgemeine Gewissensstruktur, aber auch unter Berücksichtigung dieses allgemein menschlichen Entscheidungshorizontes neige ich dazu, die *Ethik ärztlichen Handelns nicht als eine spezielle Disziplin zu verstehen*. Man könnte eher von einem durch fachbezogene Erfahrung bestimmten Entscheidungsbereich allgemein humanitärer Ethik sprechen.

Humanitäre Grundlagen der ärztlichen Ethik

Obwohl sittliche Freiheit nicht ohne weiteres identisch ist mit der vom Evangelium verkündeten Freiheit, widerspricht eine auf humanitärer Grundlage aufbauende ärztliche Ethik nicht dem Anspruch des Glaubens.

Das Evangelium bestätigt die allgemein menschliche Erfahrung von der Gebrochenheit des Menschen. Der Mensch ist nicht einfach frei. Er bedarf der Befreiung aus vielerlei Ängsten und Zwängen. Nicht zuletzt auch aus den Ängsten, die sich aus der Konfrontation mit Leiden und Tod ergeben.

Man kann mit Epikur sagen: »Das schauerlichste Übel, der Tod, geht uns nichts an; denn solange wir existieren ist der Tod nicht da; und wenn der Tod da ist, existieren wir nicht mehr« (Brief an Menoikeus). Demgegenüber gibt das Christentum dem Tod einen Sinn, der in das Leben zurückstrahlt. Die christliche Botschaft versteht trotzdem die Deutung der menschlichen Existenz nicht als Überbau, sondern vielmehr als Hinführung des Menschen zu sich selbst. Insofern vertieft und differenziert der Glaube den sittlichen Anspruch durch Klärung des Menschenbildes.

Es gibt eine im Grund seit Anfang der christlichen Geschichte währende Debatte darüber, was denn das Proprium, der spezifische Gehalt einer christlichen Ethik sei. Die Frage ist nicht bloß theoretischer Natur. Sie bestimmt das Verständnis der christlichen Missionsgeschichte. Das Christentum hat von Anfang an den Anspruch erhoben, universale Botschaft für alle Menschen zu sein. Es will den Menschen durch den Glauben nicht verfremden, sondern zu sich selbst bringen. Es will den Menschen zeigen, was der Mensch dem Menschen bedeutet, wenn er lernt, sich als Bruder zu verstehen. Insofern kann es zwischen dem Anspruch einer humanitären Ethik und der sittlichen Botschaft im Kontext christlichen Glaubens keinen Widerspruch geben.

Sorge für das Leben unbegrenzt?

Wenn auch nach den bisherigen Überlegungen eine ärztliche Pflichtenlehre nicht aus einer allgemein menschlichen (und nach dem eben Gesagten auch christlichen) Ethik auszugrenzen ist, so ist es nun doch wichtig, das Ziel humanen Handelns im ärztlichen Beruf genauer zu bestimmen.

Dieses bestimmende Ziel ärztlichen Handelns *ist* nicht der Kampf gegen den Tod, sondern der Schutz sowie die Betreuung, *die Sorge für das Leben des Menschen in all seinen Phasen.* Dementsprechend ist der Sinn ärztlicher Therapie nicht allein durch die Machbarkeit bestimmt, sondern durch den im Lebensganzen verankerten Sinn. Dies soll noch etwas verdeutlicht werden.

Die Frage nach dem, was im Bereich der Therapie sinnvoll ist, ist zuerst und vor allem eine medizinische Fachfrage, d. h. es muß vor allem die Erfolgschance, die Chance der Rehabilitation geprüft werden. Was aber heißt Rehabilitation? Die Antwort darauf ist nicht mehr nur vom naturwissenschaftlichen Standpunkt aus zu beantworten. Hierbei ist der Arzt als Mensch gefordert. Nun soll gewiß kein künstlicher Gegensatz aufgebaut werden zwischen dem »medizinisch-möglichen« und dem »ärztlich-sinnvollen« Handeln. Das medizinisch Machbare ist immer die Grundlage allen ärztlich sinnvollen Tuns. Das steht außer Frage. Aber es gibt stets Fälle, wo ein Eingriff zwar medizinisch machbar wäre, wo dies aber aus ärztlicher Sorgepflicht nicht mehr sinnvoll erscheint. Man kann einen moribunden Karzinompatienten aus einem Urämiekoma reißen, sinnvoll ist dies meistens nicht. Ein Unterlassen kann dann nicht mehr als pflichtwidrig angesehen werden. In solchen Fällen ist der Arzt verwiesen auf sein fachliches Wissen, d. h. auf die individuelle Prognose im Lichte aktueller medizinischer Kenntnis, und sein persönliches Gewissen. Ein solcher Entscheid ist immer dann besonders verantwortungsvoll, wenn es sich bei der zur Frage stehenden Maßnahme für den Patienten um die Conditio sine qua non des Überlebens handelt. Hier bleibt zwischen Machbarkeit und Sorgepflicht wenig Spielraum. Gerade darum stellt sich die Frage auch mit um so größerer Härte. Welche Perspektiven eröffnen sich beispielsweise bei einem terminalen Nierenversagen im frühkindlichen Stadium? Technisch ist das Problem wohl zu bewältigen. Ist es aber in allen Fällen sinnvoll? Und wenn sich deutlich erkennen läßt, daß weder eine Transplantation noch eine Dauerdialyse sinnvoll erscheint, soll dann mit einem regelmäßigen Programm gar nicht begonnen oder soll ein vorsorglich eingeleitetes Verfahren abgebrochen werden? Dies läßt sich nicht generell, sondern nur situationsbezogen beantworten. In allen Zweifelsfällen wird man sich ohnehin zunächst für eine Intensivtherapie entscheiden. »Führt sie nicht zum Erfolg der Restitution ausgefallener körpereigener Funktionen, so muß sie stufenweise abgebaut werden. Intensivtherapie ist nur zu sehen als Hilfe für den Organismus, seine Organfunktion zu restituieren. Ist diese Restitution nicht mehr möglich, was sich meist schon innerhalb kurzer Behandlungszeit zeigt, so ist die Intensivtherapie nicht nur nicht geboten, sondern nicht mehr erlaubt« (J. Schara, 1975). Anders liegt der Fall bei diagnostisch klaren Fällen. Hier kann der Abbruch der Therapie schwieriger sein als der Verzicht auf deren Beginn. Denken wir nochmals an eine Dialyse bei einem Kleinkind. Zumindest für den Arzt und das Pflegepersonal dürfte der Entscheid psychologisch leichter zu tragen sein; insbesondere wenn sie noch keinen näheren Kontakt zum Patienten gewonnen haben und sozusagen allein aus der Abwägung objektiver Befunde entscheiden müssen. Ich wage aber doch Zweifel zu äußern, ob dies sachlich und menschlich immer der bessere und leichtere Weg sei. Beim Kind sind ohnehin die Eltern in den Entscheidungsprozeß einzuschließen. Möglicherweise ist gerade deren Einsicht in die Sinnlosigkeit der lebensverlängernden Maßnahme erst in einem Lernprozeß zu gewinnen. Im Grenzfall des Machbaren stellt sich die Frage des umfassend Sinnvollen. Sie ist unlösbar verknüpft mit der Frage nach dem letztbestimmenden Ziel des ärztlichen Handelns. Es ist die salus aegroti. Sie liegt nicht im Überleben um jeden Preis. Insofern liegt auch das Ziel des ärztlichen Handelns nicht im Kampf gegen den Tod. Der Kampf gegen den Tod ist ein wichtiger Gesichtspunkt, gewissermaßen eine Voraussetzung, aber nicht das Ziel. Der Arzt wäre immer der Verlierer! Ziel ist der Schutz sowie die Betreuung, die Sorge für das Leben in all seinen Phasen. Zum Leben aber gehört auch das Sterben. Sterben ist nicht das gleiche wie der Tod. Tod ist ein Zustand, ein Ende (physiologisch der Herzstillstand oder der Gehirntod). Sterben ist der Weg, den der Mensch in seiner letzten Lebensphase bis zum Tod zurücklegen muß. Es ist immer ein kürzeres oder längeres Stück Leben. Der Beistand, den wir dem Sterbenden leisten, ist daher immer ein Stück Lebenshilfe. Sie gehört konstitutiv zum ärztlichen Dienst und stellt diesen in ganz besonderer Weise unter das Gebot der Menschlichkeit. Unter diesem Gebot der Menschlichkeit müssen Ärzte entscheiden, wenn bestimmte Eingriffe oder technische Maßnahmen wie Beatmung, Hämodialyse oder künstliche Ernährung für den Sterbenden nur eine unzumutbare Verlängerung des Leidens bedeuten. Das gilt auch für die Behandlung der Neugeborenen und analog bei schweren pathologischen Befunden, die meist im letzten Drittel des zweiten Trimenons nach einer Entscheidung rufen. Wir werden ja diese Fragen der Neonatologie und der pränatalen Diagnose noch eingehend diskutieren. Schon jetzt möchte ich sagen: Vom sittlichen Standpunkt aus kann die Krankheit eines Kindes kein Grund sein zu seiner Tötung. Doch bei all den Fällen, bei denen postnatal von jeder künstlichen Lebenserhaltung durch operative oder intensivmedizinische Maßnahmen abgesehen werden darf, ist bei entsprechender pränataler Diagnose die Aufrechterhaltung der Schwangerschaft nicht geboten.

a) Die Erkrankung des Feten als solche ist bekanntlich auch rechtlich noch keine hinreichende Voraussetzung für die sog. eugenische oder kindliche Indikation, die dementsprechend tatsächlich keine kindliche ist. Man muß sie als spezifischen Fall der mütterlich medizinischen Indikation sehen. Dabei ist freilich die Schwere der kindlichen Schädigung und die Frage der Behebbarkeit für das Urteil über die Zumutbarkeit von entscheidender Bedeutung. Dazu ist eine exakte intrauterine Diagnose der befürchteten Gesundheitsschädigung des Kindes unabdingbar. Hier zeigt sich deutlich, daß die humangenetische Beratung auf die modernen Methoden der pränatalen Diagnostik nicht verzichten kann.

b) Unsere ethischen Überlegungen gehen nun aber – im Unterschied zu der strafrechtlichen Betrachtung – nicht von der Zumutbarkeit an die Mutter aus. Bei allem Verständnis für die Härte einzelner Konfliktfälle, verlangt eine Verantwortungsethik eine Klärung der konkurrierenden Güter. Und hier gilt doch wohl als allgemein anerkannt, daß man ein geistig oder körperlich behindertes Kind nach der Geburt nicht sterben lassen darf, weil es für die Mutter eine unzumutbare Belastung darstellt. Man darf es sterben lassen, wenn lebenserhaltende Maßnahmen keine Aussicht auf Erfolg haben (Beispiel: Niereninsuffizienz). Soweit man solche Fälle pränatal vorauserkennt, ist man auch nicht verpflichtet, die Schwangerschaft zu erhalten. Der Abbruch entspricht dann der Intention der Sterbehilfe. Hiermit wird deutlich, daß für die ethische Beurteilung eines Schwangerschaftsabbruchs aufgrund einer pränatalen Diagnose primär weder einfach das Kranksein des Kindes, noch die Belastung der Mutter, sondern die Überlebenschance entscheidet. Daß dabei auch die näheren Umstände erwogen werden müssen, entspricht der allgemeinen ethischen Regel.

Entscheidung nach Güterabwägung

Es bleibt noch die Frage, wie solche sittlichen Urteile und Entscheidungen sachlich zu begründen seien.

Gewisse Grenzen schreibt bereits das Recht dem ärztlichen Handeln vor. Doch der mit dem Recht verbundene Zwang legt dem Recht selbst Beschränkungen auf. Man kann jemanden nur für einen gesetzlich festgelegten Tatbestand zur Rechenschaft ziehen. Der einzelne muß vorher wissen, was man von ihm fordert. Eine solche Festlegung der Tatbestände ist jedoch beim ständigen schnellen Fortschritt diagnostischer wie therapeutischer Möglichkeiten schwierig. Es ist allenfalls möglich zu sagen, was rechtlich nicht geht. Pflicht und Verantwortung für den Patienten gehen aber erheblich weiter als dies gesetzliche Vorschriften definieren. Die

Ethik als Pflichtenlehre bemüht sich um diesen Bereich. Durch Sachverhalts- und Sinnforschung versucht sie, die Einsicht in die unserem Handeln vorgegebene Güterwelt zu wecken und die unverzichtbaren Werthaltungen zu vertiefen. Der Weg führt über die *Erfahrung*. Einsicht in die für unser Zusammenleben unverzichtbaren und daher im Handeln zu berücksichtigenden Güter und die ihnen entsprechenden Menschenrechte wächst aus der Erfahrung. Die Deklaration der grundlegenden Menschenrechte ist erwachsen aus erfahrener Not der Freiheit. Das eigentliche Problem ist das der Verhältnisbestimmung unter den einzelnen Rechten resp. Gütern. Es ist das Problem einer Güterordnung, die erst die Voraussetzung bildet für eine vernünftig begründbare und damit verantwortliche Güterabwägung. Hier hat die ethische Theorie noch erhebliche Arbeit zu leisten. Erste Versuche verweisen auf die beiden Prinzipien der Fundamentalität und der Dignität. Nach dem *Prinzip der Fundamentalität* gilt der Wert als vorrangig, der die Voraussetzung für die anderen bildet. So hat das Leben Vorrang vor der leiblichen Integrität und diese vor dem materiellen Besitz usw. Das *Prinzip der Dignität* orientiert sich an der Menschenwürde. Danach ist das Leben zwar das fundamentalste Rechtsgut; aber es ist der Güter höchstes nicht. Höher steht die sittliche Freiheit des Menschen, der gegebenenfalls bewußt auf weitere lebensverlängernde Maßnahmen verzichten darf. Gerade dieser letzte Hinweis macht deutlich, daß wir mit der Frage der Dignität unausweichlich an die Frage nach dem Selbstverständnis des Menschen stoßen, ohne das eine Ethik nicht zu gestalten ist.

In einer soeben vom Bundesministerium für Jugend, Familie und Gesundheit veröffentlichten Studie des Instituts für interdisziplinäre Forschung in Bielefeld wird mit Nachdruck auf die Notwendigkeit einer qualitativen Nachwuchssicherung aufmerksam gemacht. Damit ist entschieden mehr gemeint als das bloße biologische Überleben eines Volkes durch eine ausreichende Nettoreproduktionsrate. Es geht nicht um bloße Fortpflanzung. Es geht vielmehr um die Frage, *wie* unsere Gesellschaft nachwächst, wie sie sich stets erneuern kann. »Jede Gesellschaft ist für ihre Fortsetzung darauf angewiesen, daß in ihr neue Generationen nachwachsen und ihre wesentlichen kulturellen, technischen und ökologischen Errungenschaften übernehmen, d. h. den Umgang mit ihnen lernen und die zu ihrer Erhaltung bzw. Fortentwicklung notwendigen Motivstrukturen entwickeln« (F.-X. Kaufmann, 1980). Qualitative Nachwuchssicherung setzt *erfolgreiche Sozialisationsprozesse in ausreichender Quantität voraus*. Beachtet man nun, daß sich die Geburtenzahlen deutscher Eltern in zehn Jahren praktisch halbiert haben, und zieht man weiter in Betracht, daß die Zahl kindlicher Verhaltensstörungen im gleichen Zeitraum bedenklich zugenommen hat (E. Kloehn, 1977), so besteht Grund zur Annahme, daß bei uns die »gesellschaftliche Reproduktion sowohl in quantitativer wie in qualitativer Hinsicht nicht mehr naturwüchsig gesichert« scheint (F.-X. Kaufmann, 1980). Dieses gesellschaftspolitische Grundproblem gibt heute der Familienpolitik neue und entscheidende Impulse. Zur Sozialisation erweist sich die Familie offensichtlich als unersetzbar. Vielfältige Versuche lassen erkennen, daß kompensatorische Erziehungsprogramme nur dann dauerhaften Erfolg versprechen, wenn es gelingt, die Eltern in die Erziehungsprogramme miteinzubeziehen. Die Vorstellung, man könne sozial bedingte kindliche Entwicklungsnachteile durch Ausschaltung der Familie kompensieren, hat sich als Illusion erwiesen. Damit sind die Feststellungen, die auf die Beeinträchtigung kindlicher Entwicklungschancen durch bestimmte Familienbedingungen hinweisen, keineswegs aus der Welt geschafft. Es geht darum, das Verhältnis von familialer und außerfamilialer Erziehung zu verbessern. Ein Problem, das hier nicht weiter zu verfolgen ist. Für uns ist es jedoch nicht unwichtig zu erkennen, wie umfassend sich der Horizont der Humangenetik und der Kinderheilkunde darstellt. Familien-, Gesundheits- und Erziehungspolitik müssen noch zu viel gezielterer Kooperation kommen, soll unserem Volk und unserer Gesellschaft die Zukunft gesichert werden.

Literatur

Baumgartner, H. M. (Hrsg.): Prinzip Freiheit. Eine Auseinandersetzung um Chancen und Grenzen »transzendentalphilosophischen Denkens. In: Reihe »Praktische Philosophie«. Freiburg-München 1979.

Böckle, F.: Fundamentalmoral. München 1978

Böckle, F.: Menschenwürdig sterben. Zürich–Einsiedeln–Köln 1979.

Hertz, A., W. Korff, T. Rendtorff, H. Ringeling, (Hrsg.): Handbuch der christlichen Ethik, 2 Bde. Freiburg 1978.

Kaufmann, F.-X., A. Herlth, K. P. Strohmeier, unter Mitarbeit von H.-J. Schulze: Sozialpolitik und familiale Sozialisation. Zur Wirkweise öffentlicher Sozialleistungen. In: Schriftenreihe des Bundesministers für Jugend, Familie, Gesundheit 76. Stuttgart 1980.

Kloehn, E.: Verhaltensstörungen – eine neue Kinderkrankheit? Ursachen – Symptome – Therapien. München 1977.

Krings, H.: System Freiheit. Gesammelte Aufsätze. In: Reihe »Praktische Philosophie«. Freiburg–München 1980.

Schara, J.: Die Grenze der Behandlungspflicht in der Intensivmedizin. Münch. med. Wschr. 36 (1975) 117.

Schwartländer, J.: Nicht nur Autonomie der Moral – sondern Moral der Autonomie. In: Weber, H., D. Mieth (Hrsg.): Anspruch der Wirklichkeit und christlicher Glaube. Probleme und Wege theol. Ethik heute, S. 75–94. Düsseldorf 1980.

Schwartländer, J. (Hrsg.): Modernes Freiheitsethos und christlicher Glaube. Beiträge zur juristischen, philosophischen und theologischen Bestimmung der Menschenrechte. In: Entwicklung und Frieden, Wissenschaftliche Reihe, Bd. 24. Mainz 1981.

Medizin – Mensch – Gesellschaft, Bd. 4, Heft 3, Sept. 1979, Sonderheft zu Medizinischer Ethik.

Grundlagen ärztlicher Ethik aus evangelisch-theologischer Sicht

Jürgen Hübner

Ethik ist Einladung zum Leben

Ethik muß es letztlich darum gehen, daß Leben gelingt, daß es ein gutes, erfülltes Leben werde. Ihre Aufgabe ist herauszuarbeiten, wie das möglich ist. Was gut ist und worin Erfüllung besteht, läßt sich nicht einfach definieren. Es ist ein Geschehen, ein Vor-gang, ein Weg. Das Gute hat eine Geschichte. Es ist das Besondere des Menschen, daß er gewürdigt ist, verantwortlich an dieser Geschichte teilzuhaben und teilzunehmen. Insofern ist Ethik Einladung zum Menschsein, und ihr Inhalt ist konkrete Menschlichkeit. Sie soll sich ursprünglich ereignen im Zusammenhang derer, die miteinander zu tun haben. Das Sozialgefüge und der institutionelle Rahmen, in dem dies geschieht, gehört dabei unmittelbar zur ethischen Problematik mit hinzu.

Nach christlicher Überzeugung will sich im menschlichen Handeln und Gestalten eine elementare Liebe zum Leben auswirken. Ihr gilt es, Raum zu geben. Nächstenliebe entspricht der Liebe des Schöpfers zu seiner Schöpfung und damit dem Willen Gottes. In ihr kommt die Schöpfung zu ihrer Wahrheit. Liebe gewährt die Freiheit und die Kraft, Lebenszusammenhänge ohne Verstellung wahrzunehmen und in ihnen schöpferisch nach Wegen zu suchen, die weiterführen.

Der barmherzige Samariter

Als Urbild christlicher Nächstenliebe ist immer wieder die Gestalt des barmherzigen Samariters in Anspruch genommen worden. Die Pointe der Erzählung besteht darin, daß die moralische Frage, wer denn der Nächste sei, umgekehrt wird in die Erfahrung der Nächstenschaft. Die eigentliche ethische Frage lautet also nicht: Wem oder wann muß ich Gutes tun? Sie wäre dann immer noch auf Abstand bedacht, orientierte sich an Zuständigkeiten und Kompetenzen. Hier könnte sich der Mensch selbst zurücknehmen, gegebenenfalls heraushalten. Demgegenüber gilt es, sich an der möglichen Erfahrung von Liebe zu orientieren. Dies impliziert die verwandelte Frage: Wem bin ich der Nächste? Der Mensch, der mich braucht und dem ich helfen kann, dem allein bin ich fraglos verpflichtet.

So kommt es zuerst und grundlegend darauf an, sich mit allen seinen Fähigkeiten am Leben zu beteiligen. Das bedeutet eine prinzipielle Offenheit für das, was begegnet, und eine engagierte Bereitschaft, sich darauf einzulassen. Auch im medizinischen Bereich gilt, zu allererst Situationen in ihrer Vielschichtigkeit und Komplexität wahrzunehmen, zu erfahren, worum es geht, sich Problemen und Aporien zu stellen, um dann zu beurteilen, was getan werden kann und was nicht und das Mögliche in die Hand zu nehmen.

Der Liebe entspricht ein Wollen, der Hilfe darüber hinaus ein Können. Die Kunst des Arztes ist elementar ein solches Können. Die Kriterien des Helfens lassen sich jenseits von weltanschaulichen und religiösen Vorgaben verallgemeinern, auch wenn sie auf diese zurückgehen. Sie haben ihre eigene Vernünftigkeit, der im Rahmen ethischer Argumentation nachgegangen werden muß.

Der geschichtlich bestimmte Lebenszusammenhang

Ärztliche Hilfe geschieht in einem geschichtlich bestimmten Lebenszusammenhang. Dieser muß bei jeder ethischen Urteilsbildung und Entscheidungsfindung grundlegend berücksichtigt werden. Mit bloßen Willenserklärungen von Betroffenen ist das noch nicht abgegolten. Arzt und Pflegepersonal treten in die individuelle und soziale Lebensgeschichte der Ratsuchenden und Patienten ein. Sie müssen ihr so weit als irgend möglich gerecht zu werden versuchen. Das gleiche gilt aber auch umgekehrt. Geht es um den Umgang mit Menschen, so ist auch der Fachmann als Mensch angesprochen, und so bringt er seine Geschichte in die entstehende Beziehung mit ein. Anstehende Entscheidungen werden durch die Einstellung des Arztes mitgeprägt. Sie muß also in gleicher Weise respektiert und kritisch mitbedacht werden.

Arzt, Patient und Pflegepersonal haben so ein Stück eines gemeinsamen Weges miteinander zu gehen. Je bewußter das geschieht, je eingehender sie also miteinander auf allen Stationen dieses Weges sprechen, desto eher führt er sinnvoll weiter. Das ist auch dann der Fall, wenn die biologischen Funktionen abnehmen. In christlicher Sicht ist auch Sterben ein Weg in eine Zukunft. Sterbehilfe ist Begleitung auf diesem Wege. Sie prägt die Begleitenden ebenso wie der Sterbende sie braucht. Das gilt auch und erst recht bei Kindern, ja letztlich schon vor der Geburt. Was Eltern mit ihren geborenen und ungeborenen Kindern an Erfahrungen hinter sich haben, begleitet sie bei allem, was sie vorhaben.

Fortschritt der Wissenschaft

Die Brisanz ethischer Probleme, wie sie in der ärztlichen Praxis heute begegnet, hängt ursächlich mit dem Fortschritt der Wissenschaft zusammen. Naturwissenschaft und Technik sollen dem Leben dienen. Sie können darin der Liebe zur Verwirklichung verhelfen, indem sie dazu instand setzen, Gesundheit zu fördern und Leiden zu lindern. Von der Präventivmaßnahme über das Medikament bis hin zur Operation ermöglichen sie eine kausale Vorsorge und Therapie. Das wirkt sich bis in Beratung und Psychoanalyse aus. Die Sprache der Naturwissenschaft gewährt darüber hinaus Entlastung im Umgang mit dem Leiden; sie erlaubt Distanzierung von übermäßigen Emotionen und Belastungen allzu großer Nähe. Rationalisierung ermöglicht Effektivität und Leistungsfähigkeit auch im psychischen Bereich.

Die Distanziertheit naturwissenschaftlich geleiteten Vorgehens und die Abstraktion objektivierenden Denkens bedürfen aber der bewußten Einbindung in die geschichtliche Ganzheit des Lebens. Das gilt bis in die Organisation des Krankenhauses hinein, die ja auch an naturwissenschaftlicher Rationalität orientiert sein muß. In ihm findet aber auch in vielfältiger Weise in kürzeren oder längeren Zeitspannen bis hin zum Sterben eben menschliches Leben statt. Wird die naturwissenschaftliche Denk- und Handlungsweise vorherrschendes Kriterium ärztlichen Tuns, wird sie der ihr innewohnenden Eigendynamik überlassen, so wird sie zerstörerisch. Die Medizin steht dann in der Gefahr, um des bloßen Funktionierens von Lebensvorgängen und Therapieplänen willen die inhaltliche Qualität menschlichen Lebens zu vernachlässigen, ja unmöglich zu machen. Sie könnte dann geradezu zur Sinnentleerung des Lebens führen.

Moralische Normen und juristische Regelungen

Das gleiche gilt von moralischen Normen und juristischen Regelungen. Sie sind dazu bestimmt, Leben zu schützen. Güter, Werte und ethische Ziele haben ihren Ort in der Kontinuität geschichtlicher Traditionen. Ihre Fixierung soll den Fortgang des Lebens in menschlicher Gemeinschaft, gesellschaftlichem Miteinander und sorgsamem Umgang mit seinen natürlichen Voraussetzungen sichern und seine weitere Gestaltung ermöglichen. Sie dienen dem Menschen dann, wenn sie prinzipiell in dem existentiellen menschlichen Ringen um das gute Leben und Sterben verwurzelt bleiben und dort ihre Tragfähigkeit gewinnen und bewahren. Im aktuellen Fortgang der Geschichte bedürfen sie deshalb der ständigen kritischen Reflexion und Neugestaltung. Werden sie geschichtslos objektiviert und abstrakt als dominanter Maßstab menschlichen Lebens verwendet, geraten auch sie in die Gefahr, Leben eher zu behindern als zu fördern. Menschlichem Handeln im Geiste der Liebe ist die gedankliche Abwägung von Gütern eine notwendige Hilfe zur Orientierung, aber keine Quelle des Guten selbst. Ethische Normen und staatliche Gesetze können nicht ersetzen, was ein gutes Leben an ursprünglicher Motivation, geistiger Haltung und zwischenmenschlichem Engagement erfordert. Quelle von Sittlichkeit ist auch nicht nur die subjektive Moralität individueller Menschen, sondern letztlich der Lebenszusammenhang menschlicher Gemeinschaften, in dem Liebe praktiziert wird und geschieht.

Ethik und Seelsorge sind keine Spezialgebiete

Die Arbeitsabläufe der modernen Medizin und die Organisation eines leistungsfähigen Krankenhauses müssen persönliche Interaktionen wie menschliche Zuwendung einschränken und in gewisser Weise funktionalisieren. Sie haben darin teil an der gesellschaftlichen Verfaßtheit modernen Lebens mit dem Prinzip der Arbeitsteilung, der Aufteilung von Arbeit und Freizeit, Öffentlichem und Privatem. Ethik droht damit ebenso wie Seelsorge im Spektrum der verschiedenen Arbeitsbereiche zu einem Spezialgebiet mit bloß spezifischer Fachkompetenz zu werden.

Lebendiges Ethos ist jedoch unteilbar. Es kann damit weder objektiv festgeschrieben noch bloß subjektivem Pflichtgefühl überantwortet werden. Es lebt in einer geschichtlichen Kontinuität menschlichen Lebens, die Wissenschaft und ihre Anwendung, ihr Interesse und ihre Durchführung ebenso umfaßt wie Grundmotivationen, Glaube, Wissen und persönliches Handeln. Meldet sich Liebe zu Wort, so wird sie auf die Situationen achten, die im Verlauf dieser komplexen Geschichte entstehen, und darauf dringen, daß in ihr die sich jeweils anbietenden Möglichkeiten ebenso wahrgenommen werden wie gegebene Grenzen, mit dem Ziel, daß im Unterschied zu bloßer Lebensverlängerung Erfüllung von Leben eröffnet wird.

Liebe rechnet auch über den Tod eines Menschen hinaus mit einer offenen Zukunft und wird sich deshalb allem entgegenstellen, was die Zukunft in der einen oder anderen Weise verschließt. Menschliches Leben empfängt seinen Sinn aus der Zukunft in Anknüpfung an das, was war. Dem hat Ethik und im Sinne der Ethik auch der Arzt zu dienen. Alles Partikulare, jeder einzelne Eingriff erhält von daher seinen Sinn, seinen begrenzten Ort und seine bestimmte Zeit. Sie gilt es im Spannungsbogen der Lebensgeschichte zu erkennen, in der wie Geborenwerden zuletzt auch Sterben seinen Ort und seine Zeit hat.

Kein Leben ohne Schuld

Es gibt kein Leben ohne Schuld. Der Mensch muß mit ihr leben. Auch Makellosigkeit vor dem Gesetz bedeutet noch keine Freiheit von Schuld, denn sie entsteht an den Kleinigkeiten des Alltags, wo man nicht weiß, was gut ist und was nicht, und wo niemand weiter danach fragt. So bedarf menschliches Leben nach christlicher Überzeugung einer Vergebung, die das Menschsein als ganzes betrifft und verwandelt. Vergebung besteht in diesem Sinne nicht nur im Nachlaß einzelner Verfehlungen, sondern in der verbindlichen Ermutigung, das Leben immer wieder neu zu wagen.

Christliche Ethik versucht zu beschreiben, in welche Richtung dieses Wagnis gehen kann. Gut ist, was Möglichkeiten des Lebens erschließt und der Wahrheit des Lebens auch an seinem Ende entspricht. Böse ist, was Leben verachtet und verstellt und deshalb auch Sterben eigentlich unmöglich macht. In der Liebe aber, die zur rechten Zeit am rechten Ort tätig wird, weil sie dort etwas vermag, wird die Transzendenz des Lebens wahrgenommen, die seiner Geschöpflichkeit entspricht.

Literatur

Becher, W. (Hrsg.): Medizinische Ethik in der evangelischen Theologie der Ökumene. Evangelischer Presseverband in Hessen und Nassau, Frankfurt 1979.

Eibach, U.: Medizin und Menschenwürde. Ethische Probleme in der Medizin aus christlicher Sicht. Theol. Verlag R. Brockhaus, Wuppertal 1976.

Honecker, M.: Die Aufgabe medizinischer Ethik und die »Ehrfurcht vor dem Leben«. Diakonie VI, Heft 6, (1980), (Themenheft zur medizinischen Ethik), 329–340.

Hübner, J.: Zur Ethik genetischer Beratung. Theologisch-ethische Aspekte technischer Möglichkeiten in der modernen Medizin. Z. Evang. Ethik 25 (1981) 102–108.

Hübner, J.: Leben in Liebe wachsen lassen. Ethische Überlegungen zum Schwangerschaftskonflikt. Lutherische Monatshefte XIX (1980) 573–576.

Mitchell, K. R.: Arbeitsfeld: Krankenhaus. Notizen aus dem Alltag eines Krankenhausseelsorgers. Vandenhoeck & Ruprecht, Göttingen 1974.

Rössler, D.: Der Arzt zwischen Technik und Humanität. Religiöse und ethische Aspekte der Krise im Gesundheitswesen, Serie Piper 157. Piper, München 1977.

Diskussion

Referenten: Bachmann, Enders, Olbing

Es wird zwischen Ethik (als der Wissenschaft von der Sitte) und Ethos (als der Haltung des Menschen, seiner konkreten Verwirklichung von Ethik im Leben) unterschieden und das von Herrn Böckle vorgetragene Prinzip der vernünftigen Selbstbestimmung (als letzte wissenschaftliche Begründung der Ethik) diskutiert.

Vernünftige Selbstbestimmung ist nicht schrankenloser Individualismus, sondern erkennt den anderen als gleichberechtigt an. Es bestehen enge Beziehungen zur modernen Freiheitsphilosophie. Die Lösung von starrer Bindung an vorformulierte Codices gibt Freiheit zur richtigen Entscheidung auf der Basis von Erfahrung und Vernunft, auch angesichts ganz neuer Probleme (Böckle).

Es gibt kein geschlossenes normatives ethisches System und keine spezifische ärztliche Ethik. Ethische Entscheidungen verlangen oft eine Güterabwägung, bei der man sich an einer Güterordnung orientieren muß (Böckle).

Ärztliche Ethik aus der Sicht des Naturwissenschaftlers

Hans Schaefer

Was kann ein Naturwissenschaftler Besonderes zur Frage der Ethik sagen? Vielleicht ist es seine Art zu fragen, was ihn vom Geisteswissenschaftler unterscheidet. Diese seine Art beginnt, wenn nicht expressis verbis, so doch der Mentalität nach mit der Frage an alle die, welche eigene Systeme ersinnen: Woher man das alles wisse, was da gesagt wird?

Ich möchte diesem bewährten Konzept folgen und also Fragen nach den Grundlagen unserer meist weitverbreiteten Behauptungen stellen. Dieses Fragen gipfelt in folgenden fundamentalen »Fragwürdigkeiten«:

1. Gibt es eine verbindliche, wissenschaftlich als solche erweisliche Ethik? Wenn ja, wer bestimmt die Verbindlichkeiten?
2. Gibt es eine spezifisch ärztliche Ethik?
3. Welches sind die besonders brennenden Fragen einer modernen Welt, die sich vielleicht mit ethischen Argumenten entscheiden lassen?

Gibt es eine wissenschaftlich begründbare Ethik?

Wenn ein Naturforscher, der zugleich Arzt ist, die klassischen Lehrbücher der Ethik durchblättert, so findet er seinen Argwohn gegenüber jeder philosophischen Systematik bestätigt, daß nämlich die Frage nach der Sicherheit ihrer Aussagen allein dadurch so offensichtlich schwer zu beantworten bleibt, daß es so sehr viele sich widersprechende Systeme gibt, die doch alle von klugen Menschen ersonnen wurden. Der Naturforscher neigt dann verständlicherweise dazu, die Widersprüchlichkeit entweder im antinomischen Charakter des Denkbaren zu suchen, wobei er unversehens eine Abart des Kantianismus, wenn nicht gar den klassischen *Kant* vertritt. Oder er fragt danach, ob es nicht in der Geschichte des Denkenden einen hinreichenden Grund für die Dogmatik seines Denkens gebe. Diese Geschichte repräsentiert sich in doppeltem Gewand: als eine Geschichte der Kultur, aus der der Denkende stammt und von deren Vorurteilen er sich nicht zu lösen vermag. Es wird also eine »Ideengeschichte« als Resultat entstehen, *Herder* ist der hier zu zitierende Genius. Oder es wird auf das persönliche Schicksal des Denkenden abgehoben und ermittelt, welche Lebensereignisse und individuellen genetischen Eigenschaften den Denkprozeß determiniert haben. Es entsteht eine »Psychologie der Weltanschauungen«, wie sie z. B. *Jaspers* formuliert hat. Auf unser Problem angewandt, lauten dann die Fragen:

1. Gibt es ethische Forderungen, die gegen historische Prozesse invariant sind und Zeiten und Völker überspannen?
2. Gibt es Begründungen für ethische Postulate, die aus der Geschichte unserer Kultur verständlich sind, wobei der Naturforscher deren Entstehungsgeschichte bedenkt, also gleichsam eine »Generalogie der Moral« auf seine Weise betreibt?
3. Läßt sich die Verbindlichkeit solcher Postulate mit wissenschaftlichen Argumenten begründen oder begrenzen?

ad 1. *Gibt es unveränderliche ethische Grundsätze?*

Die Frage nach unveränderlichen ethischen Grundsätzen zu beantworten, ist Sache des Historikers. Ich kann die Antwort also an diesen abtreten und mit ihm feststellen, daß es solche Grundsätze gibt, wie es überhaupt dem naiven Leser verschiedener Ethiken auffällt, wie sehr viele ihrer Postulate über alle Zeiten und Völker hinweg sich gleichen. Diese Tatsache läßt die Ansicht gerechtfertigt erscheinen, hinter diesen, in der Menschheitsgeschichte unwandelbaren Prinzipien, nach denen menschliches Tun beurteilt wird, stecke eine Summe menschlicher Urerfahrungen, die deswegen gleichartig sind und also zu gleichartigen Postulaten gesellschaftlichen Verhaltens geführt haben, weil es den Menschen angeborene Verhaltensmuster gibt. Da alle sozialen Verhältnisse schlechterdings nur aus angeborenen Denk- und Verhaltensmustern einerseits, aus der gesellschaftlichen Interaktion der Individuen andererseits entstanden sein können, muß jede Ethik, als eine Lehre vom richtigen Verhalten, sich in Versuch und Irrtum, durch Erfahrung also, in kybernetisch zu verstehenden, komplizierten Rückkopplungskreisen gebildet haben.

Ethik ist nur in ihrer gesellschaftlich praktikablen Form sinnvoll definierbar. Ein Ethos des einzelnen kann es nur geben, soweit der einzelne sich Gott gegenüber verpflichtet weiß. Der Begriff Ethos meint im Griechischen zunächst Landschaft (sedes ist wortverwandt), daraus die in einer Landschaft herrschende Sitte. Deren »Genealogie« muß natürlich u. a. von den Lebensbedingungen der Gesellschaft abhängen, innerhalb deren die Ethik dieser Landschaft entstand.

ad 2. *Die Genealogie der Ethik*

Es ist das einzigartige Verdienst *Nietzsche*'s, diese aus der Gesellschaft heraus sich bildende Ethik (die er Moral nennt) in ihrer »Genealogie« klar erkannt zu haben. Man bedenke nun, über das bislang Gesagte hinaus, daß die »Gesellschaft«, welche sich ethische Normen gibt, niemals eine homogene Gesellschaft ist, sondern sich in soziale Schichten unterteilt, von denen nur die Oberschicht in der Regel die Bildung und die kulturell-technischen Möglichkeiten zur Prägung und Formulierung ethischer Normen besaß. Dem Blick des Biologen und naturwissenschaftlich geschulten Soziologen wird also sofort deutlich, daß in allen Ethiken sich starke Elemente finden, die sich nur aus der Herrschaftsstruktur der Landschaft, in der sie entstanden, erklären lassen. Es ist immer ein revolutionärer Akt, wenn sich durch wachsende Bildung oder dadurch, daß sich Gebildete der Oberschicht der Bedürfnisse der Unterschicht annehmen, eine Ethik dahin verändert, daß auch das Recht der Unteren ins volle Licht der Reflexion tritt. In allen großen Revolutionen der Menschheit geschah ein solcher Akt der Ausdehnung ethischer Prinzipien auf die Verhältnisse derer, die bislang zu der eigentlichen, normenbildenden Gesellschaft nicht hinzugerechnet wurden. In einem solchen evolutiven Prozeß sich wandelnden ethischen Bewußtseins leben wir heute.

Das aber bedeutet, daß bis auf die unwandelbaren Teile der ethischen Kataloge sich die Randprobleme der Ethik unter unseren Augen wandeln. Gibt es also etwas, das solchen Wandel, nach historischem Urteil, übersteht oder doch überstehen müßte? Es sind offenbar nur wenige Grunderfahrungen der Menschheit, die bei den unwandelbaren Teilen anzuführen sind, die aber alle die Sphäre ärztlichen Handelns berühren. Diese aus solchen Grunderfahrungen abgeleiteten apodiktischen Handlungsanweisungen stellen sich uns meist als Verbote vor, was z. B. aus dem jüdisch-christlichen Dekalog sofort hervorgeht. Stehlen, Töten, Ehebrechen, Lügen, Begehren über das uns Zustehende hinaus sind verbotene Handlungen. Es gibt darüber hinaus nur ein Gebot, also eine Forderung, etwas zu tun, das sich in drei Varianten als Gebot der Liebe darstellt: Gott, die Eltern, die Menschen sollen liebend behandelt, geachtet, geehrt werden. Verbote wie Gebote, die derart beständig sind, haben es offenbar mit der Existenz des Menschen zu tun.

Die Wandlung der Ethik ins Existentielle, die wir derzeit erleben, führt gleichsam die hohe wissenschaftliche Argumentation wieder in die Nöte des Menschenlebens zurück. Wer die Bedeutung dieses Wandels selbst erleben will, der lese die Ethik-Lehrbücher der Zeit vor dem Ersten Weltkrieg. Verflogen ist die Suche nach dem »höchsten Gut«, nach den Begründungen eines kategorischen Imperativs, nach der aristotelischen Ausgeglichenheit, derzufolge der Mensch immer nach der Einhaltung der Mitte streben sollte. Ein derart »existentieller« Wandel entspricht den Grundströmungen der zeitgenössischen Philosophie, was eigentlich eine Selbstverständlichkeit ist, ebenso wie dem Selbstverständnis der modernen Literatur, in der es kaum einen Autor geben dürfte, der nicht die Aufgabe des Dichters und Schriftstellers darin sähe, die existentielle Not der breiten Masse der Menschen zu erkennen und auszudrücken.

Man kann also die erste Frage dahin beantworten, daß es wenige, allgemeine Normen des Handelns gibt, welche das Zusammenleben der Menschen überhaupt erst möglich machen. Ihre Gültigkeit leitet sich daraus ab, daß die genetisch bestimmten Bedürfnisse des Menschen nach Sicherheit, Besitz, Prestige und Liebe nur in der praktischen Durchsetzung solcher Normen garantiert sind.

ad 3. *Die Leistung ethischer Normen*

Dem Naturforscher liegt nun, ehe er an weiterreichende Schlüsse denkt, noch eine Grenzbetrachtung am Herzen. An den Grenzen der Erfahrungsbereiche entschleiert sich uns bekanntlich die Gültigkeit der Naturgesetze und das Wesen der von ihnen beschriebenen Phänomene besonders leicht.

Die meisten ethischen Forderungen lassen uns vor den praktischen Problemen hilflos. Diese bestehen nämlich nicht in den Banalitäten und Selbstverständlichkeiten. Daß wir nicht töten dürfen, ist banal. Wann aber wird Tötung erlaubt durch konkurrierende Normen anderer Seinsbereiche? Wann ist eine Handlung überhaupt Tötung oder gar Mord? Ist z. B. eine Abtreibung aus medizinischer Indikation Mord? Wenn nein, wann und warum ist es diejenige aus sozialer Indikation?

Wir sollen unseren Nächsten lieben – wie weit muß diese Liebe gehen, z. B. in der Konkurrenzsituation zur Selbsterhaltung?

Auf diese Hilflosigkeit vor der Grenzsituation hat uns soeben *Michel* in einem sehr instruktiven Aufsatz hingewiesen. Er spricht von einer moralischen Kasuistik, bei deren Entscheidung uns globale Konzepte selten helfen können. Vor dieser Kasuistik bleibt dem Individuum nur der Rekurs auf seine persönliche Entscheidung, die wir gemeinhin in das *Gewissen* verlegen. Beispiel: Intensivpflege des Frühgeborenen. Das Gewissen aber bildet sich immer im Kontext gesellschaftlicher Normvorstellungen, was besonders klar bei der Gewissensbildung des Kindes nachweisbar ist (vgl. *Gründel* 1978; *Hupperschwiller* 1970). Es ist uns derzeit völlig unmöglich, so etwas wie eine genetische Komponente des Gewissens zu definieren oder gar abzugrenzen, auf die sich dann z. B. eine Naturrechtslehre moralischer Prinzipien stützen könnte. Soweit unsere Einsicht heute reicht, ist unser Gewissen in seinen *Möglichkeiten* zwar genetisch präformiert, in seiner *Faktizität,* seiner *Funktion* also, total gesellschaftlich bestimmt. Die Probleme der Jugenddelinquenz haben das eindeutig gezeigt.

In der Defizienz der Normen wird Handeln über das Gewissen letztlich durch die Emotionalität des Menschen bestimmt, etwa im Sinne der Begriffe Nächstenliebe (eines Anti-Egoismus), Gewissenhaftigkeit, analog empfindender Sympathie. Man könnte Ethik als Lehre der Normen weitgehend entbehren, wenn jeder Handelnde bei hinreichender Klugheit (Einsicht) diese emotionalen Determinanten besäße. Vom Arzt werden sie verlangt, aber ohne eine bessere Begründung als die, daß seine Tätigkeit erst durch die rechte emotionale Grundhaltung das Vertrauen in sein Handeln rechtfertigt.

Dieser Bereich einer Psychologie des Vertrauens und der Begründbarkeit sittlichen Wollens wird hier nicht weiter verfolgt.

Unsere Schlußfolgerung muß also dahin lauten, daß im Kontext der jeweiligen historischen und kulturellen Situation sich das Gewissen bildet, das die globalen Vorschriften einer Ethik oder Moral vor dem konkreten Fall zur Anwendung bringt. Die Genealogie der Moral ist der gesellschaftliche Consensus. Die Verbindlichkeit wird durch das festgelegt, was man in der Soziologie »gesellschaftliche Sanktionen« nennt. Da solche Sanktionen (z. B. Prestige- und Ehrverlust) auf angeborenen Bedürfnissen zu beruhen scheinen, ist der Verbindlichkeitscharakter so hoch wie der Consensus der Gesellschaft.

Ethische Wandlungen im Kontext der kulturellen und geschichtlichen Entwicklung

Wenn Ethik, wie wir fanden, sich genealogisch aus dem Selbstverständnis von Gesellschaften entwickelt, läßt sich zunächst die Behauptung rechtfertigen, daß eine *wissenschaftliche* Begründung ethischer Verhaltenskataloge (Gebote, Verbote) sich nur insoweit finden läßt, als die Wissenschaft uns die Konsequenzen unseres Tuns in Grenzen voraussagen kann, und die Gemeinschaft, die das Ethos zu entwickeln hilft, ihre Normen im

Consensus an solchen Konsequenzen orientiert hat. Darüber hinaus ist wissenschaftlich nur eine Argumentation möglich, mit der die Übereinstimmung der geforderten Verhaltensnormen mit unreflektiert akzeptierten Generalnormen festgestellt wird. Solche Generalnormen sind z. B. religiöse Ansichten und Vorschriften, deren verpflichtende Natur natürlich nicht über die Anhänger einer solchen Religion hinaus geltend gemacht werden kann. Zum Glück gibt es einen Konsens fast aller Religionen, einschließlich religionsähnlicher Institutionen, in einem beträchtlichen Ausmaß. Andere Generalnormen sind z. B. in Verfassungen und Grundgesetzen verankert oder liegen allgemeinen politischen oder gesellschaftlichen Gemeinvorstellungen zugrunde. Es läßt sich in kurzer Zeit nicht zwingend begründen, daß und warum es keine weitergehende wissenschaftliche Ethik von verpflichtendem Charakter geben kann.

Für die ethische Situation in der Gegenwart sind nun einige Kennzeichen leicht zu ermitteln.

1. Verhaltensnormen werden in steigendem Maße auf die Herstellung bestimmter sozialer Zustände hin entwickelt, immer im Sinn einer Reduktion der sog. Klassenunterschiede. Eine Ethik, die typisch bürgerliche Verhaltensweisen postuliert, schwindet rasch dahin. Das Bürgertum verharrt zwar in seiner elitären ethischen Grundhaltung, doch um den Preis der Isolierung.
2. Die Pluralität der sog. Weltanschauungen macht die Fixierung weitreichender Normen unmöglich. Die Gesellschaft findet sich mehr und mehr auf einen Minimalkonsens verwiesen. Es bricht ein »ethikarmes« Zeitalter an, übrigens, trotz der Vorherrschaft christlicher Doktrin in früheren Jahrhunderten, keineswegs zum ersten Mal in dieser Stärke.
3. Diese Defunktionalisierung der Ethik führt zu einer weitgehenden Abflachung der Gewissensbildung und Verarmung der Gewissensinhalte. Unsere Schlußfolgerung muß also sein, daß Ethik als verpflichtende Handlungsanweisung im gesellschaftlichen Prozeß der Gegenwart ständig verdünnt wird und insbesondere vor dem konkreten Fall die Entscheidung der Individuen immer weniger nach verbindlichen Normen, sondern nach dem persönlichen Belieben, d. h. nach dem persönlichen Vorteil getroffen wird. Das aber führt dazu, daß in steigendem Maß der ethische Leer-Raum mit rechtlichen Vorschriften ausgefüllt ist.

Gibt es eine spezifisch ärztliche Ethik?

Wir fragten eingangs, ob eine Sammlung ethischer Postulate, die auch dem Arzt gegenüber gelten, begründbar sei. Diese Frage ist eng verwoben mit der weit grundsätzlicheren Frage, ob es überhaupt eine spezifisch ärztliche Ethik gebe. Es scheint zweckmäßig, die zweite Frage vor der ersten zu beantworten.

Alle ethischen Forderungen tragen den Charakter der Universalität. Sie lassen im Grundsätzlichen keine Ausnahmen zu. Ihnen sind also alle Menschen unterworfen, auch die Ärzte. Eine Forderung an Ärzte, Ethos zu praktizieren, kann bei ihnen nicht anders begründet werden als bei jedem anderen Beruf auch. Zumindest ließe sich eine solche Forderung mit nichts rechtfertigen.

Das bedeutet nicht, daß der Arzt nicht durch die Art seines beruflichen Handelns den allgemein gültigen ethischen Katalogen quantitativ stärker ausgesetzt ist, weil sein Handeln in der Gefahr steht, leichter und häufiger mit ethischen Normen in Konflikt zu geraten. Das ist schon deshalb so, weil sich die Tätigkeit des Arztes in der Regel auf die dringendsten und intimsten Wünsche seiner Patienten erstreckt. Sein Handeln läßt niemals »gleichgültig«, wird daher immer unter ethischen Aspekten beurteilt, was jedem anderen, unsere Interessen berührenden Handeln anderer Personen genauso widerfährt. Ärztliche Ethik kann sich also zwar quantitativ, aber nicht qualitativ von der allgemeinen Ethik unterscheiden.

Die Ärzte selber haben aus diesem, den Durchschnitt sozialer Beziehungen überschreitenden mitmenschlichen Verhältnis immer die Schlußfolgerung gezogen, daß ihr Handeln vor dem der meisten anderen Berufe ausgezeichnet sei. Man könnte dieser Meinung also zustimmen. Sie schließt freilich sofort die Konsequenz ein, daß ärztliches Handeln dann auch in Hinsicht auf Ethik besonders kritisierbar wird. Diese Kritik äußert sich derzeit lautstark. Sie besagt nicht, daß man von Ärzten mehr verlangt als von anderen Berufsvertretern. Bei diesen wird ein ethischer Defekt nur seltener feststellbar und – da ihr Handeln nicht in gleichem Maße existentielle Probleme berührt – weniger affektgeladen beurteilt.

Wie in allen ethischen Fragen ist die allgemeine gesellschaftliche Meinung über Handeln die Grundlage der ethischen Forderungen. Solchen Forderungen könnte sich der Arzt nur dadurch entziehen, daß er sie selbst für unethisch erklärt, d. h. ihre Widersprüchlichkeit zu globalen ethischen Maximen der Gesellschaft feststellt. Das ist z. B. dann der Fall, wenn Versicherte durch ihr individuelles Verhalten die Interessen ihrer Solidargemeinschaft verletzen, was bekanntlich weithin in Übung ist.

Doch wird sich der Arzt, wie jedes Mitglied der Gesellschaft, den allgemein gängigen Sollvorstellungen (Normen) seiner Gesellschaft nicht entziehen können, so lange er nicht durch eigene Anklagen den offenen gesellschaftlichen Konflikt herbeiführt.

Es muß freilich schlußfolgernd betont werden, daß die praktizierte Ethik in der Medizin keinesfalls vom Arzte allein zu verantworten ist. Die gesamte Gesellschaft verhält sich widersprüchlich zu ihren Maximen. Man kann z. B. dem Arzt nicht vorwerfen, er gehe nicht genug auf die seelischen Bedürfnisse seiner Patienten ein, wenn er von einer bestimmten Zahl seiner Patienten wo nicht offen betrogen, so doch sachlich getäuscht wird. Über den Umfang dieser Täuschung herrscht freilich weithin Unklarheit.

Brennende Gegenwartsprobleme

Es würde zu weit führen, auch nur die wichtigsten medizinisch-ethischen Probleme hier zu behandeln. Es kann nur paradigmatisch erörtert werden, wie solche Probleme analysiert werden können.

Die Situation ist weithin durch das gekennzeichnet, was wir soeben als Unentscheidbarkeit der Grenzfälle erörterten. In diesen Grenzfällen kollidiert das ärztliche Handeln mit wenig präzisen Grundvorstellungen von unverletzlichen Werten.

Wir haben die Argumentation der Wertethik bislang mit gutem Grunde beiseite gelassen. Werte lassen sich zwar deklarieren, aber nicht als solche anders begründen, als ethische Normen auch sonst begründbar sind. Werte sind gesellschaftliche Konventionen, der positivistische Ersatz für das Atmosphärische (H. Schmitz). Werte sind in der typischen Willenshaltung, als Qualitäten des Willens, feststellbar, meint der Moraltheologe *Boeckle* (1978, S. 260), und der Philosoph Hermann *Schmitz* sagt ähnliches (1973, S. 663). Wollte sich also ethisches Urteilen auf Werte festlegen, so bliebe im Grunde nur das Urteil über Absichten: sit tamen laudanda voluntas. Werte lassen uns erst recht hilflos bei der Lösung konkreter Probleme. Ohne Frage ist z. B. das menschliche Leben nach allgemeiner Ansicht ein extrem hoher Wert. Die Tötung muß von jedermann verurteilt werden. Wie aber, wenn Tötung mit anderen Werten, z. B. dem der Rettung anderen Lebens, in Konflikt steht? Wenn seine Rettung vom Betroffenen selber gar nicht gewünscht wird etc.?

Die Unentscheidbarkeit nach wissenschaftlichen Grundsätzen wird im Grenzfall besonders deutlich bei der Verlängerung des Lebens um jeden Preis und der Tötung ungeborenen menschlichen Lebens. Wir wollen das nun an einem der vielen dabei entstehenden Probleme erörtern, an der Frage, was *menschliches* Leben sei.

Das wesentliche Charakteristikum des Menschen ist nach der christlichen Anthropologie seine Seele, nach naturwissenschaftlicher Anthropologie das Bewußtsein. Beide, Seele und Bewußtsein, sind keinesfalls identisch. Wohl ist die Seele nur durch Bewußtsein, und zwar Selbtbewußtsein, und durch sonst nichts definierbar. Seele als Form des Leibes, eine thomasische Terminologie, ist nur ein anderer Ausdruck für Leben, Entelechie, Vis medicatrix naturae, oder was sonst in der klassischen Biologie des letzten Jahrtausends formuliert wurde. Der Begriff ist meta-noetisch, was nicht besagt, daß er nicht definitorische Konsequenzen hätte, wie z. B. die, daß alles Geformte, das dem Menschen eigentümlich ist, menschlich und also beseelt sei. Dann ist die Amputation eine Verstümmelung auch der Seele. Wie weit darf ich also verstümmeln? Die Grenzziehung mag hier noch darin entscheidbar sein, daß die Bewußtseinsfunktionen nicht angetastet werden. Wie ist es dann aber mit der sog. Leukotomie?

Wann ist der Fetus ein Mensch? Wo beginnt das Menschliche? Wo endet es in der Agonie? Es ist unsere These, der ein Naturwissenschaftler m. E. nicht entrinnen kann, daß die Grenzziehung fließend ist. Da hilft auch keine »Fristenlösung« im § 218. Das ethische Argument kann also nur entweder ein vordergründig-positivistisches sein, das mit der tiefgründigen Reflexion ständig in Widerspruch gerät oder es bleibt Sache der gesellschaftlichen Konvention. Da solche Konventionen über »heiße Eisen« in der pluralistischen Gesellschaft schwerlich herstellbar sind, wird die Unentscheidbarkeit in einer solchen Gesellschaft offenbar. Der Ausweg ist die Mehrheitsentscheidung oder – falls eine Mehrheitsverfassung demokratischer Art fehlt – das Dekret. Es mag dennoch sein, daß angesichts der Konsequenzen unseres Handelns ein Konsens über die Unerwünschtheit solcher Konsequenzen möglich wird. Ein exzellentes Beispiel dafür ist die Frage nach der Gleichartigkeit der Tötung eines Feten und postnatal eines schwer Behinderten (siehe Boehncke).

Diese Schlußfolgerungen werden den meisten Mitgliedern unserer Gesellschaft unangenehm sein. Sie spiegeln dennoch unsere soziale Wirklichkeit wider. In dieser Wirklichkeit ist längst die metaphysische Begründbarkeit ethischen Handelns obsolet geworden. Was blieb, ist ein sozialer Utilitarismus, dessen philosophische Insuffizienz leicht zu zeigen ist (Williams 1979).

Die Schwierigkeiten des Utilitarismus, wie sie insbesondere Williams schildert, sind im Grunde die gleichen, die Michel bei der Ethik insgesamt beklagt: Alle Feststellungen über das tatsächliche Verhältnis von Nutzen und Schaden bzw. das kleinste Übel bei einer Alternativentscheidung lassen sich in concreto leider nie so präzisieren, daß eine sichere Entscheidung möglich ist. In der Tat sind die Konsequenzen aller Handlungen meist ambivalent, d. h. einem Nutzen steht meist ein Schaden gegenüber, wobei Nutzen und Schaden sich in der Regel bei verschiedenen Personen oder Sachverhalten einfinden. Der Konsequentialismus muß, wenn er überhaupt praktikabel sein soll, in einer sehr umfassenden Weise geprüft werden, und Unschärfen in concreto sind nie vermeidbar. Es kommt dann darauf hinaus, daß man die Folgen bestimmter Einstellungen, Absichten, Emotionen für die gesamte Gesellschaft betrachtet. Williams führt (S. 51) das Einhalten von Versprechungen an. Würde man die ethische Verpflichtung solcher Einhaltung leugnen, so würde ein Faktor genereller Unsicherheit in die Gesellschaft getragen, der an sich für jedermann unerwünscht sein muß und über die Steigerung des Streß-Pegels sogar pathogen wäre. Nicht zufälligerweise bezieht sich gerade auch der Moraltheologe auf die prinzipielle und fast ausschließliche Bedeutung der Intentionalität des Tuns und seine emotionale Motivierung. Beide sind Korrektive in jedem Handlungsentwurf, wobei die Unsicherheiten der mangelnden Entscheidbarkeit in Kauf genommen werden können. Das »Gewissen« wird automatisch in die Richtung ethisch korrekten Verhaltens getrieben. Eine Normierung ist sowohl unmöglich als auch unnötig geworden.

Mir scheint, wir haben den Weg in den ethischen Nihilismus längst angetreten. Er könnte nur durch eine neue Verpflichtung im gemeinsamen Glauben überwunden werden. Bevor dies möglich wird, lassen sich ärztliche Normen nur durch den politischen Entscheid fixieren, wobei uns unser christliches Erbe manche Normierung als naturgegeben vorgaukeln wird. Daß dem nicht so ist, wird dann der Kampf der Geister zeigen, der überall entbrennt.

Das Chaos, das danach unvermeidbar entsteht, wird dann der praktische Beweis dafür sein, daß das Glück aller Menschen am ehesten in der Verpflichtung eines gemeinschaftlichen Glaubens realisierbar ist. Doch läßt sich ein solcher Glaube erst recht nicht dekretieren. Er könnte vielleicht in einer über Jahrzehnte, wenn nicht Jahrhunderte hinweg wirksamen sozialen Rückkopplung entstehen, ein für uns wenig Hoffnung enthaltender Weg, dessen Wirksamkeit man zudem noch bezweifeln könnte. Wahrscheinlicher ist, daß ein solcher Glaube revolutionär entsteht. Darüber nachzusinnen, wie solches geschehen kann, überschreitet mindestens das Vermögen des Naturforschers.

Besonderheiten des Pädiaters

In einer ethisch immer stärker verarmenden Welt trifft der Pädiater nun auf ein Problem, das angesichts der allgemeinen Weltlage besondere Schwierigkeiten bietet. Die zukünftige Gesellschaft bildet sich naturgemäß aus den Kindern, die heute in unseren Familien großgezogen und durch unsere derzeitigen Schulen gebildet werden. Es ist nun aus untrüglichen Anzeichen ablesbar, daß dieser Prozeß der Menschenbildung insgesamt in steigender Häufigkeit versagt, d. h. sozial unangepaßte und sogar unanpaßbare Individuen heranzüchtet. Es wäre also danach zu fragen, ob dieses Resultat (falls man es nicht, wie es oft genug geschieht, bestreitet) nicht das Ergebnis ethischer Fehlkonzepte ist. Die Probleme sind wissenschaftlich in der Tat extrem schwierig analysierbar. Es wirken möglicherweise Zwänge der Gesellschaft, insbesondere im Berufsleben, steigende ökonomische Ansprüche, ein starker Drang nach einseitig formulierter sog. »Selbstverwirklichung« und pädagogische Praxen, die mit falschen Theorien falsche Resultate erzielen, einträchtig zusammen.

Während nun Ethos sich im Konsens zeitgenössischer Meinungen bildet und als Rückkopplung aus gegenwärtiger Erfahrung und Theorie verstanden werden kann, ist offenbar jetzt ein völlig neues Prinzip in die ethische Problematik eingetreten: daß Zukünftiges von heutigem Verhalten abhängt, diese Abhängigkeit aber zwei deletäre Charakteristika aufweist. Erstens ist sie im Einzelfall nur theoretisch ableitbar, weil ja die Erfahrung, welche die Theorie bestätigt, erst in ferner Zukunft gewonnen werden kann, wenn es zur Korrektur von Fehlern zu spät ist.

Zweitens aber steht die Abhängigkeit im offenen Konflikt mit den Interessen der gegenwärtig lebenden, erziehenden Generation. Wir verwirklichen uns gleichsam selbst auf Kosten unserer Kinder. Das Problem der frühkindlichen Deprivation, der Streit um die Tagesmütter, die jugendliche Delinquenz sind Beispiele für das, was hier gemeint ist. Im großen Welttheater mag die so ungenügende Bewältigung des Energieproblems angeführt werden: Wir leben auf Kosten unserer Nachkommen.

Der Pädiater ist nun in vieler Hinsicht der Beschützer des Kindes, ja, er wird in steigendem Maß in die Rolle eines »Anwalts« des Kindes gedrängt. Dabei hat er die Praktizierung dessen durchzusetzen, was ich ein »futurologisches Ethos« genannt habe: Handlungen müssen gegen die gesellschaftlichen Interessen der Gegenwart und für die Interessen kommender Generationen normiert werden. Nach unserer Begriffsbestimmung von Ethos und der »Genealogie des Ethos« im Sinne Nietzsches ist das ein total paradoxes Problem: Ethos dieser Art könnte nur auf eine total sich verkehrende Weise gebildet werden.

Ärztliches Ethos nimmt damit für den Kinderarzt eine weitere, unerwartete Dimension an: er hat gleichsam gegen den Strom der Zeit zu schwimmen, und es kann nicht ausbleiben, daß er dadurch Konflikte mit seinen Zeitgenossen heraufbeschwört.

Hierin wird einmal mehr deutlich, wie schwierig, ja, wie hoffnungslos das Problem ärztlicher Ethik sich ansehen wird, wenn man es unter den Aspekten der Naturwissenschaft bedenkt.

Literatur

Böckle, F.: Fundamentalmoral. Kösel, München 1978[2].
Gründel, J.: Entfaltung des kindlichen Gewissens. Rex, München–Luzern 1978[3].
Hupperschwiller, L.: Gewissen und Gewissensbildung. Familie und Jugendkriminalität, Bd. II. Enke, Stuttgart 1970.
Jaspers, K.: Psychologie der Weltanschauungen. Springer, Berlin–Göttingen–Heidelberg 1954[4].
Michel, K. M.: Kasuistik – die Tugend der Sünde. Kursbuch 60, S. 61. Rotbuch-Verlag, Berlin 1980.
Nietzsche, F.: Zur Genealogie der Moral. Werke, II. Bd., S. 761. Wissenschaftl. Buchgesellschaft, Darmstadt 1966.
Schmitz, H.: System der Philosophie, Bd. III/3, Der Raum, S. 639 ff. Bouvier, Grundmann, Bonn 1973.
Schmitz, H.: Neue Phänomenologie. Bouvier, Grundmann, Bonn 1980.
Williams, B.: Kritik des Utilitarismus. Klostermann, Frankfurt 1979.

Diskussion

Referenten: Bachmann, Enders, Olbing

Die ethischen Vorstellungen der meisten Menschen sind durch wandelbare gesellschaftliche Normen bestimmt. Wer Fehlentwicklungen erkennt, ist verpflichtet, sich gegen sie zu stellen und die sich hieraus ergebende Isolierung zu akzeptieren (Rutenfranz, Schaefer).

Die vom Referenten behauptete Verarmung unserer Zeit an Ethik wurde in Frage gestellt und die vermehrte öffentliche Auseinandersetzung zu Problemen der Ethik als Zeichen einer erhöhten Sensibilität für diese Fragestellungen angesehen.

Ethische Probleme im Umgang mit dem Kind

Eduard Seidler

In den ethischen Diskussionen unserer Tage läßt sich die grundsätzliche Unsicherheit erkennen, ob mit dem Verhalten des Arztes *Werte* vermittelt werden sollen, oder ob er letztlich für nichts anderes sittlich einzustehen hat, als für die *Folgen* seines Handelns oder Verhaltens. Von woher auch argumentiert wird, immer wird die Spannung deutlich spürbar, die zwischen einer deontologischen Ethik und einer teleologischen, im engeren Sinne konsequentialistischen Ethik besteht – jene mit dem Anspruch auf Allgemeingültigkeit, diese mit dem Schwergewicht auf der sittlichen Beurteilung eines Verhaltens nach seinen Zielen. Ich möchte auf die Gewichtung beider Ansätze im einzelnen nicht eingehen; vorläufig zwingt der weithin fehlende Konsens in ethischen Fragen vor dem Eintritt in mein eigentliches Thema zu einer Darstellung des eigenen Standorts.

Deontologische und teleologische medizinische Ethik

Ich bin der Auffassung, daß die erwähnte Trennung in eine deontologische und teleologische Ethik für die ethischen Probleme in der Medizin irrelevant ist und daß keiner der beiden Ansätze ausschließlich bestimmend und bekenntnisfähig ist. Dies geht zwingend sowohl aus der Geschichte wie aus der elementaren »Grundfigur von Not und Hilfe« (v. Weizsäcker) hervor, die jedes Geschehen in der Medizin bestimmt.

Ethik ist wandelbar; Gerade deshalb haben wir vor einiger Zeit in einer Seminararbeit versucht, die vorhandenen Verpflichtungen, Gelöbnisse und andere Texte der verfügbaren Traditionen auf elementare Leitkonstanten abzusuchen, die dennoch immer vorhanden sind und damit offenbar das Grundsätzliche in der sittlichen Rechtfertigung ärztlichen Tuns markieren. Hierbei sind uns wenige, aber immer wiederkehrende Konstanten aufgefallen:

- das Wohl des Kranken voranstellen
- das Leben erhalten
- dem Kranken nicht schaden
- die Würde des Menschen achten
- selbst vertrauenswürdig sein.

Es sei hier nur angedeutet, daß alle diese Elemente deutlich an der Person des einzelnen Kranken orientiert sind; weiterhin muß darauf verwiesen werden, daß mindestens zwei Elemente – das Leben erhalten, dem Kranken nicht schaden – deutlich teleologisch bestimmt sind, während die anderen eher deontologisch faßbar sind. Ebenfalls noch aus der Geschichte heraus muß betont werden, daß medizinisches Handeln bis ins 19. Jahrhundert hinein auch in seinen ethischen Überlegungen deutlich prognostischen, also zielbestimmten Charakter hatte – derjenige ist der beste Arzt, der sich auf die Kunst der Voraussage versteht, heißt es bei den Hippokratikern. Erst die neueste Zeit, die seit der Aufklärung den Arzt und den Wert seines Tuns an der Öffentlichkeit bemißt, verlagert das Schwergewicht ethischer Überlegungen auf die Ausformulierungen deontologischer Berufspflichten (Bereitschaftspflicht, Sorgfaltspflicht, Bewahrungspflicht, Schweigepflicht, Fortbildungspflicht, Honorarpflicht etc.), also Dinge, die eher einer innerständischen Etikette, als einer medizinischen Ethik zuzuordnen sind. Eine medizinische Ethik, die von den Grundrechten des menschlichen Lebens, der Freiheit und der Sicherheit der Person ausgeht, findet sich dort nicht, wohl aber in der ernsthaften Analyse jeder ärztlichen Einzelsituation, d. h. in der oben zitierten »Grundfigur von Not und Hilfe«:

Wenn ein Mensch in physischer, psychischer oder sozialer Not, in Schmerz und Unwissenheit zu einem anderen geht, der Hilfe verspricht, so begibt er sich in freiwillige Abhängigkeit. Er bietet seinen höchsten persönlichen und sozialen Wert – Leben und Gesundheit –, seinen Körper und seine Affektivität dar und gibt damit einen Vorschuß an Vertrauen in die Situation hinein, der zu sittlich einwandfreiem Verhalten herausfordert. Wir finden unschwer alle die genannten Leitkonstanten wieder; der Hilfesuchende muß erwarten dürfen, daß der Helfer mit den dargebotenen Werten in menschenwürdiger Weise umgeht, daß man seinen Willen respektiert, sein Wohl voranstellt und versucht, sein Leben zu erhalten, daß man mit den zu treffenden Maßnahmen zumindest mehr nützt als schadet und daß man die Vertrauensvorgabe durch eigene Vertrauenswürdigkeit rechtfertigt.

Aus der Pragmatik dieser Grundsituation leite ich ab, daß Ethik in der Medizin Herausforderungscharakter trägt, weil alles dieses nicht entsteht, wenn keiner kommt und Hilfe sucht. Weder eine theologische oder rechtliche Deontologie noch eine pluralistische Situationsethik können uns daher ausschließlich vorgeben, wie wir auf die Herausforderung durch den Betroffenen zu reagieren haben – sie können nur jeweils unsere Erfahrungsfähigkeit, Lernfähigkeit und Gewissensfähigkeit schärfen und vertiefen. Der Arzt ist auch dann noch zum Handeln und Verhalten herausgefordert, wenn er von allen Vorgaben im Stich gelassen wird – er kann sich nicht entziehen. Letztlich steht in der medizinischen Ethik nicht nur das Kalkulierbare zur Debatte, sondern auch das immer wieder neu entstehende Dilemma der Ausweglosigkeit, das ertragen und bestanden werden will.

Vom Umgang mit dem Kind

Auch für die Analyse der allgemeinen ethischen Probleme im Umgang mit dem Kind müssen wir uns zunächst auf einige elementare Voraussetzungen besinnen. Ich entnehme sie wiederum aus unserer historischen Anamnese, weil sich dadurch erstens die Modelle zeigen lassen, die sich die Menschheit für dieses elementare Problem geschaffen hat, und weil damit zweitens die Vorgaben für unsere eigenen Denkfiguren präziser sichtbar werden.

Der englische Kinderpsychiater Winnicott hat einmal ironisch gefragt, ob denn ein normales Kind jemand sei, der ißt, größer wird und freundlich lächelt. In ihrer Zuspitzung markiert die Frage das meist uneingestandene Wunschbild aller derer, die mit Kindern umgehen, daß nämlich die Kindheit dazu diene, auf möglichst freundliche Weise erwachsen zu werden. In dieser Banalität liegt bereits ein wesentliches ethisches Problem im Umgang mit Kindheit, daß es nämlich der Erwachsene oder die Vielheit der Erwachsenen als sogenannte Gesellschaft sind, die den Vorgang der Entwicklung eines Kindes beschreiben, bewerten und finalisieren.

Auch hier treffen wir auf lange und festgefahrene traditionelle Attitüden, die im Falle des Verhältnisses des Erwachsenen zum Kind besonders schwer bewegbar sind, da es sich immer um ein Gefälle zwischen groß und klein, stark und schwach, erfahren und unerfahren, alt und jung handelt.

Der Wert von Kindheit bestehe darin, daß sie lenkbar und erziehbar sei, hat Aristoteles postuliert und hat das Kind damit ebenso wirkungsmächtig vom Erwachsenen her entworfen wie die lange Tradition der humoralistischen Physiologie, die das Kind wegen der naturgegebenen Disharmonie seiner Körperelemente als prinzipiell zur Krankheit disponiert ansah. In den meisten Kulturen erscheint das Kleinkind praktisch erst mit 7 Jahren auf der Bildfläche des öffentlichen Lebens; die Zeit vorher, die es in der Welt der Frauen verbringt, wird fast wie eine verlängerte Schwangerschaft interpretiert; weswegen Säugling und Kleinkind wenig zur Kenntnis genommen und auch mit sehr ambivalenten Einstellungen behandelt werden.

Auch das Christentum setzt Wertmarken für das Kindesalter, deren Bedeutung hier nicht ausführlich erörtert werden kann. Das Kind – so Augustinus – hat seinen Wert als Geschöpf Gottes, aber dieser ist nicht primär positiv bestimmt und muß erst erworben werden. Damit erscheint das Kind in seiner Unwissenheit, seiner Begehrlichkeit und seinen unkontrollierten Eigenschaften als zwangsläufig schwach und sündig; diese seine Schwäche erzeugt einen pragmatisch-moralischen Umgang mit dem Kind, dessen Erziehungsziel allerdings noch im Jenseits liegt. Die Anlagen der Natur, die Gewöhnung und die Belehrung sowie die Strafe und die Zucht – dies sind nach Thomas von Aquin die Mittel, mit denen der Erwachsene zu ergänzen hat, was dem Kind abgeht.

Seit dem 16. und 17. Jahrhundert sucht die Pädagogik – zunehmend unterstützt von naturwissenschaftlichen Theorien – nach allgemeingültigen Wegen und Methoden, Kinder auf bestimmte diesseitige Zielvorstellungen hin formen zu können. Der Sensualismus, der von der Annahme ausgeht, daß sich die Erfahrungswelt von einem Nullwert, einer »tabula rasa« der frühesten Kindheit aus organisiert, liefert für die prototypische Beeinflußbarkeit des Kindes die psychologischen und physiologischen Grundlagen bis in die Lern- und Verhaltenstheorie unserer Tage. Durch den Sensualismus gewinnen die alten Bilder von der Kindheit auch in ethischer Hinsicht eine neue Bedeutung: ein Tonklumpen, ein Felsblock, ein roher Diamant – unbegrenzte Formbarkeit, die möglichst schon in der widerstandsschwachen frühen Kindheit einsetzen muß. Belehrung, Gewöhnung und Zucht, die alten pädagogischen Kategorien, müssen Erfahrungen bereitstellen und kontrollieren, notfalls arrangieren und nichts dem Zufall überlassen.

Hier wird ein Normensystem vorbereitet, welches den Wert von Kindheit und den Umgang mit Kindheit sicher auch ethisch am nachhaltigsten geprägt hat. Der Glaube, der Mensch sei, was die Erziehung aus ihm mache, sowie die im sensualistischen Konzept in einsichtiger Weise grundgelegte Möglichkeit der Verwirklichung haben in der Folge nicht nur pädagogische, sondern auch allgemein-gesellschaftliche und später wissenschaftliche Kräfte freigesetzt, die den Umgang mit dem Kind in unserer Zeit noch immer bestimmen. In der Überzeugung, daß das Kind das schwächste Glied der Gemeinschaft sei, gewinnen alle Normenideale von Kindheit den problematischen ethischen Doppelaspekt von Verantwortung und Machbarkeit.

Man hat immer gesagt, die Aufklärung habe das Kind in seiner Eigenwertigkeit entdeckt; richtiger scheint mir jedoch, daß das Kind in neuer Weise als potentieller Erwachsener beschrieben wurde – sei es als vernünftiger, rechtschaffener Staatsbürger oder als gesunder und arbeitsfähiger Erwachsener. Nicht von ungefähr tragen die damals – um 1780 – in Fülle entstehenden pädiatrischen Lehrbücher diesen Doppelaspekt schon im Titel – so z. B. »Über die Kunst, unsere Kinder zu gesunden Staatsbürgern zu erziehen«. Das Kind wird zum Epochenthema einer Zeit, in der Wirtschafts-, Populations- und Gesundheitspolitik in ihm das

Unterpfand möglicher gesellschaftlicher Veränderung zu sehen begannen.

Als wenige Jahrzehnte danach ein einschneidender Theorienwandel in allen Wissenschaften die Möglichkeit bot, auch das Kind und seine Phänomene in ihrer sogenannten »Objektivität« zu erfassen, trat ein letzter Charakter- und Motivwandel auch in der medizinischen Beschäftigung mit dem Kind ein. Das Abweichende, so postulierte man jetzt, ist zu erkennen, indem man zuerst das Normale aufsucht und alle übrigen Phänomene daran mißt, klassifiziert und sichert. Das Kind wurde wie alles Lebendige zum Substrat und zum Objekt naturwissenschaftlicher Betrachtung. Ein schlagartig einsetzendes empirisches Sammeln und experimentelles Messen kindlicher physischer und psychischer Daten war auch das primäre Motiv der nunmehr endgültig entstehenden wissenschaftlichen Pädiatrie. Als dann noch Darwins Thesen den Aspekt der Entwicklung ins Grundsätzliche erhoben und überdies postulierten, daß das Durchstehen der Entwicklung ein Kennzeichen höchsten Wertes sei, entstand in der Wissenschaft und der Öffentlichkeit die Vorstellung, Kindheit sei ein im wesentlichen vorhersehbares, rein quantitatives Fortschreiten. Es entstand das für die ethischen Probleme im Umgang mit dem Kind fatale Mißverständnis, daß man schon beim Kleinkind wertfrei und auf naturwissenschaftlicher Grundlage das Grundmuster seiner Entwicklung bestimmen könne, um damit jeden Menschen zu seiner eigenen Vollendung zu führen. Das – nach Nietzsche – nicht fort-, sondern hinauszupflanzende, nach biologischen Reifungsgesetzen sich entwickelnde und nach psycho-physiologischen Normvorstellungen zu erziehende Kind war damit zur größten Gefahr für sich selbst und zur größten Herausforderung für die anderen geworden. Letzteres vor allem deshalb, weil Normensetzungen nicht nur feststellende, sondern auch wertende Parameter für das Abnormale nach sich ziehen. Die nach wie vor auch ethisch problematische Frage, ob denn dieses Kind »normal« sei, sagt daher eher etwas über die Motive und Ängste der Handelnden am Kind aus, als über das Kind selbst.

Leider kann auch die Pädiatrie selbst nicht davon freigesprochen werden, lange Zeit für die Fixierung solcher wertender Normvorstellungen mitgesorgt zu haben. So war für Adalbert Czerny das Kind ein Objekt , dessen Entwicklung im wesentlichen durch Anpassungsvorgänge charakterisiert ist, die der Arzt zu kennen und zu steuern hat. Die Grundzüge des Charakters eines Menschen werden, so lehrte er, bestimmt durch die Erziehung und den Gesundheitszustand. Erziehung heißt hierbei Training des Nervensystems, der Gesundheitszustand wird durch zweckmäßige Ernährung erreicht. Diese Dualisierung des Kindes in Darm und Gehirn, die konsequente Durchsomatisierung der kindlichen Entwicklung hat sich lange Zeit in der Beurteilung des Kindesalters gehalten und – unterstützt durch einen naiven Pawlowismus – verhängnisvoll ausgewirkt. Es gehört zu den Eigentümlichkeiten der deutschsprachigen Pädiatrie, daß der mehr konstitutionsbiologisch und anthropologisch ausgerichtete Ansatz der Pfaundler'schen Schule hierzu immer nur parallel lief, ohne daß sich die beiden Schulen wesentlich durchdrungen hätten. Meinhard v. Pfaundler war es übrigens gewesen, der erst 1923 den alten Bezugspunkt des gesunden Erwachsenen aufgab zugunsten der Forderung, kranke Kinder nur mit gesunden Kindern zu vergleichen.

Noch ein allerletztes Problem muß aus unserer Anamnese abgeleitet werden. Es ist ein eigentümliches Paradoxon, daß sich die Heilkunde am Kind trotz ihres hohen wissenschaftlichen und sozialen Anspruches und trotz ihrer Erfolge auf den Weg einer Aspektwissenschaft vom Kind begeben hat. Die Prädominanz der Naturwissenschaften, die jahrzehntelange Überzeugung, nahezu alle Probleme des Kindesalters über die Morphe oder über die Sinne lösen zu können, hat viele notwendige Aspekte des kranken Kindes in andere Disziplinen abwandern und dort eigengesetzliche Entwicklungen nehmen lassen. Es war für die Erfassung vieler Detailfragen sicher ein Gewinn, daß das Phänomen Kind über längere Zeit der neuesten Geschichte in der Entfaltung der Spezialdisziplinen und damit in der Dissoziation der Probleme aufgegangen ist. Dies brachte jedoch sichtbar den Nachteil, daß man sich um Gewichtungen, Zuordnungen und Begriffe zu streiten begann. Innerhalb der Einzelentwicklung z. B. von Pädiatrie, Kinderpsychiatrie, Psychoanalyse, Heilpädagogik, ganz zu schweigen von einzelnen diagnostischen und therapeutischen Methoden, führte dies zu nur schwer überwindbaren internalisierten Denkformen, die wir als Bürde unserer langen Anamnese mit uns tragen. Gerade das Kind wird immer in der Gefahr stehen, daß man über seinen Kopf und sein Herz hinweg argumentiert, was besonders dann fatal wird, wenn die hieran Beteiligten mit dissonanter Stimme reden.

Das hilfsbedürftige Kind und die ärztlich-ethischen Grundpflichten

Damit bin ich bei dem Versuch angelangt, das bisher Gesagte für die Kennzeichnung elementarer ethischer Probleme im Umgang mit dem Kind miteinander zu verknüpfen.

Das Kind bietet seine Not in besonders verhüllter Form an. Es kommt nicht allein, sondern es wird gebracht und ist damit bereits Gegenstand von Vorüberlegungen der anderen gewesen, seien sie physisch, psychisch oder sozial normativer Art. Die *Grundfigur von Not und Hilfe* entsteht hierbei nicht von selbst; sie ist vorstrukturiert durch ein unkalkulierbares Angebot von Angst oder Vertrauen des Kindes selbst oder seiner Begleitpersonen. Gleichwohl entsteht auch hier das beschriebene Grundmuster der Begegnung zwischen Betroffenen und Helfer; dies erlaubt uns, die grundsätzlichen ethischen Herausforderungen an den oben genannten fünf elementaren Kategorien aufzuzeigen.

Was das *Wohl des Kindes* sei, das es voranzustellen gilt, war Gegenstand zahlreicher rechtlicher und anthropologischer Formulierungsversuche, von denen keiner befriedigt. Zumindest wird immer – je kleiner das Kind ist, um so augenfälliger – jener Bereich offenbleiben müssen, wo das Kind selbst sein Wohl in irgendeiner Weise artikulieren könnte. Wenn wir auch heute wissen, daß Kindheit nicht als linear verlaufende Durchgangs- oder Aufbauphase verstanden werden will, sondern als komplexer Differenzierungsprozeß mit jeweils eigenwertigen Entwicklungsstufen, so fällt es uns nach wie vor schwer, die Charakterisierung des Kindeswohls nicht von der Fähigkeit abhängig zu machen, ungestört erwachsen zu werden, bzw. in ihm eine Akkumulation altersentsprechender Durchschnittswerte zu sehen. In der angelsächsischen Literatur der letzten Jahre war eine lange Diskussion zu verzeichnen, ob sich das Kindeswohl in sich, entsprechend den Entwicklungsstufen oder vom Wohl des Erwachsenen grundsätzlich unterscheidet. Es wurden zwei Verhaltensweisen konstatiert, die für die Handhabung ethischer Probleme als typisch angesehen wurden. Viele sehen eine deutliche Differenzierung in ihrer Einstellung, beginnend mit der Konzeption und endend an irgendeinem undefinierbaren Punkt des älteren Kindesalters. Der noch nicht wahrgenommene Embryo erhält dabei eine grundsätzlich andere Wertung als der fühlbare, aber noch nicht sichtbare Fötus; das präsente Neugeborene unterscheidet sich dann in seiner Herausforderung deutlich vom Ungeborenen, aber auch wiederum vom älteren Kind. Erst mit 6 Monaten bis 1 Jahr habe das Kind einen Status der Anerkennung erreicht, den es die weitere Kindheit hindurch nicht mehr wesentlich verändere.

Andere bestehen wiederum darauf, daß das Wohl aller menschlichen Wesen in fundamentaler Weise gleich sei und unabhängig vom Stadium ihrer Entwicklung gesehen werden müsse. Für diese Gruppe dominiert daher nicht eine am Entwicklungsstand orientierte Differenzierung des Kindeswohles, wohl aber die in diesem Falle ebenfalls ungelöste Frage, wer letztlich das Kindeswohl verbindlich bestimmt und die entsprechenden Entscheidungen trifft. Da dies das Kind nicht selbst kann, ist immer mindestens ein drittes Element im Spiele, seien es die Eltern, der Arzt oder ein anderer Vertreter irgendeiner Gruppe. Damit ist nicht zu vermeiden, daß bei der Festsetzung des Kindeswohles in jedem Falle fremdbestimmende Entscheidungen mit den dazugehörigen Wertsystemen einfließen; es muß daher schon hier festgestellt werden, daß die Grundsituation mit nahezu unüberwindlichen, in keinem Falle aber objektivierbaren ethischen Konflikten ausgestattet ist. Es ist angesichts dieser Situation nach Meinung vieler Autoren unausweichlich, daß selbst die sorgsamste Entscheidung im Hinblick auf das Kindeswohl zwangsläufig ethisch unscharf bleiben muß.

Das Leben erhalten, jene zweite fundamentale Kategorie der medizinischen Ethik, hat wohl deshalb ihren Stellenwert erhalten, weil ohne diese Prämisse kein Hilfesuchender die geforderte Vertrauensvorgabe an den Helfenden leisten könnte. Nun beginnt unverwechselbares und unwiederholbares Leben zweifellos mit der Verschmelzung zweier haploider Chromosomensätze, weswegen bereits das ungeborene Kind eine Fülle ethischer Dilemmata anbietet. Nicht von ungefähr kulminieren gerade hier die spannungsreichsten Auseinandersetzungen seit der Antike; die Spannbreite, aber auch die Unsicherheit in der gegenwärtigen ethischen Situation erhellt in typischer Weise die Schilderung eines Studenten, der an einer deutschen Universität vom Genetiker belehrt wurde, eine durch Amniocentese festgestellte Trisomie sei durch Abbruch der Schwangerschaft zu »beheben«, und der wenige Wochen später bei einer Famulatur in Irland erfuhr, Amniocentesen würden in diesem Lande nicht durchgeführt, da sie keine Konsequenzen hätten.

Weiterhin sei erinnert an die Tatsache, daß seit dem 19. Jahrhundert der medizinische Fortschritt jeder Art u. a. an der Senkung der Säuglings-und Kindersterblichkeit gemessen wurde. Die frühere Fatalität des Kindersterbens wich einem Kampf um jedes Kinderleben, was vor allem in der Frühgeborenenproblematik, bei bestimmten Formen der Abwehr von Infektionskrankheiten, besonders aber in der Onkologie und bei den multiplen Mißbildungen zu erheblichen ethischen Konflikten geführt hat. Die Diskussion um das Verhältnis von quality of life zu sancity of life befindet sich derzeit auf einem hier nicht zu referierenden Höhepunkt – das Leben eines Kindes zu erhalten, hat jedoch schon aus den geschilderten traditionellen Haltungen heraus eine immer auch irrationale Dimension, die aus der scheinbaren Unvollendetheit des kindlichen Lebens resultiert.

Dem Kind nicht zu schaden, wäre als Forderung eine ethische Selbstverständlichkeit, wenn nicht bereits angesichts unserer therapeutischen Möglichkeiten die Formel relativiert werden müßte in »mehr nützen als schaden«. Hier ist das Kind wohl auch am meisten ausgeliefert, denn das Gebot der Herstellung eines Konsenses zwischen Arzt und Patient, neuerdings »informed consent« genannt, muß zwangsläufig versagen. Auch der Versuch, dies kindgemäßer als »proxy consent« zu formulieren, täuscht nur wenig über die Realität hinweg, daß es nicht das Kind ist, welches bewußt das Schadensrisiko zumindest mitträgt. Inwieweit es andererseits sittlich gerechtfertigt ist, für einen anderen ein Risiko einzugehen und sei man auch der nächste Angehörige, prägt die gesamte therapeutische Situation in der Pädiatrie. Hier kombinieren sich häufig Unwissen und Angst mit dem Wunsch, in jedem Falle das Beste für das Kind zu tun bzw. tun zu lassen. Was dieses »Beste« ist, läuft beim Kind am ehesten Gefahr, in Apgar-Werten, Milligramm-Prozenten oder Intelligenzquotienten ausgedrückt zu werden, unbeschadet der Frage, ob damit die Kategorien gut oder schlecht für die jetzige und weitere Existenz des Kindes überhaupt getroffen sind. Das nil nocere bleibt damit unter allen ethischen Grundkonflikten im Falle des Kindes der wohl am schwierigsten zu ertragende, weil zwar möglicherweise die wissenschaftlichen Kriterien des Machbaren erfaßt werden können, kaum aber die ethischen Grenzen des Zumutbaren.

Die beiden letzten Leitkonstanten einer medizinischen Ethik am Kinde können abschließend gemeinsam genannt werden. *Die Würde eines Menschen achten* zu können, der sich in freiwillige Abhängigkeit begeben hat, setzt voraus, daß man *selber vertrauenswürdig* ist. Hier müssen wir erneut von der Grundsituation ausgehen und feststellen, daß jegliches medizinische Handeln und Verhalten der Pflicht zur qualitativen und sittlichen Rechtfertigung unterliegt, weil es aus dem Auftrag abzuleiten ist, den der Patient an die Medizin heranträgt. Die qualitative Rechtfertigung geschieht durch den Standard und die Anerkennung der Berufsausübung, die sittliche Rechtfertigung liegt in der Erfüllung der Erwartungen im Hinblick auf das Wohl des Patienten. Damit gehört es in erheblichem Maße zur Vertrauenswürdigkeit des Arztes, in entsprechender Weise über die notwendigen Kenntnisse und Fähigkeiten zu verfügen; im Falle des Kindes ist dies – und besonders im Rahmen der Ausbildung in unserem Lande – eine noch wenig reflektierte Utopie.

Kinder begegnen nicht nur dem Pädiater, sondern jedem Arzt; keiner hat dies jedoch systematisch erfahren und erprobt. Daher beginnt der Vertrauensbruch häufig bereits im Bereich der Alltagsethik, bei der Art und Weise, wie das Kind begrüßt wird oder wie ein Rachen inspiziert wird. Die Heilkunde am Kind – damit meine ich nicht nur die Pädiatrie als Spezialfach – ist ein Mikrokosmos medizinischen Wissens und Könnens, der sich quer durch alle Disziplinen zieht. Als wehrlosestes Glied der Gemeinschaft ist das Kind gerade im System der Heilkunde einer Aufsplitterung von Kompetenzen ausgeliefert, deren jeweilige partielle Zuständigkeit den Aufbau eines ganzheitlichen Vertrauens geradezu verhindert. Es wäre daher für das Problem der Vertrauenswürdigkeit zu wünschen, daß jeder Heilberuf nach seiner Ausbildung in der Lage sein sollte, in der für ihn spezifischen Berufssituation kindgerecht mit Kindern umgehen zu können.

Dazu gehört letztlich – und nur dies meint die Achtung der Würde auch eines Kindes – die Überzeugung, daß medizinische Ethik die Wahrung einer Haltung bedeutet gegenüber den überantworteten Fundamentalwerten Leben und Gesundheit und dem anthropologischen Anspruch von Not, Leid, Konflikt, Schmerz und Sterblichkeit.

Literatur

Fost, N. C.: Children and biomedicine. In: Warren T. Reich (ed.): Encyclopedia of Bioethics; pp. 150–156. New-York–London 1978.

Hemphill, J. M., J. Freeman: Infants. Medical aspects and ethical dilemmas. In: Encyclopedia of Bioethics l. c., pp. 717–724.

Raspe, H. H.: Kinderärzte als Erzieher. Med. Diss., Freiburg 1973.

Reich, W. T., D. E. Ost: Infants. Ethical Perspectives on the care of infants. In: Encyclopedia of Bioethics, l. c., pp. 724–735.

Seidler, E.: Der Umgang mit dem Kind. Probleme der Tradition. Arzt und Christ (1976) 129–145.

Seidler, E.: Ethik. In: Seidler (Hrsg.): Wörterbuch medizinischer Grundbegriffe. Herderbücherei, Bd. 706, S. 76–84. Freiburg 1979.

Seidler, E.: Kindheit und Jugend. l. c., S. 153–158.

Swinyard, Ch. A. (ed.): Decision making and the defective newborn. Springfield/Ill. 1978.

Weizsäcker, V. von: Der Gestaltkreis, 3. Aufl. Stuttgart 1947.

Winnicott, D. W.: Kind, Familie, Umwelt. München–Basel 1979.

Diskussion

Referenten: Enders und Olbing

In der Grundfigur »Not und Hilfe« hat notwendigerweise die Pflicht zu praktischem Handeln des Arztes Vorrang vor seinen persönlichen Überzeugungen. Unabhängig davon, welcher Weg zur Hilfe auf Grund von Unterschieden in Wissen und Können als optimal angesehen wird, empfinden helfende Ärzte die gleiche Pflicht zu helfen. Daraus ergibt sich Zuwendung zum Kranken und der Versuch, die Not zu wenden (Böckle).

Ärztliches Handeln zwingt nicht selten zu Entscheidungen zwischen zwei Übeln und zur Abwägung verschiedener konkurrierender Güter. Zu den Aufgaben des Arztes gehört es auch, ein derartiges Dilemma zu ertragen (Schadewaldt, Böckle).

Nicht für den einzelnen Arzt, wohl aber für die Ärzte als Stand besteht eine Pflicht zur Forschung (Böckle).

Fragen zur Ethik humangenetischer Forschung

Widukind Lenz

Die folgenden Fragen werde ich *nicht* diskutieren:
Was darf der Humangenetiker erforschen?
Welche Anwendungen seiner Forschung darf der Humangenetiker empfehlen?
Welche Ergebnisse seiner Forschung darf der Humangenetiker anwenden?

Diese Fragen lassen sich auf Grund der Rechtslage oder auf Grund einer ethischen Position, aber nicht »wissenschaftlich« beantworten. Da ich mir hier weder juristische noch ethische Kompetenz anmaßen will, muß ich eine Antwort auf diese Fragen schuldig bleiben.

Vorausgeschickt sei eine Abgrenzung des Begriffs »Humangenetik«. Künstliche Befruchtung innerhalb oder außerhalb des weiblichen Organismus, Euthanasie vor oder nach der Geburt, Versuche, fehlende genetische Information in Zellen des menschlichen Organismus einzubringen, sind keine humangenetischen, allenfalls geburtshilfliche oder pharmakologische, jedenfalls ärztliche Probleme. Die verbreitete Bezeichnung »genetische« Indikation für einen Schwangerschaftsabbruch ist irreführend. In Wahrheit ergibt sich die Indikation nicht daraus, ob eine Fehlbildung genetisch ist oder nicht, sondern aus der Schwere der phänotypischen Schädigung. Die Indikation ist eine Frage der Humanität. Ist es im gegebenen Fall menschlicher, ein schwer fehlgebildetes Kind austragen zu lassen oder es zu töten und damit der Mutter die Chance für ein gesundes Kind zu geben? Sogenannte eugenische Gesichtspunkte spielen bei dieser Frage keine Rolle, da eine Unterbrechung nur in Betracht gezogen wird, wenn mit weiterer Fortpflanzung des geschädigten Kindes ohnehin nicht gerechnet zu werden braucht.

In der humangenetischen Literatur und auf den humangenetischen Kongressen der letzten Jahre, die ich überblicke, sind mir kontroverse oder fragwürdige ethische Probleme humangenetischer Natur kaum je begegnet, ganz im Gegensatz zu »populärwissenschaftlichen« Darstellungen, denen nicht selten die Sensation mehr am Herzen zu liegen scheint als der Wunsch, den Menschen zu helfen, oder die Suche nach Wahrheit. Die einzige Ausnahme, die mir als Mitherausgeber der Zeitschrift »Human Genetics« seit 1976 in Erinnerung ist, sind eingesandte Manuskripte, in denen Methoden zur pränatalen Diagnose von Krankheiten (adrenogenitales Syndrom, testikuläre Feminisierung, Galaktosämie) dargestellt wurden, die mit weitgehend normaler geistiger und körperlicher Entwicklung vereinbar sind. Diese Manuskripte wurden von den Herausgebern abgelehnt. Dies war natürlich keine wissenschaftliche, sondern eine ethische Entscheidung.

Die Fragen, die ich anschneiden will, aber nicht lösen kann, sind also beschränkt auf den Gesichtskreis des Wissenschaftlers. Es sind im wesentlichen 4 Fragen:

1. Welche ethischen Voraussetzungen hat die Wissenschaft?
2. Welche Konflikte ergeben sich daraus, daß religiöse ethische Lehren ihre Grenzen überschreiten und unbewiesene Behauptungen über Tatsachen aufstellen, die wissenschaftlich überprüfbar sind?
3. Welche Konsequenzen hat es, wenn ethisches Verhalten und ethische Urteile wissenschaftlich analysiert und erklärt werden?
4. Welche pragmatischen Konsequenzen haben wissenschaftliche Erkenntnisse auf dem Gebiet der Humangenetik, wenn man bestimmte Wertungen, etwa die, daß Gesundheit wünschenswert, Krankheit unerwünscht sei, voraussetzt, oder die, daß die in einem bestimmten Zeitpunkt lebenden Menschen nicht nur für sich selbst, sondern auch für ihre Nachkommen verantwortlich sind?

Ethische Voraussetzungen der Wissenschaft

ad 1. Man sagt, daß wissenschaftliche Forschung zwei Voraussetzungen habe: Freiheit und Wahrhaftigkeit.

Freiheit und Wahrhaftigkeit des Forschers wie jedes Bürgers werden jedoch durch Tabus, Gesetze, wirtschaftliche Bedingungen und politische Entscheidungen eingeschränkt. Die meisten Forscher scheinen diese Freiheitsbeschränkung zwar gelegentlich an störenden Einzelheiten, wie Etatfragen, Förderung aus Drittmitteln oder Angriffen von Journalisten oder Studenten, zu empfinden, nicht jedoch als grundsätzliches Problem zu sehen. Sie halten sich für frei, weil sie sich den herrschenden Tabus und den Gesetzen und Regeln der Forschungsförderung soweit angepaßt haben, daß sie sich innerlich damit identifizieren. Wäre es anders, so würde die Gesellschaft sie nicht forschen lassen. Sie verhalten sich ethisch, wenn ethisches als gesellschaftlich gebilligtes Verhalten aufgefaßt wird.

Grenzüberschreitungen

ad 2. Ein Konflikt entsteht für den Wissenschaftler, wenn der Fortschritt der Erkenntnis die Grundlagen der herrschenden Wertvorstellungen erschüttert. Hier stellt sich die erste Wertfrage:
Darf der Wissenschaftler Ergebnisse publizieren, die vermeintliche Begründungen allgemein akzeptierter Werte radikal in Frage stellen?

Wenn unsere Werte tatsächlich eine metaphysische, wissenschaftlicher Forschung nicht zugängliche Begründung hätten, so wäre diese Frage überflüssig. Dann könnte nämlich keine wissenschaftliche Erkenntnis die Werte erschüttern. Tatsächlich aber beschränken sich die meisten Ethiken nicht auf sogenannte transzendentale Begründungen, sondern sie machen wissenschaftsähnliche Aussagen über die Ätiologie des Bösen, die ethische Konsequenzen haben. Die traditionelle jüdische und christliche Lehre sah in Leid, Krankheit und Tod die Folgen der Sünde, wobei unter Sünde ein Verstoß gegen Gottes Gebote zu verstehen ist. Der moderne Mensch ist meist bewußt oder uneingestandenermaßen überzeugt, daß diese ätiologische Hypothese über den Ursprung des Bösen nicht nur falsifizierbar, sondern widerlegt ist, und zwar durch naturwissenschaftlich-medizinische und soziologische Untersuchungen über die Bedingungen von Krankheit und Tod. Wer an der alten ätiologischen Hypothese festhält, nimmt sie kaum noch wörtlich ernst, sie ist vage bis zur Inhaltslosigkeit geworden. Darf der Wissenschaftler solche Fragen stellen und solche Antworten geben?

Diese Frage zu stellen heißt, sie zu bejahen, weil Wahrhaftigkeit nicht nur eine Grundvoraussetzung der Wissenschaft, sondern jeden Vertrauens, eine Bedingung allen menschlichen Zusammenlebens ist.

Wahrhaftigkeit ist mit der Würde des Menschen besser vereinbar als Verschweigen oder Belügen. Es ist besser, daß die Menschen über die genetischen und sozialen Grundlagen ihrer Existenz, über ihre stammesgeschichtliche Entwicklung und über die Entwicklung und soziale Bedingtheit ihres individuellen Verhaltens aufgeklärt werden, obwohl Konflikte mit überlieferten christlichen und marxistischen Mythen dabei nicht zu vermeiden sind. Ethik kann sich nicht von wissenschaftlicher Erfahrung abkapseln.

Analyse ethischer Urteile und ethischen Verhaltens

ad 3. Auch wenn man einräumt, daß pseudowissenschaftliche Begründungen von Werten hinterfragt werden dürfen, ja sollen, so heißt das noch nicht, daß die Wissenschaft die Ethik selbst in Frage stellen soll. Für die Wissenschaft stellt sich noch die weitere Frage: Wodurch sind die Verhaltensweisen bedingt, die wir gut oder böse nennen, und wie entsteht unser Urteil, mit dem wir eine Tat oder Unterlassung gut, eine andere böse nennen? Eine Teilantwort gibt die soziologische Analyse der gesellschaftlichen Bedingungen, wie sie in plakativer Übertreibung Nietzsche in der Gegenüberstellung von Herren- und Sklavenmoral versucht hat, oder, mit entgegengesetzt moralisierenden Vorzeichen, die vulgärmarxistische Ableitung der Werte aus dem Klassenkampf.

Umfassender und mehr in die Tiefe dringend scheint mir aber der Versuch der Verhaltensforschung zu sein, die Entstehung ethischen Verhaltens und ethischer Wertungen zu verstehen. »Das sogenannte Böse« von Konrad Lorenz mag in Einzelheiten diskutabel sein, die Grundkonzeption bleibt aber gültig. Darwins Buch »The Expression of the Emotions in Man and Animals« (1872) ist ein Schlüssel zum Verständnis der interindividuellen Regulierung sozialen Verhaltens, die wir Moral nennen. Durch Emotionen und deren Ausdruck beeinflussen wir das Verhalten unserer mitmenschlichen Umwelt weitgehend instinktiv in dem von uns gewünschten Sinne. Die Emotionen haben ihren biologischen Sinn nicht in der Regulierung des intraindividuellen psychischen Haushalts, wie oft vermutet wurde, sondern im wesentlichen im interindividuellen, gesellschaftlichen Bereich. Auf freundliches Lächeln, Stirnrunzeln, Drohgebärden, Zorn und Wut oder Loben und Schimpfen reagieren wir adäquat. Positive und negative Verstärkung von Verhaltensweisen erfolgen mehr auf diese subtile, natürliche Weise durch adaptives Wechselspiel von Emotionen und Ausdruck, die nicht streng voneinander getrennt werden können, als durch überlegte Strafen oder Belohnungen. Emotionen sind wirksam, oft wirksamer als rationelle Überlegungen. Eine übelnehmende Mutter ist für die Kinder schwerer zu ertragen als der kurze Schmerz einer aus Erregung entspringenden Strafe, die meist den negativen Affekt der Mutter auslöscht. Darum ziehen Kinder nicht selten eine Strafe der permanenten Übelnehmerei vor, eine rationell, affektlos ausgeteilte Strafe verfehlt ihr Ziel. Eigentümlicherweise hat das Gottesbild des Alten Testaments diese menschlichen, ja schon vormenschlichen Züge angenommen. Gott ist hier der emotionelle, zornige, übelnehmende, nur bei blinder Unterwerfung gnädige Regulator menschlichen Verhaltens, offensichtlich geschaffen nach dem Bilde des Menschen, was noch klarer dadurch zutage tritt, daß er wie irgendein Mensch auf Lob versessen ist und Tadel nicht ertragen kann.

Prognostische Konsequenzen der wissenschaftlichen Forschung

ad 4. Die vierte Frage ist eher praktischer Natur: Darf der Forscher Ergebnisse publizieren, wenn er erkennt, daß sie zum Schaden der Menschen angewandt werden können oder soll er sie verheimlichen? Ein wissenschaftliches Ergebnis selbst ist weder gut noch böse. Fast jede wissenschaftliche Erkenntnis kann zum Guten oder Bösen verwandt werden, das gilt aber genauso für nichtwissenschaftliche Gegenstände, Vorstellungen oder Institutionen.

Sollten wir Prometheus wegen der Erfindung des Feuers verdammen, weil man Feuer dazu benutzen kann, Menschen bei lebendigem Leibe zu verbrennen? Sollten wir eine Metallwarenfabrik für mitverantwortlich erklären, wenn ein Mörder mit dem Messer Menschen umbringt?

Die Beispiele ließen sich beliebig vervielfachen. Offenbar wäre es widersinnig, der Forschung die Entwicklung potentiell wertvoller Mittel zu verbieten, nur weil diese Mittel auch zu bösen Zwecken benutzt werden können.

Niemand kann freilich durch wissenschaftliche Methoden feststellen, welche Anwendung gut und welche böse ist. Der Wissenschaftler kann aber unter Umständen klarer die Konsequenzen voraussehen, die unser

Handeln hat, und damit eine wesentliche Voraussetzung für ethische Entscheidungen liefern.

Viele Verhaltensweisen, die wir als eindeutig böse empfinden, wie die Ketzer- und Hexenverfolgungen der Vergangenheit, die Greuel von Revolutionen oder von ihrer Unterdrückung, die systematische Liquidation vermeintlicher oder wirklicher Gegner, scheinen mehr durch Mangel an Kenntnis und Verständnis der Ursachen gegenwärtigen Unglücks und durch wunschbestimmte Verkennung der Folgen des eigenen Tuns erklärbar zu sein, als durch bewußte Bosheit. Besonders verderblich scheint in der Geschichte die Verbindung unkontrollierter Macht mit dem unerschütterlichen Glauben an das eigene Recht und an die Bosheit des Gegners zu sein. Wissenschaft als immer lebendige Verpflichtung zum Zweifel kann hier nur heilsam sein. Wissenschaftsgläubigkeit ist freilich nicht hilfreich, sie entspricht nicht der Haltung des Wissenschaftlers, ja sie ist mit kritischer Wissenschaft nicht zu vereinbaren. Die Heilslehren des Marxismus, des Freudianismus, der frühen Eugenik, glaubten durch ihre Erkenntnis des Menschen und der Gesellschaft die Welt zum Besseren verändern zu können, da sie beanspruchten, die Ursachen der meisten Übel zu verstehen. Dies war nur möglich, weil sich aus wissenschaftlichen Denkansätzen religiöse wunschbestimmte Systeme entwickelt hatten, die nicht Kritik, sondern Glauben verlangten. Nur sollten wir deshalb Marx, Freud und Galton nicht mit dem Bade ausschütten. Jeder von ihnen hat, was unter dem Wust ihrer vielen offenkundigen Irrtümer leicht übersehen wird, wertvolle Stücke zur Erkenntnis beigetragen. Aber jede einzelne Erkenntnis muß immer wieder kritisch auf ihre Grundlagen untersucht, diskutiert und an den Folgen ihrer Anwendung geprüft werden.

Wenn es richtig ist, daß vieles Böse durch Unverständnis und Irrtum entsteht, und dies erscheint offensichtlich, dann sind der Wille zur objektiven Wahrheit, die Bereitschaft zur offenen Diskussion, kurz, der Geist der Wissenschaft, zwar noch keine Garantie für gutes Verhalten, aber doch ein Schutz vor manchen der bösesten Dinge. Es ist charakteristisch, daß gerade die unmenschlichsten Handlungen unter strengster Geheimhaltung stattfanden. Sie scheuen das Licht der Öffentlichkeit. Offene Diskussion ist eine der wirksamsten Verhütungsmaßnahmen.

Wenn man in Ethik weniger das verbale Bekenntnis der eigenen Gesinnung als vielmehr die Annahme verantwortlicher Entscheidungen sieht, und diese mehr pragmatische Auffassung liegt dem Wissenschaftler näher, dann ist nicht nur die Kenntnis wissenschaftlicher Ergebnisse eine Hilfe bei ethischen Entscheidungen, sondern die Unkenntnis der Ergebnisse der Wissenschaft ist mit konkreter Verantwortung in wichtigen Lebensfragen unvereinbar. Die Konsequenzen unserer Wertsysteme und unseres Verhaltens für die körperliche und seelische Gesundheit, für die Leistungs- und Glücksfähigkeit unserer Kinder und der kommenden Generationen sind ein würdiger Gegenstand humangenetischer Forschung und Aufklärung. Hier gibt es eine Fülle drängender Fragen: Welche Folgen hat die Anwendung von Kernenergie und Röntgenstrahlen, die Verbreitung von Medikamenten, von Insektiziden und Pestiziden für die genetische Gesundheit? Wie beeinflussen bewußte Familienplanung, genetische Beratung, Zeugungs- und Gebäralter die genetische Qualität der kommenden Generationen? Welche Folgen hat die radikale Veränderung der Auslesebedingungen, das Absinken der Sterblichkeit, das häufigere Heiraten von Kranken für die Zukunft? Hier kann die Humangenetik einen bescheidenen, aber konkreten Beitrag zur Erkenntnis und damit zu praktischen Fragen der Ethik leisten.

Literatur

Birch, Ch., P. Albrecht (eds.): Genetics and the Quality of Life. Pergamon Press, Potts Point (Australia) 1975.

Hilton, B., D. Callahan, M. Harris, P. Condliffe, B. Berkley (eds.): Ethical issues in human genetics. Genetic Counseling and the Use of Genetic Knowledge. Plenum Press, New York–London 1973.

Vogel, F., A. G. Motulsky: Human Genetics. Problems and Approaches. Springer, Berlin–Heidelberg–New York 1979.

Diskussion

Referenten: Enders und Olbing

Das Gewissen ist weitgehend sozial geprägt. Aus dem Zusammenleben entstehen Auffassungen und Normen, die wir als die eigenen übernehmen und werten (Lenz).

Das Gewissen weist vor allem die folgenden zwei Aspekte auf: Unbedingtes Beanspruchtsein (Urgewissen: »Hier kann ich nicht anders, ich verlöre sonst meine Identität«) und persönliche Wertetafel, die durch Erziehung und Erfahrung aufgebaut wird.

Im Wechselspiel von Urgewissen und persönlicher, weitgehend umweltgeprägter Wertetafel ergibt sich die Fähigkeit, in konkreten Situationen zu urteilen und das richtig Erkannte auch zu tun (Böckle).

Der Forscher ist nicht nur berechtigt, sondern sogar verpflichtet, unabhängig von überlieferten Auffassungen und Überzeugungen zu forschen und seine Ergebnisse zu veröffentlichen (Böckle).

II Schwangerschaftsabbruch

Schwangerschaftsabbruch im Ausland

Ein rechtsvergleichender Überblick

Albin Eser

Bei Straftatbeständen, die derart weltanschaulich mitbeeinflußt sind, wie dies beim Schwangerschaftsabbruch der Fall ist, besteht leicht die Gefahr der Verabsolutierung des eigenen Standpunktes: Während sich die Anhänger eines strikten Abtreibungsverbots dem Vorwurf unerbittlicher Härte gegenüber berechtigten Belangen der Schwangeren ausgesetzt sehen, müssen sich die Verfechter einer Legalisierung des Schwangerschaftsabbruchs die Beschuldigung gefallen lassen, den Eigenwert des ungeborenen Lebens nicht hinreichend zu respektieren. Wie schwierig es jedoch tatsächlich ist, die richtige Mitte zwischen ernstzunehmendem Lebensschutz einerseits und der Respektierung des Selbstbestimmungsinteresses der Schwangeren andererseits zu finden, könnte kaum besser belegt werden als durch die weltweite Rechtszersplitterung, die gegenwärtig bei der Behandlung des Schwangerschaftsabbruchs zu beobachten ist. Dies in groben Zügen zu zeigen, ist eines der Ziele dieser rechtsvergleichenden Übersicht.

Da es dabei in erster Linie auf Hervorhebung charakteristischer Grundunterschiede ankommt, ist in dieser Übersicht selbst auf solche Details verzichtet, die an sich zur Gesamtbeurteilung der Rechtslage eines Landes unentbehrlich wären. Deshalb will dieser Überblick keinesfalls den Anspruch erheben, über das Schwangerschaftsabbruchsrecht der einzelnen Länder mit letzter Präzision Aufschluß zu geben; denn dazu müßte man – über die hier erfaßte Gesetzeslage hinaus – auch noch die Interpretation durch die Rechtslehre und die Handhabung durch die

Gerichtspraxis miteinbeziehen. Zudem bleibt zu beachten, daß die Reform des Abtreibungsrechts in vielen Ländern noch im Fluß ist (so insbesondere in den Niederlanden und in der Schweiz), so daß es sich hier nur um eine »Momentaufnahme« beim Stande von Februar 1981 handeln kann.

Auch möchten die nachfolgenden Erläuterungen keinesfalls als Gesamtdarstellung verstanden sein, sondern lediglich als Verständnishilfe zum nachfolgenden schematischen Überblick.

Zur Konzeption der schematischen Übersicht

Das Schema ist so angelegt, daß auf der *Horizontalen* die fünf wichtigsten der gegenwärtig vertretenen *Grundmodelle* strafrechtlicher Regelung des Schwangerschaftsabbruchs erfaßt sind (Spalte A bis E).

Auf der *Vertikalen* werden zunächst die *Länder* (mit den im internationalen Verkehr üblichen Abkürzungen) genannt, in denen das jeweilige Grundmodell vertreten wird (Sp. 1), wobei jedoch im wesentlichen nur die westlichen Länder erfaßt sind, während die DDR gleichsam stellvertretend für die weitgehend ähnlichen Schwangerschaftsabbruchsregelungen der übrigen sozialistischen Länder steht.

Ferner werden auf der Vertikalen weitere Zusatzinformationen gegeben, die für die Einzelgestaltung wesentlich sein können:
- so die Frage nach dem Erfordernis einer *formellen Indikationsfeststellung* (Sp. 2),
- die Notwendigkeit einer *Beratung* (Sp. 3),
- das Einhalten einer *Bedenkzeit* zwischen Beratung und Abbruch (Sp. 4),
- das etwaige Erfordernis der Durchführung in einem *Krankenhaus* oder in einer sonstigen zugelassenen Einrichtung (Sp. 5),
- die Zubilligung von versicherungsrechtlichem *Kostenersatz* für den Schwangerschaftsabbruch (Sp. 6),
- das ausdrücklich eingeräumte *Weigerungsrecht* (Sp. 7),
- ein etwaiges *»Recht«* der Schwangeren auf Abbruch (Sp. 8) und nicht bloße Straffreistellung.
- Schließlich wird noch kurz auf die tatsächliche *Praxis* hingewiesen (Sp. 9), soweit dazu überhaupt verläßliche Informationen erhältlich sind.

Dieser Vorbehalt möglicher Korrektur- und *Ergänzungsbedürftigkeit* ist im Grunde für den gesamten Überblick zu machen, fehlt es doch bis-

Grundmodelle	A striktes Verbot	B enge Indikation	C weite Indikation	D 3-Monats-Frist	E 6-Monats-Frist
1 Länder	E, P, IRL	med. Ind. CH B, N_ (rechtf. Notstand)	12.W. 22.W. med.-soz. Ind. eugen. Ind. krim. Ind. soz. Ind. D ähnl. L, SF, GB (bis 24. W.)	ärztl. frei 12. W. med. Ind. eugen. Ind. A, DK, I, N, S/DDR F (bis 10. W.)	total frei 12.W. ärztl. frei 24.W. med. Ind. USA
2 Formelle Indikations-Feststellung	—	- cnderer Arzt: CH	- jeder Arzt: L, GB - anderer Arzt: D, SF	- keine: A - 2 Ärzte: nach 10. W.: F nach 12. W.: N	- nach 24. W.
3 Beratung	—	—	- nur ärztlich: L - ärztlich + sozial: D, SF	- nur ärztlich: A - ärztl. + soz. fak.: DK, I, S - ärztl. + soz. oblig.: F	—

4 Karenz	—	—	- 3 Tage : D - 7 Tage : L	- 7 Tage : F, I	—
5 Krankenhaus Ambulant	—	- jeder Arzt : B, NL - "potent." Arzt : CH	- zugelass. Einrichtung : D, GB, L, SF	- jeder Arzt : A - zugelass. Einrichtung : DDR DK, F, S, N (ab 12.W.)	- zugelass. Einrichtung : ab 12. W.
6 Kostenersatz	—	- generell : CH	- generell : D, GB, L	- generell : DDR, DK, N, S - nur med. Ind. : A - kein Ersatz, aber fix : F	- med. Indikation
7 Weigerungsrecht	Weigerungspflicht	—	- generell : D, L - aus Gewissen : GB	- generell : A, F - aus Gewissen : I	—
8 "Recht" auf Abbruch	—	—	—	- Antragsrecht : DK	- "right of privacy"
9 Praxis	- hohe Illegalität : E, P	- Nichtverfolgung : NL, B - Kantonsverschieden : CH	- nahezu unbeschränkt : GB - hohe soz.-Ind.-Quote : D	- weitgehend : DK, S - zurückhaltend : A, F - "Nord-Süd-Gefälle" : I	- "Stadt-Land-Gefälle"

lang noch an einer zuverlässigen und umfassenden rechtsvergleichenden Gesamtdarstellung des ausländischen Schwangerschaftsabbruchsrechts.

Grundmodelle

Bereits die Differenzierung zwischen verschiedenen »Grundmodellen« ist nicht unproblematisch, da es fließende Übergänge gibt. Immerhin lassen sich im wesentlichen *drei Grundkonzeptionen* feststellen:

- Beginnend mit dem *strikten Abtreibungsverbot* ohne Zulassung irgendwelcher Ausnahmen (Sp. A),
- sodann aufgelockert durch Zulassung des Schwangerschaftsabbruchs bei bestimmten *Indikationen,* wobei teils eine *enge* (Sp. B), teils eine *weite* Indikation (Sp. C) eingeräumt wird,
- bis hin zur *fristmäßigen Freistellung* des Schwangerschaftsabbruchs, wobei die Abbruchsfrist überwiegend auf *3 Monate* beschränkt ist (Sp. D), gelegentlich aber auch bis zu *6 Monaten* reichen kann (Sp. E).

Striktes Abtreibungsverbot (Sp. A)

Eine solche ausnahmslose Strafbarkeit des Schwangerschaftsabbruchs, wie sie ursprünglich auch dem deutschen Reichsstrafgesetzbuch von 1871 zugrunde lag, gilt innerhalb der westlichen Hemisphäre heute praktisch nur noch in Spanien, Portugal und Irland (Sp. A1). Da das Gesetz dabei keinerlei Ausnahmen zuläßt, ist konsequenterweise bei den sonstigen Gestaltungsfaktoren (Sp. A2 bis A8) Fehlanzeige zu vermelden, wobei das dem Arzt bei den Indikations- und Fristenmodellen eingeräumte Weigerungs*recht* (vgl. etwa Sp. C7, D7) hier selbstverständlich sogar eine Weigerungs*pflicht* ist.

Trotz dieses strengen Verbots kann jedoch auch bei diesen Ländern kein Zweifel sein, daß in der *Praxis* die Dunkelziffer illegaler Abbrüche recht hoch ist, wobei lediglich Irland wegen seiner Insellage etwas zurückstehen dürfte (Sp. A9).

Enges Indikationsmodell (Sp. B)

Zwar ausnahmsweise zulässig, aber beschränkt auf eine »enge« Indikation, ist das materielle Recht in der Schweiz sowie in Belgien und in den

Niederlanden (Sp. B1). Dabei ergibt sich in der Schweiz die Zulässigkeit einer *medizinischen Indikation* bereits aus den speziellen Abtreibungsbestimmungen, während in Belgien und in den Niederlanden auf den allgemeinen rechtfertigenden Notstand zurückgegriffen wird, ähnlich wie dies in Deutschland auf Grund der Reichsgerichtsentscheidung von 1927 zum »übergesetzlichen Notstand« geschehen war.

In der Schweiz muß das Vorliegen einer Indikation durch einen anderen, kantonal dazu ermächtigten Arzt *festgestellt* werden (Sp. B2), während in Belgien und in den Niederlanden entsprechende Vorschriften fehlen. Gleiches gilt für den Abbruch im *Krankenhaus* bzw. in einer Privatpraxis (Sp. B5). *Kostenerstattung* erfolgt generell in der Schweiz (Sp. B6).

Freilich: In krassem Gegensatz zu diesem, auf eine enge Indikation beschränkten Rechtszustand steht die tatsächliche Abbruchs*praxis* (Sp. B9): So gibt es in Belgien und in den Niederlanden schon seit geraumer Zeit ein »Stillhalteabkommen« der Verfolgungsorgane, so daß der weitverbreitete Eindruck aufkommen konnte, als habe Holland bereits von Rechts wegen eine Fristenlösung; in Wirklichkeit ist der Rechtszustand eher streng, aber wegen faktischer Nichtverfolgung des Schwangerschaftsabbruchs derzeit völlig wirkungslos. Um hier Recht und Praxis wieder einigermaßen in Einklang zu bringen, wird derzeit eine am Fristenmodell ausgerichtete Neuregelung des niederländischen Abtreibungsrechts angestrebt (während in Belgien noch für keines der Reformmodelle eine hinreichende Mehrheit in Sicht ist). Im Unterschied zu dieser Nichtverfolgungspraxis wird in der Schweiz das Indikationserfordernis zwar teilweise noch ernst genommen, dies freilich nur in den mehr ländlichen Kantonen: Das hat zu einer starken Rechtsungleichheit geführt. Und diese soll nun sogar dadurch zementiert werden, daß es den einzelnen Kantonen überlassen bleiben soll, ob und inwieweit sie im Rahmen einer Fristenlösung den Schwangerschaftsabbruch zulassen wollen (Beschluß des Nationalrats vom 10. 3. 1981).

Weites Indikationsmodell (Sp. C)

Eine »weite« Indikation in dem Sinne, daß über gesundheitliche Beeinträchtigung hinaus auch sonstige Gründe (eugenischer, kriminologischer oder sozialer Art) einen Schwangerschaftsabbruch rechtfertigen können, wird neben der Bundesrepublik Deutschland auch in Luxemburg und Finnland vertreten (Sp. C1), im Grundansatz auch von Großbritannien, wobei freilich dort die Indikationsanforderungen sehr vage sind und der

Abbruch bis zur 24. Woche zulässig ist: Insofern tendiert das englische Indikationsmodell schon sehr stark zu einer Fristenlösung.

Das zeigt sich auch hinsichtlich der Anforderungen bei der formellen *Indikationsfeststellung:* Während diese in Großbritannien jeder (und damit unter Umständen auch der abbrechende) Arzt treffen kann, muß nach deutschem und finnischem Recht die Indikationsfeststellung von einem mit dem abbrechenden nicht identischen Arzt getroffen sein (Sp. C2).

Auch das *Beratungserfordernis* wird unterschiedlich ernst genommen (Sp. C3), ähnliches gilt für die *Karenz* (Sp. C4). Dagegen wird zum Schutze der Schwangeren durchweg ein Abbruch in einer *zugelassenen Einrichtung* vorausgesetzt (Sp. C5). *Kostenerstattung* wird im Rahmen einer anerkannten Indikation generell gewährt (Sp. C6), ebenso ein *Weigerungsrecht* des Arztes (Sp. C7), wobei dafür in England zwar »Gewissensgründe« bestimmend sein müssen, ohne daß dies jedoch in der Praxis einen großen Unterschied gegenüber der Bundesrepublik Deutschland bedeuten dürfte.

Hinsichtlich der tatsächlichen *Praxis* (Sp. C9) ist für die Bundesrepublik Deutschland die hohe Quote sogenannter »sozialer Indikation« (derzeit rund 75 %) kennzeichnend. Noch weitergehend dürfte in Großbritannien dem Indikationserfordernis kaum eine wesentliche Filterfunktion zukommen.

Drei-Monatsfrist-Modell (Sp. D)

Von den Indikationsmodellen unterscheiden sich die Fristenmodelle bekanntlich dadurch, daß der Schwangerschaftsabbruch für eine bestimmte Zeit in die Entscheidung der Schwangeren gestellt wird, und zwar überwiegend für das erste Schwangerschaftstrimester (Sp. D1): so in Österreich, Dänemark, Italien, Norwegen, Schweden und – ähnlich wie in den meisten sozialistischen Ländern – in der DDR, während Frankreich eine 10-Wochenfrist vorgesehen hat. Ein solches Selbstentscheidungsrecht der Schwangeren besteht selbst dort, wo – wie in Frankreich und Italien – der Wortlaut des Gesetzes den Abbruch an sich nur im Falle einer Notstandslage der Schwangeren zuläßt und insofern auf dem Indikationsprinzip beruht; denn ob eine solche Notstandslage tatsächlich vorliegt, wird allein der Selbsteinschätzung der Schwangeren überlassen.

Doch selbst über jene Fristen hinaus kommt unter Umständen auch noch ein Abbruch nach *medizinischer* und *eugenischer Indikation* in Betracht. Für diesen Fall ist in Frankreich und Norwegen eine formelle *Indikationsfeststellung* durch zwei Ärzte vorgeschrieben, während sich beispielsweise dem österreichischen Recht ein derartiges Erfordernis nicht entnehmen läßt (Sp. D2).

Auch das *Beratungssystem* ist bei den Fristenmodellen unterschiedlich ausgestaltet: Während sich einerseits Österreich schon mit einer *ärztlichen* Beratung begnügt und andererseits Frankreich auch noch eine *Sozial*beratung obligatorisch vorschreibt, sind in Dänemark, Italien, Norwegen und Schweden sowohl die ärztliche wie auch die Sozialberatung praktisch in das Ermessen der Schwangeren gestellt (Sp. D3). Eine einwöchige *Karenz* zwischen Beratung und Abbruch ist lediglich in Frankreich und Italien vorgeschrieben (Sp. D4).

Was den Ort des Abbruchs betrifft, muß dieser in der DDR, Dänemark, Frankreich, Norwegen und Schweden in einer *zugelassenen Einrichtung* geschehen, während dem österreichischen Recht eine solche Einschränkung nicht zu entnehmen ist (Sp. D5).

Dagegen wird der *Kostenersatz* in Österreich auf die *medizinische* Indikation beschränkt, während die DDR sowie Dänemark, Norwegen und Schweden *generellen* Kostenersatz zulassen. Wiederum anders Frankreich, wo einerseits kein Kostenersatz vorgesehen ist, jedoch andererseits für die ärztliche Abbruchsvergütung bestimmte *Höchstsätze* vorgeschrieben sind, und zwar auch bei Durchführung in Privatkliniken (Sp. D6).

Ein generelles *Weigerungsrecht* ist in Österreich und Frankreich eingeräumt, während Italien dies nur bei »Gewissensgründen« vorsieht (Sp. D7).

Obgleich das Fristenmodell den Schwangerschaftsabbruch sehr erleichtert, hat dies offenbar nur in Dänemark und Schweden zu einem beträchtlichen Ansteigen legaler Abbrüche geführt, während in Österreich, Frankreich und Italien eine eher zurückhaltende *Praxis* zu beobachten ist, dabei jedoch eine nicht unbeträchtliche Zahl nach wie vor illegaler Abbrüche nicht ausgeschlossen werden kann (Sp. D9).

Sechs-Monatsfrist-Modell (Sp. E)

Eine derart weitgehende Freistellung des Schwangerschaftsabbruchs ist in den U.S.A durch die bekannten Urteile des U.S. Supreme Court von 1973 möglich geworden. Davon ausgehend, daß der Fötus erst bei »viability« eigenständigen Schutz gegenüber dem »right of privacy« der

Schwangeren genieße, wobei diese Lebensfähigkeit beim 6. Monat angesetzt wird, ist der Schwangerschaftsabbruch in den ersten 3 Monaten völlig freigestellt, bedarf also in dieser Phase nicht einmal einer ärztlichen Durchführung: Eine solche ist vielmehr erst ab der 13. Woche notwendig, doch auch dies im Grunde nur mit Rücksicht auf das Gesundheitsinteresse der Schwangeren. Und dann ist selbst nach 6 Monaten weiterhin auch noch ein medizinisch indizierter Abbruch zulässig (Sp. E1). Dementsprechend muß auch erst nach der 12. Woche der Abbruch in einer zugelassenen Einrichtung erfolgen (Sp. E5).

In scheinbarem Widerspruch zu dieser weitgehenden strafrechtlichen Freistellung wird der *Kostenersatz* vergleichsweise eng beschränkt, nämlich in der Regel nur bei einem *medizinisch* indizierten Abbruch gewährleistet (Sp. E6). Das erklärt sich jedoch vor allem daraus, daß in den U.S.A. der straffreie Schwangerschaftsabbruch nicht als bloßer Strafbarkeitsverzicht, sondern im Grunde als *»Recht«* der Schwangeren verstanden wird (Sp. E8), die Finanzierung dieses Anspruches aber gleichsam als reine »Privatsache« der Schwangeren selbst obliegt. Im Unterschied dazu kommt die dänische Regelung zwar auch dem Verständnis des Schwangerschaftsabbruchs als ein »Recht« der Schwangeren nahe (Sp. D8), gewährt aber dennoch Kostenersatz (Sp. D6). Dieser Unterschied dürfte sich vor allem daraus erklären, daß in den U.S.A. das Sozialversicherungsdenken ohnehin weitaus weniger stark entwickelt ist, als dies gerade in den skandinavischen Ländern der Fall ist.

Trotz dieser extrem weitgehenden Freigabe des Schwangerschaftsabbruchs in den U.S.A. ist nach wie vor eine recht uneinheitliche *Praxis* zu beobachten, wobei vor allem zwischen den mehr städtischen und den mehr ländlichen Gebieten ein beträchtliches Gefälle besteht (Sp. E9).

Schlußbemerkung

Die verschiedenen Modelle im einzelnen zu werten, ist hier nicht der Ort. (Zu meinem eigenen Standpunkt in dieser Frage darf ich vor allem verweisen auf meinen rechtspolitischen Beitrag in D. Hofmann, Schwangerschaftsunterbrechung, Suhrkamp Verlag Frankfurt/Main 1974, S. 117–177, sowie auf meine Erläuterungen zum geltenden deutschen Recht in A. Eser/ H. A. Hirsch, Sterilisation und Schwangerschaftsabbruch, Enke Verlag Stuttgart 1980, S. 105–136, 150–170, 245–249). Beunruhigend ist aber auf jeden Fall die Tatsache, daß in einer so fundamentalen, ja buchstäblich vitalen Frage die rechtlichen Regelungen derart weit auseinandergehen. Das muß zwar einerseits zur Vorsicht bei Verabsolutierung des eigenen Standpunkts mahnen, aber auch andererseits dazu anspornen, langfristig auf eine einheitlichere Regelung hinzuarbeiten. Denn angesichts der elementaren und richtungsweisenden Bedeutung, die gerade dem Schutz des – geborenen und ungeborenen – Lebens für das Wertbewußtsein einer Gesellschaft zukommt, wäre es schlimm, wenn sich die Menschheit in dieser Frage immer weiter auseinanderentwickeln statt zusammenfinden würde.

Für Mithilfe beim Sammeln des weitverstreuten Materials habe ich Herrn M. Findeisen zu danken.

Die ethischen Probleme aus gynäkologischer Sicht

Peter Stoll

Bei der Übernahme der Behandlung eines Menschen, der sich seiner ärztlichen Führung anvertraut, übernimmt der Arzt die Verpflichtung, nach bestem Wissen und Gewissen um die Bewahrung oder Wiederherstellung der Gesundheit besorgt zu sein und durch seinen Rat Schaden abzuwenden. Der Arzt handelt also im Auftrag des Patienten mit dessen Konsensus zu dessen Wohl. Bei Abschluß des Behandlungsvertrages, der stillschweigend zustande kommt, darf der Arzt annnehmen, daß der Patient in der Regel Hilfe zum Leben und Hilfe im Leben erwartet, nicht Hilfe zum Tode. Das Vertrauen zum Arzt liegt allein darin begründet, daß der Patient sicher sein muß, es werde ihm kein weiterer Schaden zugefügt, kein schädigendes Medikament verordnet, keine unnötige Behandlung eingeleitet.

Für den Arzt wächst danach die Verpflichtung, ärztliches Handeln auf eine Indikation zu begründen und dem Patienten gegenüber zu vertreten. Der Patient ist an seiner Heilung aktiv beteiligt. Der Konsensus mit dem Patienten ist aber in manchen Situationen gestört.

Die Indikationen zum Schwangerschaftsabbruch

So handelt es sich in der Schwangerschaft um zwei Menschen, deren Wohl dem Arzt anvertraut wird. Wünsche und Intentionen des einen sind aber oft gegen das Leben des anderen gerichtet und werden dem Arzt vorgetragen. Eine lange Beratungspraxis zeigt, daß zwar auf Seiten der Mutter ein ambivalentes Verhalten für und gegen das Kind wirksam ist, daß aber zahlreiche von außen herangetragene Faktoren die Entscheidung der werdenden Mutter bereits *gegen* das Leben des Kindes gewendet haben. Es sind dies die Beeinflussung durch den Vater, die Beeinflussung durch Medien, durch die Konvention, durch das Regelgesetz der Zweikind-Familie, durch ein soziales Verantwortungsgefühl, durch den Zeitgeist. Die Verteilung der zum Abbruch motivierenden Indikationen spricht hier eine deutliche Sprache, steht doch die soziale Indikation im Jahre 1979 mit 71% aller Interruptiobegehren weit voran. Außer-

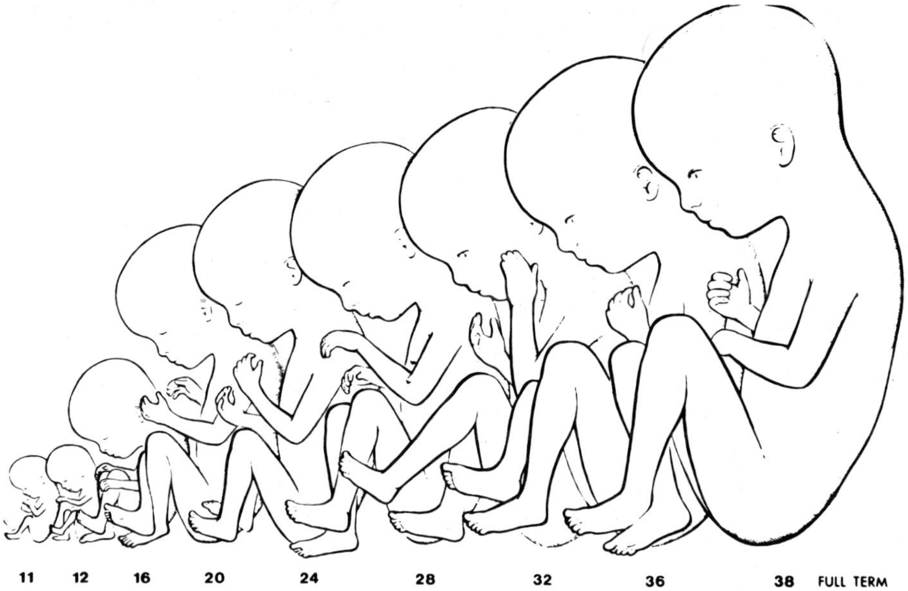

Abb. 1. Menschwerdung im Mutterleib von der 11. bis zur 38. Woche.

dem zeigt das Verhältnis von Geburten und Abbrüchen in den einzelnen Bundesländern (Hessen etwa 3,95 : 1; Saarland etwa 18 : 1), daß diese Indikationsstellung in verschiedenen Regionen der Bundesrepublik (bei gleicher medizinischer Indikationsstellung) durchaus unterschiedlich gehandhabt wird (vgl. Tabelle 1).

Die Last der Verantwortung für den Schwangerschaftsabbruch ruht dabei vollkommen auf den Schultern des ausführenden Arztes. *Der einweisende Arzt* ist nach dem Gesetz nicht verpflichtet, eine genauere Indikationsstellung zu geben und daher geneigt, auf dem Weg der leichtesten Mühe und des geringsten Widerstandes dem Abbruchbegehren der Patienten und ihrem Wunsch nach einer Überweisung Rechnung zu tragen. Damit wird die Last der Verantwortung dem ausführenden Arzt zugeschoben.

Der ausführende Arzt, durch sein Wissen und seine Ehrfurcht vor dem Leben belastet, durch die Berufsethik gebunden, handelt nur dann nach seinem Gewissen rechtens und damit ethisch, wenn er die vorgebrachte Indikation völlig zu seiner eigenen macht, also den Konsensus herstellt.

Auch wenn der Zeitgeist früher allgemein gültige ethische Grundsätze verlassen hat, bleibt der ärztliche Auftrag unverändert, Leben zu erhalten

Tabelle 1. **Schwangerschaftsabbrüche in Großstädten über 200000 Einwohnern und einer ein- oder zweistelligen Postleitzahl**

Großstädte	Bevölkerung 1976 in 1000	Schwangerschafts-abbrüche	
		1977	1978
Berlin	1967	4511	5164
Hamburg	1707	3042	3512
München	1311	1984	2012
Köln	1010	2077	2788
Essen	674	289	544
Düsseldorf	658	1127	2330
Frankfurt	631	1522	2937
Dortmund	628	1316	2920
Stuttgart	594	516	763
Duisburg	587	65	116
Bremen	571	559	1063
Hannover	549	1907	1848
Nürnberg	495	658	701
Wuppertal	403	98	231
Bielefeld	315	182	380
Mannheim	311	112	451
Bonn	284	685	1267
Karlsruhe	278	1282	1544
Braunschweig	267	389	416
Münster	264	109	77
Kiel	261	424	611
Wiesbaden	249	530	540
Augsburg	248	–	1
Aachen	242	147	390
Oberhausen	236	13	14
Lübeck	231	342	605
Hagen	227	40	45
Kassel	204	890	975
Saarbrücken	204	192	164

und nur dann zu opfern, wenn nach eingehender Prüfung kein anderer Ausweg gefunden werden kann.

1. Es gibt ohne Zweifel außer einer *medizinischen Indikation* – der Bedrohung des Lebens oder der Gesundheit der Schwangeren bei einem physischen oder psychischen Leiden – auch andere Indikationen, welche einen Schwangerschaftsabbruch begründen können.
2. Die *kriminologische Indikation* ist zu bejahen, wenn sie erwiesen ist, da sie eine ungewöhnliche psychische Belastung bedeutet.
3. Die *genetische Indikation* ist zu bejahen, wenn mit hoher Wahrscheinlichkeit mit der Geburt eines schwer geschädigten Kindes zu

Tabelle 2. **Verdacht auf kindliche Schädigung in der Frühschwangerschaft***

Humangenetik Viruskrankheit	Diagnostisch oder statistisch erfaßbar
ionisierende Strahlen Medikamente	Diagnostisch oder statistisch höchst unsicher erfaßbar

* Führt nach Aufklärung durch den Arzt zur Verunsicherung der werdenden Mutter und in die *persönliche Notlage*

rechnen ist. Allerdings bedarf es der Diskussion, wie hoch diese Wahrscheinlichkeit sein sollte. Einerseits sind die diagnostischen Möglichkeiten noch beschränkt, andererseits ist der Begriff der Lebensqualität nicht mit der Elle des gesunden Menschen meßbar. Die Indikation erweitert sich zur kindlichen Indikation (Viruskrankheit, Medikamente, ionisierende Strahlen), siehe Tabelle 2.

4. Ohne Zweifel gibt es auch eine *persönliche Notlage*, die durch keine andere Maßnahme als durch den Schwangerschaftsabbruch behoben werden kann. Diese persönliche Notlage ist häufig sofort erkennbar, andererseits ist sie überprüfbar. Sie löst eine exogen verursachte Depression aus und wird damit der psychologischen und psychiatrischen Exploration zugänglich. Dann geht die persönliche Notlage in eine medizinisch-psychiatrische Indikation über (Handhabung in der Schweiz, siehe Tabelle 3).

4a. Eine *soziale Notlage* ist zwar überprüfbar, kann aber kaum nachempfunden werden. Wir alle haben die Erfahrung gemacht, daß wir uns in manchen Krisensituationen unter sehr ungünstigen sozialen Umständen besser gefühlt haben als in der heutigen Wohlstandsge-

Tabelle 3. **Schwangerschaftsabbruch**

		UFK Zürich	:	1971–1977
Indikation	:	1165	:	psychiatrisch
	:	84	:	allgem. medizinisch

sellschaft. Die soziale Indikation ist daher mehr eine persönliche Einstellung zu sozialen Problemen. Sie wird von Frauen aller sozialen Schichten vorgetragen, auch dann, wenn wirtschaftlich gesehen kein Mangel besteht. Das soziale Umfeld kann auch ohne wirtschaftliche Bedrückung für die Frau die Austragung einer Schwangerschaft zum Problem machen. Fast immer steht im Hintergrund der Ehemann mit einer durch Vernunft bedingten, ausführlichen, sachlich begründeten Pression, die von den Emotionen seiner Frau nur widerwillig akzeptiert wird.

Die eigentliche Notlage zur sozialen Indikation besteht beim ausführenden Arzt. Er wird in einer Gewissensentscheidung manipulierbar. Er wird erpreßbar. Ihm werden Berechtigungsscheine vorgelegt, die keinen Konsensus voraussetzen, sondern die Ausführung unbesehen zu fordern scheinen.

Über die Verteilung der Indikationen bei gemeldeten Schwangerschaftsabbrüchen in der Bundesrepublik Deutschland orientiert Tabelle 4.

Der Konsensus

Um zu einem Konsensus mit dem Patienten zu kommen, sollte der derzeitige Stand der Aufklärung über Schwangerschaft und Geburt überprüft werden, die Aufklärung sollte intensiviert werden. In einer Zeit, in der der Vater zu dem Erlebnis der Geburt zugezogen wird, häufig auch seine Frau zur Vorsorgeuntersuchung begleitet, sollte auch dem Laien klar sein, daß menschliches Leben im Mutterleib bereits in einem sehr frühen Stadium Leben ist, welches sich der heutigen apparativen Medizin durch den Nachweis von Herztönen und Bewegungen erschließt. Dem Laien sollte klar sein, daß zwischen intrauterinem und extrauterinem Leben nicht zu trennen ist. Er sollte den Frauenarzt verstehen lernen, der keine entscheidende Zäsur der Menschwerdung im Moment der Geburt sieht, sondern dem vorgeburtliches und nachgeburtliches Leben gleichwertig menschliches Leben ist. Man kann zwar darüber philosophieren, daß kindliches Leben unter der Geburt und nach der Geburt durch zahlreiche von der Natur und vom Menschen gegebene Risiken gefährdet ist. Dann muß man aber auch erklären, daß bereits vor der Geburt derartige Risiken bestehen. So weisen wir in der Frühschwangerschaft bis zum 4. Monat bei Spontanabgängen mindestens 20% Fehlanlagen nach. Nach einer japanischen Statistik gehen in der Frühschwangerschaft

Tabelle 4. **Häufigkeit der Indikationen im Bundesgebiet 1977 bis 1979 mit Angaben der absoluten Zahlen. Quelle: Statistisches Bundesamt Wiesbaden, Abt. VII D**

Indikation	Anzahl			Prozent aller Abbrüche			Veränderungsquote 1977/1979 %
	1977	1978	1979	1977	1978	1979	
Allgemein Medizinische	15.756	16.872	17.261	29,0	22,9	20,8	+ 9,5
Psychiatrische	4.171	3.686	2.802	7,7	5,0	3,4	− 32,8
Eugenische	2.348	2.731	3.162	4,3	3,7	3,8	+ 34,5
Ethische	79	104	101	0,1	0,1	0,1	+ 27,8
Notlage	31.358	49.252	58.412	57.7	67,0	70,6	+ 86,3
unbekannt	597	903	1.050	1,1	1,3	1,3	+ 75,9

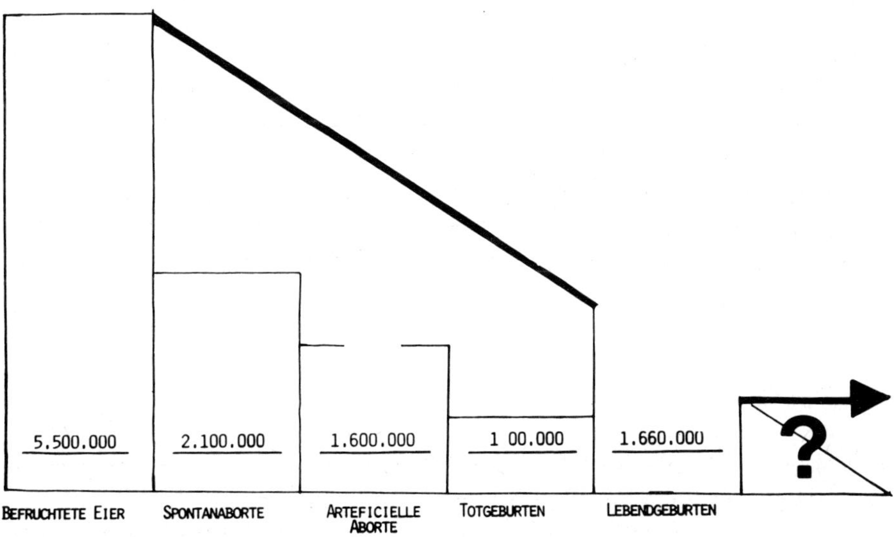

Abb. 2. Schicksal befruchteter Eier in Japan (nach Nishimura 1963).

durch Entwicklungsfehler fast 50 % aller Schwangerschaften durch Spontanaborte verloren. Rechnet man die 25 % artefiziellen Aborte hinzu, so muß in der Frühschwangerschaft mit einem Verlust an Leben von etwa

75 % gerechnet werden. Unsere eigenen Untersuchungen weisen nach, daß wir mit einem Schwangerschaftsabbruch in etwa 18 % dem Spontanabort zuvorgekommen sind.

Damit gewinnt das Leben im Mutterleib, seine regelrechte Entwicklung und die Geburt eines gesunden Kindes einen außerordentlich hohen Wert. *Auch in der Familienplanung müssen wir uns ganz klar darüber sein, daß die Geburt eines gesunden Kindes ein Geschenk des Himmels und kein Planspiel ist.*

Es sollte allgemein verstanden werden, daß ein Gesetz, welches das geborene Leben unter seinen Rechtsschutz stellt und dem Arzt die Tötung eines mißgebildeten Kindes nach der Geburt verbietet, – auch wenn dieses nach menschlichem Ermessen kein vollwertiges Leben wird führen können –, den Frauenarzt nicht ermächtigen kann, gesund angelegte Kinder in der Frühschwangerschaft ohne weiteres ums Leben zu bringen.

> Es ist unverständlich, wieso die postpartale extrauterine aktive und passive Euthanasie schwer geschädigter Kinder nicht straffrei sein soll, die intrauterine Euthanasie gesunder Kinder dagegen doch.

Dies erweckt die makabre Vorstellung, daß eines Tages der Gesetzgeber möglicherweise die Tötung mißgebildeter und geschädigter Kinder doch erlauben oder aber eine Probe auf ihre Lebensfähigkeit einführen wird, wie bei unseren germanischen Vorfahren.

Geht man in diesem Gedanken weiter, so wird man sich fragen müssen, ob nicht eines Tages der Gesetzgeber unter bevölkerungspolitischen und ökonomischen Zwängen auch legalisieren wird, alte Menschen durch Ärzte vom Leben zum Tode zu bringen.

Zusammenfassung

Der Frauenarzt, der Berufsethik verpflichtet und potentiell juristisch involviert, sieht sich folgender Problematik gegenüber:

1. Er hat es mit Patientinnen zu tun, die der Schwangerschaft gegenüber ambivalent eingestellt sind und dennoch *eine* Willensäußerung in bewegten Worten vortragen. Dies gilt nicht nur für den Schwangerschaftsabbruch, sondern auch für Maßnahmen der passageren und definitiven Empfängnisverhütung.
2. Er sieht sich einer werdenden Mutter gegenüber, welche – zumindest für den Augenblick und soweit sie selbst betroffen ist – dem wer-

denden Leben keine angemessene Ehrfurcht entgegenbringt. Sie möchte heute von einer Last befreit werden, einer Notsituation, in der sie sich momentan zu befinden glaubt, die aber möglicherweise morgen schon für sie abgeklungen ist.

3. Sein ärztliches Bemühen soll einem werdenden Menschen gelten, mit dem er sich nicht unterhalten und den er infolgedessen auch nicht über sein bevorstehendes Ende aufklären kann.

Es ist zu bezweifeln, ob die Rechtsprechung den hier an den Arzt herantretenden Forderungen gerecht werden kann. Im Zweifel wird sich ärztliches Fehlverhalten schon konstruieren lassen: aus der Sicht des Patienten, der Kollegen, der Öffentlichkeit und der Juristen.

Leider gilt dies auch für die ethische Seite des Problems.

Literatur

Deutscher Bundestag, Presse und Informationszentrum: Reform des § 218. Kohlhammer, Stuttgart 1972.

Diakonisches Werk der Evangelischen Kirche in Deutschland: Leben annehmen. Erfahrungen mit dem neugefaßten § 218. Diak. Werk, Stuttgart 1980.

Deutscher Ärztinnenbund e. V.: Psychosoziale Hintergründe des Schwangerschaftsabbruchs heute. XVI. Wiss. Tagung d. Deutschen Ärztinnenbundes e. V., Aachen 1979.

Graber, G. G., F. Kruse: Vorgeburtliches Seelenleben. Goldmann, München 1973.

Graber, G. H. (Hrsg.): Pränatale Psychologie. Kindler, München 1974.

Hau, Th., S. Schindler (Hrsg.): Pränatale und perinatale Psychosomatik. Hippokrates, Stuttgart 1981.

Petersen, P.: Seelische Folgen nach legalem Schwangerschaftsabbruch. Dtsch. Ärztebl. 74 (1977) 1205–1212.

Petersen, P.: Konzeption und Ursprung. Sexualmedizin 9 (1980) 338–341.

Stoll, P., C. Grumbrecht: Schwangerschaftsunterbrechung an einer Frauenklinik. Dtsch. Ärztebl. 71 (1974) 3481–3484.

Stoll, P.: Arzt und Schwangerschaftsabbruch. Dtsch. Ärztebl. 77 (1980) 607–616.

Wanner, O.: Das vom Psychiater abgelehnte Interruptiobegehren im Urteil von § 218 betroffenen Frauen. Schweiz. med. Wschr. 104 (1974) 242–249.

Wilmar, F.: Vorgeburtliche Menschwerdung. Mellinger, Stuttgart 1979.

Unterrichtung durch die Bundesregierung. Bericht der »Kommission zur Auswertung der Erfahrungen mit dem reformierten § 218 des Strafgesetzbuches«. Deutscher Bundestag, 8. Wahlperiode, Drucksache 8 (1980) 3630.

§ 218 - Ethische Problematik aus pädiatrischer Sicht

Helmut Boehncke

Für den Kinderarzt gehört ebenso wie für den Geburtshelfer die Kenntnis der pränatalen Entwicklung zum Fundament seines Faches. Seitdem es eine Neonatologie gibt, begegnen sich Kinderarzt und Geburtshelfer auch persönlich-praktisch auf diesem Gebiet. Die Kenntnis der pränatalen Entwicklung wurde erheblich erweitert: Ultraschall, Röntgenaufnahmen, Filme, direkte Beobachtungen abortierter und frühgeborener Kinder haben seit Stirnimann den früher mit einer Tabula rasa verglichenen Zustand des Neugeborenen als den eines bereits lebendig reagierenden Menschenwesens erkannt. Lutschen, Schmecken, Hören, Schmerzreaktionen, überhaupt Reaktionen auf Reize sind mindestens ab 4. Schwangerschaftsmonat nachzuweisen.

Der 4. Monat ist ein wichtiger Zeitpunkt: Die gefährlichste Zeit im Hinblick auf die Entstehung von Erkrankungen und Mißbildungen ist vorbei, das Kind macht sich seiner Mutter bemerkbar, alle Organe sind angelegt, das Kind hat ein menschliches Aussehen. Unter dem Eindruck der Sonderstellung des 4. Monats möchte ich erwähnen, daß Aristoteles, Dante und Hildegard von Bingen den Verstand, den Geist, den heiligen Geist zu diesem Zeitpunkt in das mittlerweile gereifte Gehirn einziehen lassen.

Dem entspricht, daß im Islam bis zum 100. Tag der Schwangerschaft nicht von Abort gesprochen wird. Daran wird man erinnert, wenn man sich klarmacht, daß bei uns im Zusammenhang mit dem § 218 diskutiert wurde und diskutiert werden muß, ob man das Leben des Keimes ab Zeitpunkt der Empfängnis oder ab Einnistung »beginnen lassen soll«, und daß von Abbruch erst ab dem 21. Tag gesprochen werden soll. Es ist nämlich wichtig, sich darüber zu einigen, ob Verhinderung der Einnistung schon Abtreibung ist oder nicht. Die naturwissenschaftlich erzogenen Ärzte nehmen an, daß ab erster Zellteilung das Mensch-Programm abläuft, daß keine Grenze zwischen Mensch und »Noch-Nicht-Mensch« definiert werden kann, und daß der Mensch von Anfang an Mensch ist und nicht Kaulquappe oder Fisch. Dem entspricht, daß ein Schwangerschaftsabbruch Tötung bedeutet, und zwar um so eindeutiger, je mehr wir durch die Embryologie und Neonatologie belehrt worden sind. Auf der anderen Seite darf meines Erachtens auch nicht von Mord gesprochen werden, denn Mord setzt Heimtücke voraus, und Heimtücke ist auch den radikalen Verfechtern der Freigabe des Schwangerschaftsabbruchs nicht anzulasten.

Ich muß jetzt ein Gebiet streifen, das gewöhnlich nicht bedacht wird. Ich meine die intrauterine Sterblichkeit, die von Pfaundler zum ersten Mal in ihrer Bedeutung gewürdigt wurde. Pfaundler hat errechnet, daß von 145 gezeugten Knaben nur 106 geboren werden, weil im Beginn der Schwangerschaft eine hohe embryonale Sterblichkeit mit Überwiegen der Knaben besteht. Hierdurch werden möglicherweise nicht gesunde, z. B. etwa durch Chromosomenfehler geschädigte Embryonen selektiert. Dann kommt eine zweite Selektion, nämlich die Zone der Tötung durch Abbruch, von der wahrscheinlich bei uns etwa jedes 5. Kind betroffen wird, wenn man nämlich rund 120 000 Abbrüche auf 620 000 Keime rechnet, so daß die jetzt gültige Zahl von rund 500 000 Geburten zustande kommt. Danach kommt ein paradoxer Kontrast: Nach dem primären Absterben und der folgenden Zone der Abbrüche kommt unmittelbar, teilweise überlappend, der Bereich, in dem Intensivmedizin Keime von gleicher Reife wie abortierte Kinder mit allen nur möglichen Anstrengungen am Leben erhält. Die Tätigkeit der den Abbruch durchführenden Ärzte und der Ärzte der Intensivstationen der Kinderkliniken sind diametral einander entgegengesetzt, obgleich die Objekte ihrer Bemühungen sich gleichen: Nämlich hier der vielleicht willentlich oder unwillentlich verspätete Abbruch, dort das unreif geborene Kind. Hier das potentiell gesunde Kind – dort das ebensoweit entwickelte unreife, zu früh geborene, mit intensiver Bemühung am Leben erhaltene Kind, dessen Leben möglicherweise durch eine Schädigung – z. B. Blindheit durch retrolentale Fibroplasie – erkauft wird.

Der pränatale Schwangerschaftsabbruch wird anders empfunden und beurteilt als die postnatale Tötung. Der pränatale Schwangerschaftsabbruch ist – unter bestimmten Umständen – straffrei, die postnatale Tötung wird bestraft. Als Vorzug der pränatalen Tötung wird die Unfertigkeit des Kindes angeführt. Diese Unfertigkeit besteht aber im ganzen ersten Lebensjahr, im sogenannten extrauterinen Frühjahr, weiter, erst am Ende des ersten Lebensjahres hat das Kind diejenigen Fertigkeiten erworben, die es einigermaßen dem Unabhängigkeits-Status des Nestflüchters nähern, und fertig ist das Kind genaugenommen erst nach der Pubertät.

Soweit Unfertigkeit gleich Unvollständigkeit als Tötungsentschuldigung benutzt wird, müßte dieses Argument auch gelten für behinderte Kinder, unheilbar Kranke, schwer geschädigte und gelähmte Unfallopfer. Es ist widerspruchsvoll, daß die pränatale Tötung eines voraussichtlich gesunden Kindes unter bestimmten Voraussetzungen straffrei ist, die postnatale Tötung eines faktisch geschädigten Kindes, dessen Schicksal die Mutter schwer bedrückt und unter Umständen die Ehe zerbricht, unter Strafe steht. Sind diese Mütter vor dem Gesetz gleich, die Mutter eines durch Schwangerschaftsabbruch getöteten, potentiell gesunden Kindes und die Mutter eines schwer geschädigten Kindes? Die eine Mutter darf sich von ihrer vermuteten Last befreien, die andere von ihrer faktisch vorhandenen nicht.

Die Ungleichheit der juristischen Beurteilung kann begründet werden damit, daß in der abbruchfähigen Zeit das Verhältnis zwischen Mutter und unsichtbarem Kind sich erst anbahnt, während das Verhältnis zum sichtbaren Kind schwerer zu lösen ist. Dieses Argument ist aber nur dann einleuchtend, wenn es aus der Perspektive der Wünschbarkeit des Schwangerschaftsabbruchs gesehen wird: Wenn schon Abbruch, dann möglichst früh.

Nach dem Grundgesetz ist das Leben des Menschen unter allen Umständen zu schützen. Das ungeborene Kind hat gesetzlich einen uneingeschränkten Anspruch auf Schutz seines Lebens. Wenn über diesen Anspruch hinweggegangen wird, nicht wegen direkter Gefährdung der Mutter durch die Schwangerschaft und Geburt, sondern zu Gunsten der Mutter als Zugeständnis an ihre Freiheit und Selbstentscheidung, ergibt sich die Frage, ob nicht auch ein gleicher Anspruch des Kindes besteht, der bloß deshalb unberücksichtigt bleibt, weil das Kind ihn nicht zu formulieren vermag. Es wird vielleicht übersehen, daß die Mutter ihrem Kind eine Manipulierbarkeit zumutet, gegen die sie selbst leidenschaftlich aufbegehrt.

Gerade ist es gelungen, den Vater heranzuziehen zur Geburt, zur Versorgung und Erziehung, so muß man konstatieren, daß der Vater bei der Entscheidung überhaupt nicht vorkommt im Gegensatz zu anderen Ländern, z. B. Kanada.

Ein wichtiges Argument für Schwangerschaftsabbruch stammt aus pädiatrischen Erfahrungen: das Argument, daß ungeliebte Kinder eine schlechte Entwicklungsprognose haben und deshalb – so schließen einige Verfechter des Schwangerschaftsabbruchs – gar nicht ausgetragen werden sollten. Dem muß entgegengehalten werden, daß die Liebe zum Kind in den ersten Monaten nicht vorauszusehen ist, und daß das oft ambivalente Verhältnis zum Kind sich grundlegend ändern kann, wenn seine Bewegungen gespürt werden und wenn man seine Entwicklung nach der Geburt erlebt. (Pongratz: Prostituiertenkinder). Außerdem ist nicht zu bestreiten, daß auch bei der Erwartung eines sehr erwünschten Kindes Ungewißheit, Angst und Hoffnung miteinander ringen, und daß eine Garantie für ein glückliches Leben nie besteht. Gerade das erwünschte Kind, das später verwöhnt wird, kann unter Umständen vollkommen mißlingen (Petersen). Die Unzulässigkeit des Argumentes wird deutlich erkennbar, wenn man die These, die ihm zu Grunde liegt, verallgemeinert, nämlich die These, daß ungeliebtes Leben vernichtet werden darf.

Dem Kinderarzt kann die Rolle, die dem Arzt durch den § 218 zugedacht worden ist, nicht gleichgültig sein. Das Verhältnis des gutachtenden Arztes zu der hilfesuchenden Mutter ist nicht das Verhältnis Arzt-Patient, sondern das Verhältnis eines Amtsarztes zu einem Antragsteller, eine Rolle, die der Gynäkologe a priori nie gelernt, und die er nicht angestrebt hat. Er vertritt, wie Molinski es formuliert hat, zwei einander widerstrebende Parteien, die Mutter einerseits, den Gesetzgeber andererseits. Das Verhältnis des abbrechenden Arztes zu der Schwangeren ist gleichfalls kein Arzt-Patient-Verhältnis, sondern Vollzug einer Entscheidung, deren Grundlagen der Operateur nicht vollständig nachprüfen kann und die er trotzdem verantworten muß.

Die Todesstrafe wurde abgelehnt mit Hinweis auf die Unkorrigierbarkeit ihres Vollzugs trotz unzureichender Sicherheit unserer Urteilskraft. Der Schwangerschaftsabbruch ist gleichfalls unkorrigierbar, und die Unsicherheit unserer Urteilsfähigkeit wird bewiesen durch die unterschiedlichen Ergebnisse in einzelnen Ländern und die total unterschiedliche Auslegung des Begriffes der sozialen Indikation.

Vom Standpunkt des Kinderarztes aus gesehen hat die Handhabung des Gesetzes Mängel, die sich vor allem daraus ergeben, daß das Kind als quantité négligeable angesehen wird. Seine Beseitigung ist aber Tötung. Die Ablehnung der Fristenlösung ist damit begründet worden, daß eine deutliche Indikation zur Vornahme des Abbruchs Voraussetzung sein soll. Diese Tatsache wird verdrängt, wenn man die Indikationslösung uferlos ausweitet als soziale Indikation und außerdem sozial-darwinistisch verklärt, wie Amendt z. B. es tut in seiner Formulierung: »Das Austragen einer unerwünschten Schwangerschaft ist eine Gefährdung für die Volksgesundheit insgesamt und bedeutet die systematische Herstellung psychisch geschädigter Menschen.«

Weiterer Mangel: Dem Kinderarzt steht die Mutter eines schwergeschädigten Kindes näher als die Mutter, die ein potentiell gesundes Kind töten läßt. Er vermutet hier zweierlei Recht.

Ferner: Der Pädiater auf der Intensivstation arbeitet völlig entgegengesetzt wie der abbrechende Gynäkologe, obgleich paradoxerweise die Gebiete sich überschneiden. Verspäteter Abbruch und Frühgeburt können Kinder der gleichen Größe und Reife betreffen.

Die Stellung der Ärzte im Prozeß des Abbrechens ist bedenklich: Der abbrechende Arzt hat etwas zu verantworten, was er nicht voll übersehen kann. Der beratende Arzt dient zwei verschiedenen Parteien. Außerdem ist zu fragen, ob der Gesellschaft gedient ist mit der Ausbildung von Ärzten zu Abbruchsspezialisten. Was für diese unärztliche Tätigkeit gilt, gilt auch für das mitwirkende Personal, doch vor allem auch für die Schwestern. Diese Belastung wird auch von den Befürwortern des Abbruchs so deutlich gesehen, daß z. B. auf einem Kongreß in Berlin im vorigen Jahr ein Psychologe erklärte, daß dem Personal der Rat gegeben werden soll, sich einer Balint-Gruppe anzuschließen. Das klingt beinahe etwas zynisch, und außerdem wird die Aufgabe einer Balintgruppe vollkommen falsch gesehen.

Der Kinderarzt ist besonders beeindruckt von dem Geschick der minderjährigen Mütter. Eine pauschale Abbruchindikation ist nicht gegeben, wie Kirchhoff deutlich und verständlich auseinandergesetzt hat. Hier liegt der Schwerpunkt auf der Aufklärung und Erziehung. Die Aufklärung muß intensiv und liebevoll sein. Sie darf nicht bloßes Abschrekken bedeuten, wie früher die Sexualkunde manchmal reduziert wurde auf die bloße Warnung vor Geschlechtskrankheiten. Die Unterrichtung muß durchaus pro-erotisch sein, aber auch klar machen, was eine Schwangerschaft bedeutet, was sich im Leib der werdenden Mutter abspielt und was ein Schwangerschaftsabbruch bedeutet: Tötung eines Menschen, Gefährdung durch Komplikationen jetzt im Augenblick des Abbruchs, aber auch später, seelische Belastung jetzt oder auch erst viel später. Schließlich wird da ja etwas beseitigt, was wir selbst früher einmal gewesen sind. Bei dieser Gelegenheit muß man wieder darüber staunen, daß in der Bundesrepublik überhaupt nicht von der Empfängnisverhütung durch den Mann geredet wird.

Der Kinderarzt muß sich dafür einsetzen, daß eine etwaige Adoption unmittelbar nach der Geburt durchgeführt wird, interkurrente Unterbringung in einem Heim ist absolut von Übel. Übrigens kann Adoption die Abbrüche nicht ausgleichen: 15 000 Adoptionswünsche in der Bundesrepublik machen etwa 1/10 der Abbruchzahlen aus. Trotzdem ist es natürlich unbedingt notwendig, die Adoption zu befürworten.

Ist die hier vorgetragene Einstellung zum § 218 zu rigoros und zu rigide? Man muß sich prüfen, ob man sie wirklich durchhält, oder ob man vielleicht in einem einschlägigen Fall innerhalb der eigenen Familie nachgibt und seine Prinzipien vergißt. Sicher ist es so, daß das Argumentieren kontra Tötung auch verlangt, daß man überall gegen Gewalt und Manipulation eintritt, nicht nur auf diesem verhältnismäßig schmalen Sektor, daß man zu helfen versucht, z. B. wenn es anscheinend keine andere Hilfe gibt als den Schwangerschaftsabbruch.

Eine erhebliche Schwierigkeit besteht in folgendem: Der Abbruch ist am ungefährlichsten zu einer Zeit – nämlich in den ersten 8 Wochen –, in der die Frau sich über ihren Zustand und ihre Zukunft noch nicht im klaren sein kann, geschweige denn, daß eine entscheidende Beratung hätte stattfinden können.

Deshalb muß man überlegen, ob man nicht in sicheren Fällen – kriminelle Indikation, Minderjährigkeit der Mutter, genetische Indikation auch ohne Amniozentese, schließlich vielleicht auch bei älteren Müttern mit mehreren Kindern, bei denen gleichzeitig der Wunsch nach Sterilisation besteht – ohne Aufschub den Abbruch durchführen sollte. Die Entscheidung müßte der Frauenarzt selbst treffen, die Entscheidung ginge aus einem Arzt-Patient-Verhältnis hervor, der Arzt wäre ausschließlich der Anwalt der Frau und nicht zugleich der Anwalt des Staates, wie der sogenannte beratende Arzt es ist, der mindestens zur Hälfte darauf achten muß, daß das Gesetz erfüllt werde.

Wahrscheinlich wird man diesem Vorschlag entgegenhalten, daß nachgiebige Ärzte allzuleicht bereit sein werden, die Dämme durchbrechen zu lassen. Diese Gefahr besteht bei der jetzigen Praxis jedoch auch, verstärkt durch die Gefahr, daß einseitig ideologisch ausgerichtete Nichtärzte die soziale Indikation bedingungslos ausweiten.

Schwangerschaftsabbruch aus genetischer Sicht

Traute M. Schroeder

Jeder von uns Referenten ist in einer Zeit Arzt geworden, in der ein Schwangerschaftsabbruch aus ärztlicher Entscheidung, z. B. bei Gefahr für Leben und Gesundheit der Mutter, die große Ausnahme darstellte.

Das Blatt hat sich mit den Jahren gewendet. Wir handeln heute aus anderen Motiven als vor Änderung des § 218; es hat sich unsere Haltung gegenüber der Schwangeren und gegenüber dem erwarteten Kind gewandelt.

Für diejenigen unter uns, die heute im Schwangerschaftsabbruch eine Möglichkeit ärztlicher Hilfeleistung anerkennen, für diejenigen, die erleichtert sind, daß unter weitgefaßten Voraussetzungen ein Schwangerschaftsabbruch gesetzlich möglich ist, für mich, die ich zu diesen Ärzten gehöre, eröffnete sich im Augenblick der Übernahme der damit verbundenen Beratertätigkeit ein vorher nicht erahnter Komplex von Konflikten: Unsere Vorstellungen vom Lebenswert, unsere Beziehungen zur Gesetzgebung, unsere Beziehung zur wissenschaftlichen Forschung, unser Umgang mit dem Leben werden ständig aufs neue in Frage gestellt, wie im folgenden darzustellen sein wird.

Was in den ersten Stunden klar gezeichnet und leicht schien, nämlich Ratsuchenden in ihrer Not jetzt Hilfe bei schwerwiegenden genetischen Erkrankungen des Kindes anbieten zu können, hat sich im Laufe der vergangenen Jahre immer mehr auf die psychischen und sozialen Konfliktsituationen der Schwangeren selbst konzentriert und das Leben des Kindes immer weniger berücksichtigt. Das Wertsystem, das von uns die Berücksichtigung der Interessen des Kindes, der Schwangeren und der Familie sowie auch der Interessen der Gesellschaft verlangt, hat im Bewußtsein der Allgemeinheit eine Wandlung erfahren, die bei der Abwägung der Güter ein vordergründiges Interesse der Schwangeren und der Familie erwirkte.

Die Beratung und Begutachtung bei Schwangerschaftsabbrüchen aus genetischer Indikation beurteilt in erster Linie die Notlage der Frau, die Frage der Zumutbarkeit und Belastbarkeit der Mutter, ihre psycho-soziale Situation, für ein geschädigtes Kind zu sorgen, und nicht vorrangig die Frage nach dem Lebenswert und »Lebensunwert« des ungeborenen Kindes.

Den Schwangerschaftsabbruch aus genetischer Indikation betrachten wir Humangenetiker, aber auch die Mütter als ethisch gerechtfertigt, wenn es sich um eine nachweisbar schwere Erkrankung des Kindes handelt und die Situation von Berater und Schwangerer zusammen getroffen, beurteilt und verarbeitet werden kann. Trotzdem sollte sich jeder genetische Berater stets bewußt sein, daß der Entscheidungsprozeß für oder gegen den Schwangerschaftsabbruch im individuellen Fall vom Abwägen der Güter abhängt; das Leben des Kindes darf in der Rangordnung der Werte nicht zugunsten des mütterlichen Interesses vernachlässigt werden (P. Albrecht, 1980; T. M. Schroeder, 1979, 1980).

Es geht in jedem Falle um das Einzelschicksal des Kindes, der Mutter und der Familie, und es geht um Lebensqualitäten (Birch und Albrecht, 1975; Fuhrmann und Vogel, 1975), und nicht etwa um eine von einer bestimmten Gesellschaft geforderte Verbesserung des genetischen Materials einer Population, im Grunde also nicht um mehr »eugenische Maßnahmen«. Denn die Kinder, deren Geburt verhindert wird, sind in der überwiegenden Mehrzahl homozygot Kranke oder, bei chromosomalen Mißbildungen, Neumutationsträger ohne Fortpflanzungszukunft, also ohne Auswirkung auf den genetischen Pool einer Bevölkerung. Nur bei wenigen, dominant erblichen Krankheiten kann man über eine »eugenische« Bedeutung in der Rangordnung der Werte diskutieren, so z. B. bei Chorea Huntington oder beim Retinoblastom.

Die Genetiker sind sich darüber weitgehend einig, daß die heutigen Maßnahmen – seien es Schwangerschaftsabbrüche oder individueller Verzicht auf Kinder oder andererseits erfolgreiche Operation und weitere Fortpflanzungsmöglichkeit (wie beim Retinoblastom) nur marginale Effekte auf den Genpool einer Bevölkerung besitzen (Vogel und Motulski, 1979).

Auch wenn wir den Verzicht auf Nachwuchs bei schwerwiegender Belastung und hohem Wiederholungsrisiko der Erbkrankheiten mit und ohne Sterilisation als eine Entscheidung akzeptieren, die uns ethisch am ehesten vertretbar scheint, so ist doch jedem von uns verständlich, daß solche Familien von dem Angebot moderner Medizin und angewandter Humangenetik Gebrauch machen, um gesunde Kinder zu bekommen, das heißt: kranke Feten zu eliminieren und gesunde am Leben zu erhalten.

Die Aufklärung der Bevölkerung durch Wissenschaftler und Medien über manche machbaren Maßnahmen, über gesetzliche Möglichkeiten und nicht zuletzt über die Handhabung dieser Maßnahmen durch uns Ärzte hat dazu geführt, daß Frauen Schwangerschaften mit der Rückversicherung eines Schwangerschaftsabbruches aus genetischer Indikation planen und zulassen. Die hohe ethische Forderung, daß die Notlagensituation der Frau ohne die Absicht der Abtreibung eingetreten sein muß, ist heute nicht mehr haltbar und schon gar nicht im Einzelfall ausschlaggebend für eine Begutachtung. Die im ethisch religiösen Sinne geforderte »Unschuld« geht in wissenschaftlich orientierten Zeiten wie heute verloren.

Eine Schwangerschaft darf in solchen Fällen abgebrochen werden, in denen mit Hilfe moderner Methoden während der Schwangerschaft ein krankes Kind durch die Untersuchung des Fruchtwassers oder durch die immer noch selten angewandte Fetoskopie diagnostiziert wird. Aber auch allein bei hohem statistischem Risiko für eine schwerwiegende Krankheit des Kindes darf nach unserer Ansicht ein Schwangerschaftsabbruch aus genetischer Indikation beantragt werden. Da hierbei im Mittel mehr gesunde Kinder abgetrieben werden, stellt uns dieses Vorgehen vor erhebliche ethische Probleme.

Die Aufgaben des genetischen Beraters bestehen darin, zusammen mit der Schwangeren und deren Familie eine Lösung des Konfliktes zu finden und eine Entscheidung zu treffen, die allen Zweifeln und Anfechtungen im weiteren Leben der Betroffenen, aber auch des Beraters standhalten soll. Sie müssen deshalb nach unseren Wertmaßstäben erarbeitet werden, um ethisch vertretbar zu bleiben.

Ich schließe hier ausdrücklich den Berater ein. Er kann sich nicht auf das distanzierte Podest des lediglich wert-neutral informierenden Wissenschaftlers zurückziehen. Jede Tendenz im Beratungsgespräch, jede Äußerung des Beraters zu Fragen der Schwangeren, seine Persönlichkeit, seine ethische Haltung, sein Umgang mit Leben, seine Lebensauffassung im weitesten Sinne tragen entscheidend zur Haltung der Schwangeren und zum Schicksal des erwarteten Kindes bei.

Da die Fruchtwasseruntersuchung (Amniozentese) erst im 4. Schwangerschaftsmonat ausgeführt werden kann und die Resultate meist erst nach Zellanzüchtung vorliegen, gerät die Entscheidung für oder gegen Schwangerschaftsabbruch schließlich in Zeitnot. Diese Eile trägt erheblich zur Verunsicherung der Schwangeren und des Beraters bei. Denn manchmal wird die Entscheidung von der Schwangeren in einer Art Panikstimmung getroffen und richtet sich dann immer gegen das Leben des Kindes. Der Gedanke, daß ein totes Kind die Richtigkeit der Entscheidung niemals anfechten wird, spielt sicherlich unbewußt oder mindestens nicht verbalisiert bei allen Beteiligten eine Rolle, ähnlich wie Herr von Loewenich es bei der Problematik der Sterbehilfe in der Intensivstation empfindet. Die dringend zu fordernde Nachsorge für Frauen nach Schwangerschaftsabbruch dürfte zu dieser Vermutung detaillierten Aufschluß bringen. Der Rückzug auf die medizinische Machbarkeit, die Legalisierung des Schwangerschaftsabbruches als eine humane Hilfsaktion für die Mutter, finden heute rascher statt als es gut ist zum Nachdenken und zur Abwägung der Güter in wiederholten Gesprächen. Das betrifft im einzelnen keineswegs allein den humangenetischen Berater, sondern alle Ärzte, die sich mit dem Schwangerschaftsabbruch befassen.

Wenn auch heute die Konfliktsituation der Frau ausschlaggebend ist, so ist sie nach wie vor auf das engste mit der Krankheit des erwarteten Kindes verbunden. Wenn auch die Schwere des Schadens beim Kind in vielen Fällen sicher prognostiziert werden kann, so bleiben in anderen Fällen doch manche prognostischen Zweifel, die den Berater und die Schwangere in ihren gemeinsamen Entscheidungen verunsichern.

Wir tragen alle Wertskalen für Lebenswerte und Lebensunwerte in uns, die wir in unseren täglichen Entscheidungen ständig anwenden. Unsere Konflikte, unsere ethischen Probleme treten am deutlichsten hervor in jener Grauzone, in der sich Lebenswert und Lebensunwert, zumutbar oder nicht zumutbar, die Waage halten. Auch in der Beratergruppe von 8 bis 10 Ärzten an unserem Institut wird immer wieder deutlich, wie unterschiedlich der Einzelne Konfliktsituationen mit seinem persönlichen Verständnis und Einsatz, mit seiner individuellen Wertskala für Kind und Mutter beurteilt. Es zeigt sich auch sehr deutlich, wie variabel diese Beurteilung sein muß, wenn solche Wertskalen in unserer pluralistischen Gesellschaft nicht mehr eine einheitliche Basis besitzen, sondern eine Individualethik die Grundlage bildet. Damit aber wird die Ethik des Beraters in den Hintergrund gedrängt, die Beurteilung der Situation durch die betroffene Schwangere selbst erhält entscheidendes Gewicht.

Wir haben am Beispiel einer Mutter, die ihr pränatal diagnostiziertes mongoloides Kind ausgetragen hat, erfahren, wie stark unsere Wertskala im Erstarren begriffen war. Die Entscheidung der Mutter für ihr krankes Kind hat uns herausgefordert, den gesamten Komplex: pränatale Diagnostik, Trisomie 21, Krankheitsbild des Kindes, Belastung der Mutter und Familie neu zu überdenken und akzeptieren zu lernen, daß der Schwangerschaftsabbruch bei Trisomie 21 vorwiegend aus psycho-sozialen und nicht aus genetischen oder kindlichen Gründen erfolgt. Die gleichen Argumente treffen auch zu bei einem Schwangerschaftsabbruch wegen Klinefelter-Syndrom, XXX oder XYY-Konstitution.

Ich möchte diese Gedanken um unsere Werteskala noch etwas vertiefen. Eingangs habe ich gesagt, daß die neue gesetzliche Regelung zum Schwangerschaftsabbruch auch Konflikte in unserer Beziehung zur wissenschaftlichen Forschungsarbeit aufgeworfen hat. Ich will das an einem Beispiel erläutern.

Nach ersten guten Erfahrungen mit Fruchtwasserpunktionen ist diese Methode der Charakterisierung von Chromosomenkonstitutionen und auch biochemischen Merkmalen der kindlichen Zellen vielerorts aufgegriffen worden, um in den Dienst genetisch belasteter Familien gestellt zu werden. Immer neue Techniken wurden entwickelt, um nun auch diese oder jene Erbkrankheit frühzeitig – das heißt bis zur gesetzlichen Abbruchsfrist – identifizieren zu können. Ich habe mit meinen Mitarbeitern auch dieses Angebot von fetalen Zellen aufgegriffen, eine Methode erarbeitet und beschrieben, um homozygot kranke Feten mit Fanconi-Anämie entdecken zu können. Die Fanconi-Anämie ist mein Forschungsobjekt seit 1964.

Wir hatten jetzt Gelegenheit, einer jungen Frau die pränatale Diagnose anzubieten, die eine 10-jährige kranke Tochter hat und deren zweites Kind gesund ist. Sie war anderenorts über die Möglichkeit der vorgeburtlichen Diagnostik orientiert worden und kam in der 10. Schwangerschaftswoche zur Beratung, die wir regelmäßig vor jeder Fruchtwasseruntersuchung durchführen – im übrigen auch dann, wenn es sich »nur« um ein altersbedingtes Risiko für eine Chromosomenaberration handelt.

Bei dem ausführlichen Gespräch mit dieser Patientin stellte sich heraus, daß die Information über Art und Weise der pränatalen Diagnostik aus Fruchtwasserzellen inkompetent erfolgt war. Die junge Frau stellte sehr rasch fest, daß eine Methode mit dem Ergebnis zwischen der 22. und 24. rechnerischen Schwangerschaftswoche für sie nicht akzeptabel sei, ein Abbruch käme so spät in der Schwangerschaft überhaupt nicht mehr in Frage, sie hätte diese Schwangerschaft nie gewagt, wenn sie vollständig beraten worden wäre.

In weiteren Gesprächen stießen wir auf Fragen, die mir die Problematik unseres wissenschaftlichen Handelns und der daraus resultierenden angewandten Cytogenetik bewußt gemacht haben. Die Frage der Mutter lautete: Ist die Fanconi-Anämie denn überhaupt eine Krankheit, die einen Schwangerschaftsabbruch rechtfertigt?

Wie lange muß denn ein Mensch leben, um nach unserer Werteskala das Leben zu erhalten – oder um wieviel verkürzt sollte ein Menschenleben sein, um daraus die Schlußfolgerung zu ziehen, daß es besser gar nicht beginnt? Ist der frühe Tod, wahrscheinlich durch Verbluten zwischen dem 5. und 10. Lebensjahr ein ausreichender Grund, das Kind gar nicht leben zu lassen?

Die junge Frau hat sich für ihr Kind entschieden und konsequent auch eine Fruchtwasserpunktion abgelehnt, da diese immer noch mit einem geringen Abortrisiko belastet ist.

In diesem Fall stand unsere gemeinsam erarbeitete Entscheidung für das Kind im Gegensatz zur Haltung des Pädiaters, der eine Beeinflussung der Mutter für den Schwangerschaftsabbruch vorschlug. Ich habe die Entscheidung der Mutter respektiert und daraus gelernt, wie sehr wir in der Forschung um pränatale Diagnostik der verschiedenen Erbkrankheiten von einer Verführung zum Machbaren bedroht sind. Wir sind in Gefahr, dem Irrtum zu erliegen, mit dem Schwangerschaftsabbruch seien die ärztlichen und menschlichen Probleme gelöst (Schroeder, 1979, 1980; Lejeune, 1979).

Die Diskussion um unsere recht rigide Lebenswert- und Lebensunwert-Skala kann nicht an Krankheiten wie der Chorea Huntington oder anderen Stoffwechselkrankheiten des Gehirnes vorbeigehen, bei denen sich die Kinder zuerst völlig normal entwickeln. Hier erhebt sich im Einzelfall die Frage: Wie lange soll ein Menschenleben währen, bis es »unwert« ist, so daß wir es vor der Geburt zerstören? Die Aussicht, eine ungestörte Jugend zu erleben, eine Berufsausbildung durchzumachen, eine Familie zu gründen und dann im mittleren Lebensalter vorzeitig an *Chorea Huntington* zu erkranken und zu sterben, ist in unserer Vorstellung eine unerträgliche Belastung für den Träger der Krankheit und für seine Familie.

Diese Krankheit gehört in allen Bewertungsskalen zu denjenigen mit relativ leichter *Entscheidung für* einen Schwangerschaftsabbruch, nicht zuletzt auch aus eugenischer Erwägung. Ich kenne jedoch Klienten, die den Sinn ihres Lebens nicht durch das Erkrankungsrisiko eingeschränkt sehen. Für viele Berater stellt sich bei einer solchen Situation die Frage nach einer Einflußnahme auf Entscheidungen für den Schwangerschaftsabbruch, denn der Berater würde sich nach seiner persönlichen Wertskala richten und die Konfliktlage der Schwangeren und ihre Persönlichkeit als von ihr selbst nicht in vollem Umfang erfaßbar beurteilen, wie es im Falle der Fanconi-Anämie durch den Pädiater geschehen ist.

Wir können nur hoffen, daß unsere Gesellschaft imstande ist, Eltern nach einer schweren Entscheidung für ein krankes Kind nicht durch Stigmatisierung, Diskriminierung, Vorwürfe oder gar Ablehnung menschlicher und finanzieller Hilfeleistung zu strafen, Auswirkungen, die die Organe der Kirche durchaus realistisch sehen (Birch und Albrecht, 1975; Albrecht, 1979).

Auf der anderen Seite brauchen diejenigen, die den Schwangerschaftsabbruch unterstützen, durchführen und erleiden, die Hilfe des Kollektivs, womit ich sowohl die Gesellschaft mit ihren politischen Vertretern, mit Philosophen, Theologen und wissenschaftlichen Experten meine, wie auch den kleinen Wirkungsbereich des Einzelnen, seine Familie und die Kollegengruppe. Die gesetzliche Forderung nach der Fremdbewertung der Situation von außen, durch einen Dritten, wird Berater und Ratsuchende immer vor Konflikte stellen, die bei der Entscheidung für oder gegen den Schwangerschaftsabbruch ungelöste Probleme hinterlassen, solange keine Autorität ein Verhaltensmuster empfiehlt, das alle gleichermaßen verpflichtet.

Die Individualethik des heutigen Menschen in unserer Gesellschaft, in den Bevölkerungsgruppen mit durchaus abweichenden ethischen Werten, verbietet indes allgemeingültige, verbindliche Weisungen. Die freiheitliche Entscheidung der Mutter muß nach wie vor im Zusammenhang mit den ethischen Grundwerten innerhalb unserer Gesellschaft gesehen und beurteilt werden. Wir müssen uns bewußt sein, daß die Abwägung der Güter gegeneinander einer ständigen Wandlung unterliegt, an der wir teilhaben. Immer werden es die Grenzfälle sein, die uns Berater in die tiefstreichenden ethischen Konflikte stürzen.

Literatur

Abrecht, P.: Faith and Science in an unjust world. Report of the World Council of Churches' Conference on Faith Science and the Future, Vol. I and II. World Council of Churches, Geneva 1980.

Birch, Ch., P. Abrecht: Genetics at the Quality of Life. Pergamon Press, (Australia), Potts Point, 1975.

Fuhrmann, W., F. Vogel: Genetische Familienberatung, Heidelberger Taschenbücher Nr. 42, II. Auflage. Springer, Berlin–Heidelberg–New-York 1975.

Léjeune, J.: Das Gegenteil von Medizin. Der Überblick 15, 52–54 (1979).

Schroeder, T. M.: Nachdenken über die ethische Problematik der biologischen Manipulation menschlichen Lebens. Una Sancta 34, 204–213 (1979).

Schroeder, T. M.: Ethische Probleme der biologischen Revolution. Ökumenische Rundschau 29, 188–200 (1980).

Schrömbgens, G. E.: Die Fruchtschadensindikation zum Schwangerschaftsabbruch. Diss., Heidelberg 1976.

Vogel, F., A. G. Motulski: Human Genetics. Problems and Approaches. Springer, Berlin – Heidelberg – New York 1979.

Seelische Auswirkungen des Schwangerschaftsabbruches auf die Frau

Hans Ludwig

Das Thema »Seelische Auswirkungen des Schwangerschaftsabbruchs (SA) auf die Frau« bedarf des Versuches einer begrifflichen Strukturierung, will man vermeiden, sich entweder auf die subjektiven Eindrücke, die man als handelnder Arzt gewinnt, zurückzuziehen, oder sich in der Fülle der inzwischen veröffentlichten Daten zu verirren. Die objektive Erfassung von Daten zu diesem Thema ist unter allen Bedingungen und in allen Ländern der westlichen Welt schwierig. Die Einschränkungen der Objektivität ergeben sich aus dem kulturellen, religiösen, moralischen, legislativen und sozialen Umfeld, in dem sie erhoben werden, und aus der Interferenz dieser Faktoren auf den seelischen Zustand einer Frau in der Ausnahmesituation einer Schwangerschaft.

Die Beschränkung auf wenige, etwa in unserem Lande ermittelte Ergebnisse, siehe z. B. Offergeld (1961), Diederichs (1976, 1980), Buck (1976), Runte (1978) und Bönitz (1979), würde ein unvollkommenes Bild der wissenschaftlichen Situation zu dieser Frage vermitteln; andererseits beziehen wir mit den Daten aus westlichen Ländern, in denen der sogenannte legale Schwangerschaftsabbruch länger als bei uns praktiziert und dementsprechend in breiterem Rahmen wissenschaftlich diskutiert wird, Voraussetzungen ein, die für unser Land nicht in jeder Hinsicht mit derselben Gewichtung gelten.

Gemeinsam ist die Institution Ehe und Familie als schützenswerte Einheit für Geburt und Erziehung der Kinder. Gemeinsam ist, daß die vor- und außereheliche sexuelle Beziehung aus Gründen der Verantwortung für das Kind in der Regel noch immer als diskriminierend angesehen wird, wobei die Diskrepanz zwischen dem, was öffentlich als sittlich gilt, und jenem, was wie selbstverständlich getan, toleriert oder sogar respektiert wird, beträchtlich klafft. Gemeinsam ist ferner, daß Unfruchtbarkeit eines Paares als abnorm oder behandlungsbedürftig bemitleidet wird. Der Wunsch nach dem Kind wird als das Gemäße und Natürliche erwartet. Gemeinsam ist der Prozeß einer Enttabuisierung der Empfängnisverhütung, ja eine verantwortliche Kontrolle der Fruchtbarkeit einer Ehe wird erwartet. Schließlich ist den Ländern, in denen über die Frage des Themas Erhebungen gemacht wurden und deren Ergebnisse bei uns meinungsbildend und erkenntnisfördernd sein können, gemeinsam, daß der männliche Partner weiterhin als der dominante und initiierende, die Frau als der tolerierende und akzeptierende Partner empfunden wird. Die Emanzipation und Entwicklung zum Feminismus sind viel diskutierte Strömungen, aber in der Bevölkerung doch kaum wirklich existent.

Entgegenstehende gesetzliche Regelungen können nicht verhindern, daß die vor- und außereheliche Schwangerschaft weiterhin als illegitim betrachtet wird. Religiöse Bindungen und moralische Wertungen tragen, bewußt oder unbewußt, in unserer Kultur die Gewissensbildung und bestimmen so auch die Reaktion von Frauen auf eine ungewollte Schwangerschaft. Wie zu zeigen sein wird, sind bemerkenswerte Entwicklungen eingetreten, die hier mehr, anderswo weniger als Warnzeichen verstanden werden. Die Permissivität in den sexuellen Beziehungen selbst sehr junger Menschen und die drastische Zunahme extramatrimonieller Schwangerschaften in Nordamerika und im westlichen Europa signalisieren, daß ein Wandel der Auffassung zu vorehelicher Enthaltsamkeit und außerehelicher sexueller Beziehung schon weit fortgeschritten ist. Nach den Berechnungen von Grimes und Cates (1979) werden gegenwärtig in der Welt jährlich 30 bis 55 Millionen Schwangerschaften abgebrochen.

Eine umfassende Behandlung des Themas im Auftrag der Weltgesundheitsorganisation verdanken wir Raymond Illsley und Marion Hall. Sie ist unter dem Titel »Psychosocial aspects of abortion« 1976 im Bulletin der WHO veröffentlicht worden. Dieser Titel deutet an, daß die gegenseitige Abhängigkeit von psychischen und sozialen Faktoren gesehen wird. Eine Übersicht über die ältere Literatur bringen Simon und Senturia (1966). Schlußfolgerungen aus Berichten über die seelische Auswirkung des Schwangerschaftsabbruchs bei Frauen, die zum Zeitpunkt des Begehrens auf Schwangerschaftsabbruch nicht psychisch krank waren, decken die ganze Variationsbreite von Pessimismus bis Optimismus: Bolter (1962) schreibt, er habe nie eine Frau betreut, die nicht Schuldgefühle nach der Vornahme eines Schwangerschaftsabbruchs habe erkennen lassen, Osofsky et al. (1971) stellen heraus, die weitaus wahrscheinlichere Folge eines Schwangerschaftsabbruchs sei Erleichterung nach der Befreiung von einer ungewollten Belastung. Die zwischen den Extremen gespannte Breite der Variation der Einschätzung seelischer Auswirkungen des Schwangerschaftsabbruchs auf die Frau ist kaum anders zu erklären, als daß verschiedene Untersucher einige bestimmende Kriterien unterschiedlich werten, einbeziehen oder ganz außer acht lassen:

a) Vorausgehende seelische Störungen, die möglicherweise sogar ursächlich mit dem Eintritt einer ungewollten Schwangerschaft verknüpft sind.
b) Das Stigma, welches der ungewollten und erst recht der »illegitimen« Schwangerschaft immer noch anhaftet.
c) Bewußte oder unbewußte Störungen in der Partnerbeziehung, welche durch eine ungewollte Schwangerschaft innerhalb und außerhalb von Ehen so gut wie immer eintreten, unabhängig davon, ob ein Schwangerschaftsabbruch vorgenommen wird oder nicht.
d) Das Erlebnis des Eingriffes per se, insbesondere weil er die Intimsphäre der Frau betrifft, als seelisches Trauma.
e) Die mögliche Überlagerung seelischer Störungen, ausgelöst durch den Abbruch einer Schwangerschaft, mit solchen, die auf eine gleichzeitige oder folgende Sterilisierung zurückgehen, sofern, was nicht selten geschieht und praktisch ärztlich bei bestimmten Konstellationen gerechtfertigt ist, Schwangerschaftsabbruch und Sterilisierung kombiniert werden.
f) Belastende Einflüsse, die von bewußt oder unbewußt ablehnender Einstellung des ärztlichen und pflegerischen Personals, aber auch der Mitpatienten, ausgehen.
g) Insbesondere bei uns nicht ganz auszuschließen sind auch negative Einflüsse des rein administrativen Vorganges beim Schwangerschaftsabbruch und des damit verbundenen Zeitaufwandes zwischen der Entscheidung der Frau bzw. des Paares und dem medizinischen Vollzug oder der Verweigerung des Vollzuges eines Schwangerschaftsabbruchs.
h) Schließlich sind Unkenntnis bzw. Befürchtungen über körperliche Folgen des Schwangerschaftsabbruchs nicht selten. Insbesondere spielt hier die Furcht vor einer nachfolgenden Unfruchtbarkeit der Frau eine Rolle[1)].

[1)] Es muß angemerkt werden, daß die Letalität und Morbidität des Schwangerschaftsabbruchs stark zurückgegangen ist. Die Inzidenz früher und später Komplikationen des Schwangerschaftsabbruchs ist abhängig vom Zeitpunkt und von der Methode, wobei die Methode ihrerseits durch das Schwangerschaftsalter wesentlich mitbestimmt wird. Der gelegentlich allzu positivistisch geäußerte Optimismus amerikanischer Untersucher dem Schwangerschaftsabbruch gegenüber hat seine Wurzeln u. a. darin, daß der Schwangerschaftsabbruch dort in der Regel sehr viel früher, gemessen nach der Schwangerschaftsdauer, erfolgt als bei uns. Grimes und Cates verglichen 1979 die niedrigere Letalität des Schwangerschaftsabbruchs mit der höheren bei Tonsillektomie und bringen gerade durch die Wahl dieses Vergleiches zum Ausdruck, daß man den Schwangerschaftsabbruch man-

Das gestörte Partnerverhältnis ist unabhängig von den Reaktionstypen des weiblichen Partners häufig aufzudecken (Walter, 1970). Auch der männliche Partner kann erheblich leiden, bzw. seelische Störungen können bei beiden Partnern wechselweise eintreten (Wallerstein und Bar-Din, 1972). Einstellungen von Partner und/oder Eltern tauchen in vielen Untersuchungen als entscheidende Kriterien auf (Bracken et al., 1974; Wallerstein et al., 1972), sie verschlimmern oder erleichtern seelische Störungen vor allem bei Jugendlichen, je nachdem, ob dort eine kritische und ablehnende oder eine verständnisvolle und helfende Atmosphäre verbreitet wird (Perez-Reyes und Falk, 1973; Merz, 1979).

Die im folgenden genannten Zahlen geben nur Anhaltspunkte. Man sollte stets im Gedächtnis behalten, daß zahlenmäßige Angaben über psychische Reaktionen in hohem Maße methodenabhängig sind, auf der Kooperationsbereitschaft der Befragten und der Erfahrung der Untersucher in weit stärkerem Maße beruhen als etwa bei naturwissenschaftlichen Erhebungen, die auf konkrete Messungen psycheunabhängiger Fakten zurückgreifen können. Aren (1958) interviewte in Skandinavien 100 randomisiert ausgewählte Frauen 3 Jahre nach Schwangerschaftsabbruch und fand unter ihnen 23% mit schweren Schuldgefühlen, 25% mit weniger ausgeprägten, jedoch immerhin aufdeckbaren Gefühlen des »schlechten Gewissens«. Ford (1971) befragte 21 Frauen vor und 6 Monate nach dem Schwangerschaftsabbruch und berichtet, daß nahezu alle vorübergehend Zeichen von Depression geboten hätten, immerhin 3 von 21 Frauen auch längere Zeit danach noch psychisch auffälliger blieben als vorher. Milojevic (1972) teilt aus Jugoslawien eine mit 11% relativ hohe Inzidenz von Depressionen bei Schülerinnen mit, welche einen Schwangerschaftsabbruch hinter sich hatten. Die depressive, oft länger anhaltende seelische Störung war insbesondere dann vorhanden, wenn die Schwangerschaft zu Problemen mit dem jugendlichen Partner oder zu Partnerverlust geführt hatte. Daher sind Überlagerungen verschiedener Motive kaum auszuschließen.

Der WHO-Report faßt die Ergebnisse von mehr als 10 Studien, darunter auch solche, deren Methodik als unzureichend kritisiert wird, zusammen und stellt fest, daß die Inzidenz psychiatrisch behandlungsbedürfti-

---

cherorts in den USA ohne moralische Wertung als einen Eingriff wie jeden anderen beliebigen beurteilt. Damit sei nicht unterstellt, daß die genannten Untersucher keine moralische Wertung des Schwangerschaftsabbruchs vornähmen. Die US-Epidemiologen belasten jedoch die aus den gewonnenen epidemiologischen Daten gezogenen Folgerungen nicht damit. Sie trennen den medizinischen, psychologischen und soziologisch-moralischen und ethischen Aspekt.

ger Störungen nach Schwangerschaftsabbruch gering sei, verglichen mit der hohen Inzidenz von, wie wörtlich erwähnt, »beneficial reactions«, was man wohl als eher günstige oder stabilisierende seelische Reaktion übersetzen muß.

Eine der frühesten Untersuchungen stammt von Ekblad (1955), die 479 Frauen, welche aus psychiatrischen oder sozialen Gründen in den Jahren 1949 und 1950 in Stockholm einen Schwangerschaftsabbruch haben durchführen lassen, einbezog. Er befragte sie vor der Entlassung aus der damals obligaten stationären Behandlung *und* 2 bis 5 Jahre später. 11% der Befragten machten sich noch spät nach Schwangerschaftsabbruch Selbstvorwürfe, wenngleich Ekblad diese Reaktion in der psychiatrischen Terminologie als »milde Depression« umschrieben wissen will. Es fiel aber auf, daß unter den so auffällig gewordenen Frauen vor allem solche waren, bei welchen eine Sterilisation mit dem Schwangerschaftsabbruch verbunden war. 4 von 479 Frauen waren wegen der seelischen Störungen erwerbsunfähig geworden, bei allen diesen war auch ein Bruch mit dem Partner erfolgt. Brekke (1958) berichtet in derselben Dekade aus Norwegen an einer allerdings viel kleineren Stichprobe von milden depressiven Störungen bei nur 6%. Peck und Marcus befragten 1966 50 jüdische amerikanische Frauen, die aus sozial gut gestellten Kreisen stammten, detailliert über seelische Probleme nach Schwangerschaftsabbruch. Nur eine sei darunter gewesen, welche die Vornahme des Schwangerschaftsabbruchs 6 Monate später bedauert habe, etwa 20% hätten »leichte« Schuldgefühle bekannt. Hong (1966) fand in Korea bei etwa 10% der von ihm untersuchten Frauen depressive Veränderungen nach Schwangerschaftsabbruch. Aus Großbritannien berichteten Clark et al. (1968), später Pare und Raven (1970) zumeist durch Interviews ein bis drei Jahre später über 250 von 270 Frauen, die wegen des Begehrens auf Schwangerschaftsabbruch einer vorherigen psychiatrischen Befragung ausgesetzt waren. Unter diesen 270 Frauen waren 128, bei denen ein Schwangerschaftsabbruch auch ausgeführt worden war. Alle davon bis auf zwei seien darüber erleichtert gewesen, 13% hätten jedoch für eine kurze Zeit (bis 3 Monate) nach dem Schwangerschaftsabbruch unter Schuldgefühlen gelitten. Margolis (1971), San Francisco, Ford (1971), Los Angeles, und Niswander (1972), Buffalo, berichten getrennt und an Hand von Ergebnissen aus psychologischen Testverfahren, die vor und 3–6 Monate nach einem Schwangerschaftsabbruch abliefen, übereinstimmend über »signifikante Verbesserungen« bei etwa der Hälfte der so untersuchten Frauen.

Aitken-Swan (1973), Aberdeen, wertete soziologische Interviews vor und 4 bis 5 Monate nach Schwangerschaftsabbruch aus: Unter 50 unverheirateten Frauen litten 21 an Depressionen und Schuldgefühlen, dennoch waren 46 davon überzeugt, die richtige Entscheidung getroffen zu haben. Eine weitere Studie aus Schottland (McCance, 1973) ergab Kriterien depressiver Verstimmung bei nur 15% der unverheirateten, jedoch bei 30% der verheirateten Frauen, welche 13 – 43 Monate zuvor einen Schwangerschaftsabbruch hatten ausführen lassen.

Beck berichtete 1964 aus Basel: »50 Frauen, bei denen aus psychiatrischen Gründen ein Schwangerschaftsabbruch vorgenommen worden war, wurden nach Schuldgefühlen befragt. Es handelt sich psychopathologisch vorwiegend um einfach-abnorme Entwicklungen [1)] und Neurosen. 27 Kranke äußerten Schuldgefühle, bald bewußter Art, bald in Form somatischer Symptome. 23 erlebten den Eingriff ohne Gewissensregung.«

Was wissen wir über die seelische Reaktion bei Frauen mit ungewollter Schwangerschaft, welchen ein Schwangerschaftsabbruch verweigert wird (die Zahlen der Ablehnung von Schwangerschaftsabbruch, für die eine sogenannte Notlagen-Indikation geltend gemacht wird, liegen bei uns zwischen 100% und Null je nach Region, Klinikstruktur, ärztlicher und administrativer Einstellung, Schwangerschaftsalter, Verbalisierungsvermögen der Antragstellerin etc.)?

1. These:

Frauen, welche die Verweigerung des Schwangerschaftsabbruchs ohne faßbare Störung ihres seelischen Gleichgewichtes ertragen, sind von vornherein »seelisch stabiler«. Daraus ergibt sich auch, daß der Schwangerschaftsabbruch bei Frauen in »labiler« Verfassung eher ausgeführt wird. Als Motiv spielt auch die ärztliche Hemmung, Hilfeleistung bei Hilfsbedürftigen zu verweigern, eine Rolle.

2. These:

Frauen suchen häufiger als wir nachweisen können, den Ausweg über den »illegalen« bzw. andernorts ausgeführten Schwangerschaftsabbruch. Zahlen liegen hierfür aus einigen Ländern vor:

Schweden 1940–46	12%
Großbritannien 1962–72	24–36%
San Francisco 1971	75%
Schweiz 1959–63	43%

Diese Angaben müssen als Minimalzahlen verstanden werden. Die Dunkelziffer ist erstaunlich groß, auch stoßen katamnestische Erhe-

---

1) Damals die häufigste psychiatrische Indikation zum Schwangerschaftsabbruch in der Schweiz.

bungsversuche bei Frauen, denen das Begehren auf Schwangerschaftsabbruch nicht erfüllt worden ist, auf erhebliche Einschränkungen der Kooperationsbereitschaft. Das Austragen der Schwangerschaft bedeutet für einen Teil der Frauen, deren Antrag auf Schwangerschaftsabbruch aus welchen Gründen immer verweigert wurde, eine unüberwindliche Barriere. Sie glauben, sich die Schwangerschaft nicht zumuten zu können, unabhängig davon, ob später noch Kinder gewünscht werden oder nicht.

Es wurde auch die Frage aufgeworfen, ob sich der seelische Zustand bei Frauen verschlechtere, nachdem ein Begehren auf Schwangerschaftsabbruch abgelehnt worden sei. Kind und Heusser-Willi (1969) fanden bei einer Erhebung in Zürich keine ernsten oder bleibenden Störungen bei 66 Frauen, denen das Begehren auf Schwangerschaftsabbruch abgelehnt wurde (Ablehnungsquote in Zürich zu dieser Zeit 13%). Aber etwa die Hälfte aller Frauen, die abgewiesen wurden, ließen den Schwangerschaftsabbruch anderswo ausführen. Hoffmeyer (1967) berichtet aus Dänemark über die Ergebnisse entsprechender Erhebungen an 121 Frauen: 31 (25,6%) seien glücklich, 40 (33%) unglücklich gewesen, ein Drittel habe keine oder keine verwertbaren Angaben gemacht. Hook (1963) ermittelte in Skandinavien unter 249 Frauen, denen der Schwangerschaftsabbruch verweigert worden war, nach 18 Monaten noch 24% seelisch gestörte, 31% hielten sich selbst für unausgeglichen und verändert, obschon objektiv nichts nachzuweisen war, und 7% waren unfähig, 18 Monate nach dem verweigerten Schwangerschaftsabbruch ihrer geregelten Arbeit nachzugehen. Auch Ford (1971) berichtet über einen relativ hohen Prozentsatz wahrnehmbarer seelischer Störungen bei Frauen, denen ein Schwangerschaftsabbruch in Los Angeles verweigert wurde, Pare und Raven (1970) aus London über 34% anhaltende seelische Unausgeglichenheit nach der Verweigerung, einige (ca. 10%) bedurften psychiatrischer Behandlung. Etwa ein Drittel der Frauen, denen das Begehren auf Schwangerschaftsabbruch verweigert worden war und die ihr Kind austragen, fühlen sich in ihrer mütterlichen Rolle beeinträchtigt und bieten auch objektive Zeichen dafür, daß die Zuwendung zum Kind, zumindest für den kurzen Beobachtungszeitraum von ein bis zwei Jahren, mangelhaft ist. Visram (1972) hat 95 Frauen, deren Begehren auf Schwangerschaftsabbruch abgewiesen wurde, in Manchester 2–15 Jahre weiter beobachtet. 73 trugen die Schwangerschaft aus, 6 versuchten Suizid, 2 versuchten wiederholten Suizid und weitere 2 kamen durch Suizid um. 34 Frauen hatten sich nur mangelhaft mit ihrer Situation abgefunden, insgesamt waren bei etwa der Hälfte aller dieser Frauen die Umstände, in denen das schließlich geborene Kind aufwuchs, ungünstig, aber eben doch nur in der Hälfte der Fälle. In Aberdeen stellte Aitken-Swan (1973) fest, daß von 16 Frauen, die als Alleinstehende das nach verweigertem Schwangerschaftsabbruch ausgetragene Kind zur Adoption gaben, 9 in ihren seelischen Reaktionen auf die Adoption unsicher und gestört gewesen seien, einige hätten die Adoption ebenso wie die Nicht-Durchführung des Schwangerschaftsabbruchs bedauert. Fünf von 61 verheirateten Frauen empfanden, nach ihren eigenen Angaben, weniger für ihre Kinder, als sie es von sich selbst erwartet haben würden, zwei bedauerten das Austragen ebenso wie die Adoption, zu der sie sich nach der Geburt entschlossen.

Die auch heute noch als klassisch geltende Untersuchung über das Schicksal von 120 Kindern, die geboren wurden, nachdem ihren Müttern ein Begehren auf Schwangerschaftsabbruch nicht erfüllt worden war, stammt von Forssman und Thuwe (1966). Die Kinder wurden mit einer biologischen und sozialen Kriterien gleichartigen und gleichgroßen Gruppe von Kindern, die als »gewünscht« geboren worden waren, durch teilweise länger als ein Jahrzehnt andauernde Beobachtungen verglichen. Die Gruppe der »unerwünschten Kinder« nahm später mehr als die andere psychiatrische Hilfen in Anspruch und beschäftigte häufiger öffentliche Sozialeinrichtungen. Eine kleinere Anzahl dieser Kinder, als man aus der Kontrollgruppe hätte erwarten sollen, kam mit der Schulausbildung in der vorgesehenen Zeit zurecht, mehr Mädchen aus dieser Gruppe heirateten früher oder bekamen früher das erste Kind als die aus der Kontrollgruppe. Die Hintergründe der Abweichungen beider Gruppen voneinander sind überwiegend ungünstige familiäre oder häusliche Umstände, in welche diese Kinder hineingeboren worden sind. Obgleich auch die Ergebnisse der letztgenannten Studie nicht ohne weiteres verallgemeinert werden dürfen, waren eben diese Umstände selbst schon Teilmotive für das einmal gestellte Begehren auf Schwangerschaftsabbruch, welchem nicht entsprochen worden war. Geschiedene Paare, zerrüttete Ehen, früh verwitwete Frauen, Alkoholismus waren häufiger Bestandteil des elterlichen sozialen Umfeldes.

Dieselben Motive, welche sich bei Frauen, die aus nicht-medizinischen Gründen oder aus anderen als aus eugenischen Gründen einen Schwangerschaftsabbruch begehren[1)], finden lasen, schaffen häufiger als bei den Schwangeren, die sich auf ihr Kind freuen bzw. es mit einer Mischung aus Erwartungsfreude und -angst herbeiwünschen, eine Situation, die keinesfalls frei von seelischen Störungen zu sein braucht. Wir

---

[1)] Schwangerschaftsabbruch nach Vergewaltigung bleibt hier unberücksichtigt.

sollten wohl davon ausgehen, daß eine ungünstige Konstellation kinderfeindlicher Motive in etwa der Hälfte aller Fälle, in denen *aus »sozialer Notlage« oder wegen einer Konfliktsituation* ein Begehren auf Schwangerschaftsabbruch vorgebracht wird, gegeben ist. Daß dies nur auf die Hälfte der deswegen beratenen Frauen zuzutreffen scheint, beweist, wie auch aus widrigen Umständen, die am Anfang der Schwangerschaft vorherrschen mögen, eine schließlich positive Einstellung zum Kind, dem ungeborenen wie dem geborenen, gefunden werden kann.

Glücklicherweise gibt es Beispiele, wo »ungewollt« empfangene Kinder nach ungewünschter Schwangerschaft und mißhelligen Umständen des Anfangs schließlich wie die gewünscht geborenen Geschwister akzeptiert und unter diese ebenso selbstverständlich wie unauffällig eingegliedert werden. Aber es bleiben Beispiele, nicht die Regel.

Ärzte, welche angesichts eines Begehrens auf Schwangerschaftsabbruch die prognostisch richtige Entscheidung treffen sollen, können damit überfordert werden (Moor, 1978). Sie pflegen sich aus dem Dilemma zuweilen dadurch zu retten, daß sie sich auf eine prinzipielle Einstellung berufen, sich also entweder grundsätzlich versagen oder ebenso grundsätzlich die in sie gesetzten Erwartungen der mit dem Begehren an sie herantretenden Frau erfüllen. Beides scheint mir zu einfach und daher falsch zu sein. Vermutlich müssen wir uns dem Dilemma in jedem einzelnen Falle stellen. Das schlösse ein, bei gleichen Voraussetzungen stets gleich zu entscheiden. Die Erfahrung lehrt, daß das eine Abstraktion ist. So gut wie jeder individuelle Fall bringt seine individuellen Motive, Erwägungen, Ängste und Nöte mit sich.

Literatur

Aitken-Swan, J.: A case study in North-East Scotland. In: Horobin, G. W. (ed.): Experience with abortion. Cambridge University Press, London 1973.

Aren, P., C. Anmark: The prognosis in cases in which legal abortion has been granted but not carried out. Acta psychiat. neurol. scand. 36, 203–278 (1961).

Beck, D.: Schwangerschaftsunterbrechung und Schuldgefühl. Schweiz. med. Wschr. 94, 357–362 (1964).

Bolter, S.: The psychiatrist's role in therapeutic abortion: the unwitting accomplice. Amer. J. Psychiat. 119, 312–316 (1962).

Bönitz, D.: Zur Psychologie der Abtreibung. Legale und illegale Schwangerschaftsabbrüche im Vergleich. Verlag für Med. Psychol., Göttingen 1979.

Bracken, M. B., M. Hachamovitch, G. Grossmann: The decision to abort and psychological sequelae. J. nerv. mental Dis. 158, 154–162 (1974).

Brekke, B.: Other aspects of the abortion problem. In: Calderone, M. S. (ed.): Abortion in the United States. Hoeber-Harper, New York 1958.

Buck, W.: Psychische Folgezustände des legalen Schwangerschaftsabbruchs. Inaug. Diss., Hannover 1976.

Clark, M., J. Forstner, D. A. Pond, R. F. Tredgold: Sequels of unwanted pregnancy. A follow-up of patients referred for psychiatric opinion. Lancet I, 501–503 (1968).

Diederichs, P.: Psychologische Probleme des Schwangerschaftsabbruchs. Die Berliner Ärztekammer 6, 280 (1976).

Diederichs, P.: Zur seelischen Verarbeitung des Schwangerschaftsabbruchs. In: Eser, A., H. A. Hirsch (Hrsg.): Sterilisation und Schwangerschaftsabbruch, S. 100–105. Enke, Stuttgart 1980.

Ekblad, M.: Induced abortion on psychiatric grounds. Suppl. Acta psychiat. neurol. scand. 99 (1955).

Ford, C. et al.: Is abortion a therapeutic procedure? J. Amer. med. Ass. 218, 1173–1178 (1971).

Forssman, H., J. Thuwe: One hundred twenty children born after application for therapeutic abortion refused. Acta psychiat. neurol. scand. 42, 71–78 (1966).

Grimes, D. A., W. Cates (jr.): Complications from legally induced abortions. A review. Obstet. gynec. Surv. 34, 177–191 (1979).

Hoffmeyer, H.: Medical aspects of the Danish legislation on abortion. In: Smith, D. T. (ed.): Abortion and the Law. Western Reserve. University Press, Cleveland 1967.

Hong, S. B.: Induced abortion in Seoul, Korea. Seoul Dong A Publishing Comp., Seoul 1966.

Hook, K.: Refused abortion. Acta psychiat. neurol. scand. 39, Suppl. 168 (1963).

Illsley, R., M. H. Hall: Psychological aspects of abortion. Bull. Wld. Hlth. Org. 53, 83–106 (1976).

Kind, H., E. Heusser-Willi: Catamnesis of unwanted pregnancies. Schweiz. med. Wschr. 99, 1245–1249 (1969).

Margolis, A. J., L. A. Davison, K. H. Hanson, S. A. Loos, C. M. Mikkelsen: Therapeutic abortion follow-up study. Amer. J. Obstet. Gynec. 110, 243–249 (1971).

McCane, C.: A case study in North-East Scotland. In: Horobin, G. W. (ed.): Experience with abortion. Cambridge University Press, London 1973.

Merz, U.: Unerwünschte Schwangerschaft und Schwangerschaftsabbruch in der Adoleszenz. Eine psychoanalytische Untersuchung. Huber, Bern 1979.

Milojevic, S.: Psychosomatic aspects of abortion in minors. In: Morris, N. (ed.): Proc. Third Int. Congr. Psychosomatic Medicine in Obstetrics and Gynecology, London. Karger, Basel 1972.

Moor, L.: La prévention d'éventuelles séquelles psychiques de l'interruption volontaire de grossesse. Rôle du practicien pendant les consultations légales. J. Gyn. Obst. Biol. Repr. 7, 465–471 (1978).

Niswander, K. R., J. Singer, M. Singer: Psychological reaction to therapeutic abortion. II. Objective response. Amer. J. Obstet. Gynec. 114, 29–33 (1972).

Offergeld, H.: Die natürliche und künstlich herbeigeführte Unterbrechung der Schwangerschaft und ihre Folgen auf die weibliche Psyche. Z. Psychother. Med. Psychol. 11, 61–66 (1961).

Osofsky, J. D., H. J. Osofsky: The psychological reactions of patients to legalised abortions. Amer. J. Orthopsychiat. 42, 48–59 (1972).

Pare, C. M. B., H. Raven: Follow-up of patients referred for termination. Lancet I, 653–658 (1970).

Peck, A., H. Marcus: Psychiatric sequelae of therapeutic interruption of pregnancy. J. nerv. ment. Dis. 143, 417–425 (1966).

Perez-Reyes, M. G., R. Falk: Follow-up after therapeutic abortion in early adolescence. Arch. gen. Psychiat. 28, 120–126 (1973).

Runte, K.-P.: § 218 nach der Reform. Erfahrungsbericht eines Arztes. Kiepenheuer & Witsch, Köln 1978.

Simon, N. M., A. G. Senturia: Psychiatric sequelae to abortion. Review of literature, 1935–1964. Arch. gen. Psychiat. 15, 378–389 (1966).

Visram, S. A.: A follow-up study of 95 women who were refused abortion on psychiatric grounds. In: Morris, N. (ed.): Proc. Third Int. Congr. Psychosomatic Medicine in Obstetrics and Gynecology, London. Karger, Basel 1972.

Wallerstein, J. S., P. Kurtz, M. Bar-Din: Psychological sequelae of therapeutic abortion in young unmarried women. Arch. gen. Psychiat. 27, 828–832 (1972).

Wallerstein, J., M. Bar-Din: Seesaw response of a young unmarried couple to therapeutic abortion. Arch. gen. Psychiat. 27, 251–254 (1972).

Walter, G. S.: Psychologic and emotional consequences of elective abortion. A. Review. Obstet. Gynecol. 36, 482–491 (1970).

Fräulein Dipl. Psych. K. Junior danke ich für die wertvolle Hilfe bei der Literaturrecherche.

Konzeptionsverhütung und Schwangerschaftsabbruch bei geistig behinderten Adoleszentinnen aus rechtlicher Sicht

Albin Eser

Zur Aufgabenstellung

Wenn auch in der Öffentlichkeit nur mit Zurückhaltung diskutiert, so verbergen sich doch hinter dem hier gestellten Thema Probleme von besonderer familiärer und sozialer Brisanz. Wie sollen Eltern mit einem zwar geistig behinderten, aber sexuell voll aktiven Mädchen verfahren dürfen, um eine Schwangerschaft zu verhindern? Welche Maßnahmen sollen Heime oder sonstige Verwahranstalten für geistig Behinderte einleiten dürfen? Welche Grenzen sind dabei durch das Recht gesetzt? Einigen dieser Fragen nachzugehen, ist der Zweck dieser Problemübersicht. Dabei sind jedoch innerhalb des durch die Themenstellung vorgegebenen Rahmens zunächst gewisse Problemumgrenzungen erforderlich.

Differenzierungsbedürftige Eingriffe

Unter dem Thema »Konzeptionsverhütung und Schwangerschaftsabbruch« sind medizinische Maßnahmen zusammengefaßt, die zwar durch ihren sexuellen Bezug und durch ihre spezifische Problematik bei geistig Behinderten gewisse Gemeinsamkeiten aufweisen, wobei sich jedoch in rechtlicher Hinsicht je nach der Art und Zielsetzung des Eingriffs ganz unterschiedliche Fragen stellen. Deshalb sind von vornherein folgende Eingriffe auseinanderzuhalten:

- Zum einen geht es um *temporäre kontrazeptive* Maßnahmen, wie etwa die Verschreibung von Ovulationshemmern, das Einsetzen von Spiralen oder die Injektion von Depot-Kontrazeptiva.
- Demgegenüber weitaus einschneidender sind *definitiv kontrazeptive* Eingriffe, wie die Sterilisation.
- Fundamental verschieden von solchen Empfängnisverhütungsmaßnahmen ist schließlich der Abbruch einer bereits eingetretenen Schwangerschaft durch *Interruptio.*

»Adoleszenz«: nicht gleichbedeutend mit »Minderjährigkeit«

Das Thema beschränkt den ins Auge gefaßten Personenkreis auf geistig behinderte *»Adoleszentinnen«*. Altersmäßig sind damit Personen gemeint, bei denen aus biologischen Gründen bereits kontrazeptive Maßnahmen in Betracht kommen, also junge Menschen etwa ab dem 12. Lebensjahr. Mit Eintritt der Volljährigkeit im Sinne des § 2 BGB ist zwar nicht die Adoleszenz im medizinischen Sinne abgeschlossen, doch stellen sich die Rechtsfragen dann in verändertem Gewand. Darauf wird zurückzukommen sein.

In der Themenstellung ist nur vom *weiblichen* Geschlecht die Rede. Dies entspricht dem bisherigen Diskussionsstand: Von fortpflanzungsverhütenden Maßnahmen männlicherseits wird kaum gesprochen. Dabei kann nicht bestritten werden, daß gerade in die zur Sterilisation angestellten Überlegungen durchaus auch die Männerwelt einzubeziehen wäre. Dies gilt auch für den Personenkreis der geistig Behinderten.

»Geistig behindert«: nicht gleichbedeutend mit absoluter Einwilligungsunfähigkeit

Wenn im folgenden von Eingriffen in die Fruchtbarkeit gerade bei geistig Behinderten die Rede sein soll, so kommt man nicht umhin, eine nähere Erklärung zu geben, was denn unter *»geistig behindert«* zu verstehen sei. Aus medizinischer Sicht geht es um Personen, welche unter psychischen Defekten mit erheblichem Krankheitswert leiden, die erbbedingt bzw. vererbbar sein können, aber nicht sein müssen. Dieser Defekt wird nun rechtlich vor allem dadurch zum Problem, daß solche Personen nicht allein wegen ihres Alters, sondern auch auf Grund ihrer geistigen Beeinträchtigung in der Regel außerstande sind, notwendige geburtenplanerische bzw. geburtenregelnde Entscheidungen selbst zu treffen. Deshalb stellt sich die Frage, ob und inwieweit erforderlich erscheinende geburtsverhindernde Maßnahmen stellvertretend durch andere oder gar zwangsweise zulässig sein sollen. Dabei ist jedoch von vornherein vor einer kurzschlüssigen Gleichsetzung von »geistiger Behinderung« und »Einwilligungsunfähigkeit« zu warnen; denn letztere hängt entscheidend von der Einsichtsfähigkeit in die Art und Tragweite des konkreten Eingriffs ab. Ob aber danach selbst einwilligungsfähig oder nicht, in jedem Falle ist schon die geistige Behinderung als solche hinreichender Anlaß zu der Frage, ob und inwieweit kontrazeptive Vorsorgemaßnahmen oder notfalls auch ein Schwangerschaftsabbruch in Erwägung zu ziehen wären. Dafür können stichwortartig – ohne sich aber damit jeweils voll identifizieren zu wollen – folgende Gründe bedacht werden:

- Die Abwendung von Lebens- oder Gesundheitsgefahren für die betroffene Person selbst.
- Die Vermeidung von erbgeschädigtem Nachwuchs.
- Der Umstand, daß psychisch schwergeschädigte Personen ihre Kinder nicht selbst pflegen, erziehen und versorgen könnten, so daß dem Nachwuchs, auch wenn er selbst gesund ist, ein Leben in Heimen so gut wie sicher wäre.
- Die Erfahrung, daß gerade der hier in Frage stehende Personenkreis nicht selten eine überdurchschnittliche sexuelle Aktivität an den Tag legt [1].
- Und nicht zuletzt die Beobachtung, daß neue Konzepte der Behindertenbehandlung und -integration zum einen mit verstärkten Anreizen zur Aufnahme sexueller Beziehungen verbunden sind, zum anderen aber gerade dadurch die Gefahr des sexuellen Mißbrauchs erhöht wird [2].

Aus all diesen Gründen ist es zu begrüßen, wenn Fragen der Geburtenregelung bei geistig Behinderten allmählich ihrer NS-bedingten Tabuisierung entrückt und einer gesellschaftspolitischen Diskussion eröffnet werden. Freilich, bei einer solchen Komplexität im Tatsächlichen, wie sie vorangehend angedeutet wurde, kann auch die rechtliche Erfassung nicht ganz einfach sein. Dies um so mehr, als die Rechtslage selbst hinsichtlich erwachsener und nichtbehinderter Personen derzeit nicht voll geklärt ist. Das gilt insbesondere für die Sterilisation, die nachfolgend zuerst behandelt wird, weil sich daran die Vielfalt der Probleme mit besonderer Eindringlichkeit zeigt.

Sterilisation

Derzeitige Rechtspraxis: Straffreiheit der freiwilligen Sterilisation

Die Sterilisation ist als der gravierendste der hier in Betracht kommenden kontrazeptiven Eingriffe anzusehen, da sie zu dauerhafter Unfruchtbarkeit führt und – jedenfalls bei der Frau – gegenwärtig in der Regel (noch) als irreversibel anzusehen ist. Um so unerfreulicher ist es, daß gerade hier die Rechtslage in Teilbereichen recht unübersichtlich und umstritten ist. Um diese Überlegungen nicht mehr als notwendig mit juristischen Streitfragen zu belasten, sei hier lediglich auf die für die Rechtspraxis allein maßgebliche Auffassung des Bundesgerichtshofs hingewiesen: Dieser vertritt seit der aufsehenerregenden Entscheidung im Verfahren gegen Dr. Axel Dohrn den Standpunkt, daß nach Aufhebung des früheren § 226b StGB durch ein Kontrollratsgesetz der Alliierten von 1946 die *freiwillige Sterilisation* schon tatbestandlich vom Strafrecht nicht mehr erfaßt sei [3]. Das hat vor allem zweierlei Konsequenzen:

- Zum einen, daß eine wirksame *Einwilligung* sowohl als wesentliche wie auch als hinreichende Voraussetzung für die Straflosigkeit der Sterilisation anzusehen ist.
- Zum anderen, daß die Sterilisation *keiner »Sittengemäßheitsprüfung«* zu unterziehen ist [4].

Im übrigen jedoch ist noch vieles ungeklärt. Denn da sich der Bundesgerichtshof bislang nur mit der freiwilligen Sterilisation im allgemeinen zu beschäftigen hatte, fehlt es an einer höchstrichterlichen Klarstellung der Sterilisationsvoraussetzungen bei Minderjährigen und/oder geistig Behinderten. Deshalb ist auf allgemeine Einwilligungsgrundsätze zurückzugreifen. Dabei ist davon auszugehen, daß es für die Zulässigkeit einer Sterilisation allein und entscheidend darauf ankommt, daß sie durch eine wirksame Einwilligung gedeckt ist. Damit wird – neben der auch sonst erforderlichen und hier nicht weiter zu problematisierenden ärztlichen Aufklärung – die Einwilligungsfähigkeit der zu sterilisierenden Person zum zentralen Zulässigkeitsproblem. Daraus ergeben sich für die hier in Frage stehende Sterilisierung von geistig behinderten Adoleszentinnen vor allem folgende Fragen:

- Inwieweit sind Jugendliche überhaupt einwilligungsfähig?
- Inwieweit ergeben sich besondere Einschränkungen bei geistig Behinderten?

- Inwieweit ist die mangelnde Einwilligungsfähigkeit von geistig Behinderten durch Einwilligung anderer (wie insbes. des gesetzlichen Vertreters) ersetzbar?

Grundsätzliche Einwilligungsfähigkeit Minderjähriger

Bereits zu dieser Frage wird man im Gesetz vergebens nach einer klaren Antwort suchen. Nachdem es schon für die allgemeinen Voraussetzungen der Einwilligung an einer ausdrücklichen gesetzlichen Regelung fehlt, kann es nicht verwundern, daß das Strafgesetzbuch auch zur Frage der Einwilligungsfähigkeit schweigt. Immerhin kann jedoch auf Grund einer gefestigten Rechtsprechung von folgendem Grundsatz ausgegangen werden: Die für ärztliche Eingriffe erforderliche Einwilligungsfähigkeit des Betroffenen ist weder mit »Volljährigkeit« noch mit zivilrechtlicher »Geschäftsfähigkeit« gleichzusetzen. Alleinentscheidend ist vielmehr die *konkrete »Einsichts- und Urteilsfähigkeit«*. Diese kann zwar alters- und reifebedingt sein, hängt jedoch nicht von einer festen Altersgrenze ab. Vielmehr ist Einwilligungsfähigkeit (schon bzw. noch) anzunehmen, wenn der zu Behandelnde die Art und Tragweite des bei ihm vorzunehmenden Eingriffs voll zu erfassen vermag [5].

Diese Abkoppelung der Einwilligungsfähigkeit von der Volljährigkeit hat natürlich den Nachteil, daß der Arzt jeweils im *Einzelfall* feststellen muß, ob er es mit einem einwilligungsfähigen Patienten zu tun hat. Um ihm dafür wenigstens eine Entscheidungshilfe zu geben, wird immer wieder versucht, generalisierbare Kriterien zu finden, an denen der Arzt seine Beurteilung ausrichten kann. Das ist auch im Hinblick auf die Sterilisation geschehen, wobei jedoch die Ansichten, unter welchen Voraussetzungen – und zwar insbesondere von welchem Lebensalter an – die Fähigkeit zu einer eigenen wirksamen Einwilligung in einen Eingriff von derart erheblicher Tragweite angenommen werden könne, recht vielfältig sind:

- Nach der strengsten Auffassung gehört zu einer solchen Entscheidung eine Lebenserfahrung, wie sie selbst bei einem gerade volljährig Gewordenen in der Regel noch nicht vorliege. Deshalb müsse, solange die freiwillige Sterilisation noch nicht wieder gesetzlich geregelt sei, nach dem Vorbild des KastrG für die Einwilligungsfähigkeit von einem Mindestalter von 25 Jahren ausgegangen werden [6].
- Nach der Ansicht anderer hingegen verbietet sich eine solche »Teilunmündigkeit Volljähriger« [7] auf dem Boden des geltenden Rechts:

Zwar sei die 25-Jahresgrenze rechtspolitisch wünschenswert [8], sie bedürfe jedoch einer ausdrücklichen gesetzlichen Fixierung. Für das geltende Recht sei daher notgedrungen von voller Einwilligungsfähigkeit und unbegrenzter Dispositionsbefugnis jedes geistig gesunden Volljährigen auszugehen [9].

- Macht man jedoch damit ernst, daß auf Grund der individuellen Reifeentwicklung wie auch angesichts der Vielgestaltigkeit medizinischer Fragestellungen einer jeden Altersgrenze stets auch etwas Willkürliches anhaftet, so wird man, solange nicht der Gesetzgeber durch feste Altersgrenzen eine Typisierung vornimmt, nicht grundsätzlich ausschließen können, daß in geeigneten Fällen auch Minderjährige selbst in eine Sterilisation wirksam einwilligen können [10].

Keine Alleinentscheidungsfähigkeit geistig Behinderter

Hält man auch Minderjährige bereits grundsätzlich für einwilligungsfähig, so stellt sich die Frage, unter welchen Voraussetzungen dies geschehen und inwieweit dabei das Lebensalter ein taugliches Beurteilungskriterium abgeben kann. Indes kann diese allgemeine Frage hier dahingestellt bleiben, da es im vorliegenden Zusammenhang allein um die Sterilisation bei geistig Behinderten geht und sich damit das Problem eingrenzt auf die Frage, inwieweit die für eine Sterilisation erforderliche Einwilligungsfähigkeit im Sinne einer Alleinentscheidungsfähigkeit (also ohne jegliche Mitwirkung des gesetzlichen Vertreters) auch geistig behinderten Minderjährigen zugesprochen werden kann. Dies wird im Ergebnis zu verneinen sein, wobei jedoch ausdrücklich betont sei, daß damit nur einer *Allein*entscheidung, nicht aber jeglicher Mitwirkung der Minderjährigen an der Entscheidungsfindung eine Absage erteilt ist.

Dazu ist zunächst einmal klarzustellen, daß die Einwilligungsfähigkeit nicht eine rein medizinische bzw. psychologische Kategorie darstellt, sondern auch und nicht zuletzt *normative* Aspekte hat. Denn zum einen geht es darum, welches Maß an Einsichtsvermögen und Urteilskraft (normativ) erforderlich sein soll, zum anderen darum, auf welche Weise (empirisch) festgestellt werden kann, ob und inwieweit die betroffene Person jene Entscheidungsfähigkeit tatsächlich besitzt. Ebenso wie bei anderen ärztlichen Maßnahmen bedeutet daher auch hier einwilligungsfähig sein nicht einfach, »ja« sagen zu können, sondern setzt das Vermögen voraus, Bedeutung und Tragweite des vorzunehmenden Eingriffs in seinem Für und Wider hinreichend beurteilen und sich danach entscheiden zu können [11]. Die Einwilligungsfähigkeit hat also nicht nur einen eher intellektuellen Aspekt; vielmehr spielen auch Lebenserfahrung und Gewissensaspekte eine Rolle. Da es sich nun dabei nicht um meßbare Größen handelt, helfen auch psychologische Testverfahren, wie etwa Intelligenztests, nicht sehr viel weiter. Für unsere Fragestellung sind sie schon deshalb unbrauchbar, weil ihr Ergebnis nicht umsetzbar ist auf die konkreten Fragen nach intellektuellen Fähigkeiten und charakterlicher Reife, wie sie zur Einschätzung der Bedeutung einer Sterilisation erforderlich wären. Allenfalls wird man negativ sagen können, daß unterhalb eines gewissen, sehr niedrig anzusetzenden Intelligenzquotienten ausgeschlossen werden kann, daß die betroffene Person die zu einer Alleinentscheidung über den Eingriff erforderlichen Fähigkeiten besitzt. Mit positiven Schlußfolgerungen hingegen wird man vorsichtig sein müssen. Daher werden allenfalls aus der Art und Schwere der geistigen Behinderung – und damit letztlich aus dem Gesamtbild des Patienten – Schlüsse auf seine Entscheidungsfähigkeit zu ziehen sein. Für präzisere Aussagen freilich bedarf es noch vertiefter interdisziplinärer Kontakte: Einerseits, um beim Juristen Unwissenheit und Fehlinformation bezüglich psychischer Krankheitsbilder abzubauen, und andererseits, um beim Psychiater Mißverständnisse über die rechtlichen Implikationen zu beseitigen.

Immerhin wird man aber folgendes festhalten können: Zwar ist nicht grundsätzlich ausgeschlossen, daß (auch geschäftsunfähige) geistig Behinderte selbst wirksam in einen ärztlichen Eingriff mit Dauerfolgen – und damit auch in eine Sterilisation – einwilligen können [12]. Je jünger jedoch der Patient ist, desto mehr kommen zu krankheitsbedingten Defiziten der geistigen Leistungsfähigkeit noch altersbedingte Unwissenheit, Unerfahrenheit und Instabilität hinzu. Ist er gar noch minderjährig, so ist die Gefahr irreversibler Fehlentscheidungen derart hoch zu veranschlagen, daß ein Recht zu *ausschließlicher Eigenentscheidung nicht zu verantworten* wäre. Dabei sei nicht geleugnet, daß es sich entwicklungspsychologisch beim Reifungsvorgang um einen allmählich fortschreitenden Prozeß handelt und daher jeder zeitlichen Zäsur etwas Willkürliches anhaftet. Daher mag es in extremen Einzelfällen durchaus zu unangebrachten Einschränkungen eigener Entscheidungsbefugnis des jungen Menschen kommen. Doch zum Schutz vor gravierenden Fehlentscheidungen in einer ungleich größeren Zahl von Fällen muß jener Preis in Kauf genommen werden. Dies um so mehr, als der verantwortungsbewußte junge Mensch Entscheidungen von solcher Tragweite grundsätzlich nicht ohne eingehende Beratung mit seiner Familie treffen wird [13].

Einwilligungsersatz durch den gesetzlichen Vertreter

Wird einerseits dem Patienten selbst die Eigenentscheidungsbefugnis abgesprochen und soll andererseits dennoch nicht auf den Eingriff verzichtet werden, so gilt es, Regeln für einen Einwilligungsersatz zu finden. Dafür wären zwei unterschiedlich weitgehende Wege denkbar:

- Entweder die *Ersetzung* mangelnder Eigeneinwilligungsfähigkeit durch Zustimmung des gesetzlichen *Vertreters*,
- oder gar die gesetzliche Zulassung der *Zwangs*sterilisation auf Grund einer bestimmten Indikation.

Da der letztgenannte Weg nach den mißbräuchlichen Erfahrungen der NS-Zeit zu Recht verpönt ist [14], bleibt nur eine Einwilligungssubstitution durch den gesetzlichen Vertreter. Da dieser jedoch keinesfalls nach Art eines absolutistischen Regenten Verfügungen über fremde Rechtsgüter soll treffen dürfen, sind einer rechtlichen Regelung der Einwilligungsstellvertretung zwei Aufgaben gestellt: zum einen die Bestimmung der vertretungsberechtigten Person und zum anderen die Umschreibung der ihr verliehenen Befugnisse.

Vertretungsbefugt sind bei Minderjährigen bekanntlich zunächst die Eltern: Gemäß § 1626 I BGB haben Vater und Mutter das Recht und die Pflicht zur Sorge für die Person des Kindes. Das schließt auch die Sorge für eine etwa gebotene medizinische Betreuung ein [15]. Gerade bei heimuntergebrachten geistig behinderten Kindern werden die Aufgaben der Eltern jedoch nicht selten von einem *Vormund* wahrgenommen [16], ähnlich wie dies bei geistig behinderten Volljährigen geschieht, wenn sie ihre Angelegenheiten nicht zu besorgen vermögen [17]. Sofern freilich bei diesen nur ein begrenztes Fürsorgebedürfnis besteht, kann die Bestellung eines sogenannten *Gebrechlichkeitspflegers* genügen [18]. Falls ein Arzt sich mit einem derart Behinderten zu befassen hat, wird in aller Regel kein Anlaß bestehen, die Berechtigung desjenen, der sich als Sorgeberechtigter ausgibt, überprüfen zu lassen.

Weitaus größere Aufmerksamkeit verdient daher der *Umfang der Vertretungsbefugnisse* des Personensorgeberechtigten. Denn nur insoweit, als sich dieser im Rahmen seiner Vertretungsbefugnisse hält, kann der Arzt von einer wirksamen Einwilligung in die Sterilisation ausgehen. Deshalb kommt der Zielsetzung und den Grenzen der Vertretungsbefugnis entscheidende Bedeutung zu. Die Schlüsselnorm dafür ist § 1627 I BGB: Danach haben die Eltern – und Entsprechendes gilt für den Vormund im Hinblick auf sein Mündel – die »elterliche Sorge in eigener Verantwortung und in gegenseitigem Einvernehmen zum Wohle des Kindes« auszuüben, wobei sie dem »Wächteramt« des Vormundschaftsgerichts unterliegen [19]. Diese Regelung ist auch für den Bereich ärztlichen Handelns bedeutsam, da es keine sonstigen spezialgesetzlichen Bestimmungen gibt. Freilich ist sie zu generalklauselhaft-allgemein, als daß daraus unmittelbare Schlußfolgerungen für eine konkrete ärztliche Behandlung gezogen werden könnten. Deshalb kommt es entscheidend auf die Deutung des *»Kindeswohles«* an. Denn nur dann, wenn von einer Sterilisation angenommen werden kann, daß sie – zumindest auch – dem Wohl des Behinderten dient, kann der Sterilisationseinwilligung des gesetzlichen Vertreters auch strafausschließende Wirkung zukommen. Um die Beurteilung dieser Frage für den Einzelfall zu erleichtern, empfiehlt sich eine *Typisierung anhand von Indikationen,* bei deren Vorliegen in der Regel davon ausgegangen werden kann, daß die Sterilisierung dem Wohle des Kindes dient. Dafür sind – in gewisser Parallele zum Indikationskatalog bei Schwangerschaftsabbruch nach § 218a StGB – vor allem folgende Sterilisierungsgründe in Betracht zu ziehen:

Medizinisch indizierte Sterilisation

Am wenigsten problematisch ist eine Sterilisation, wenn sie vorgenommen werden soll, um von der geistig behinderten Adoleszentin eine Lebens- oder Gesundheitsgefahr abzuwenden, die schwerer wiegt als die durch den Sterilisationseingriff bewirkte Beeinträchtigung der Körperintegrität. Dies gilt jedenfalls für die – allerdings wohl nicht allzu häufigen – Fälle einer *medizinisch-therapeutischen* Indikation, bei der die Sterilisierung zur Behandlung eines gegenwärtigen Leidens erforderlich ist.

Weitaus schwieriger ist jedoch bereits die Konkretisierung der *medizinisch-prophylaktischen* Indikation: Von welcher Schwere müssen dabei die drohenden Gesundheitsgefahren sein? Welches Maß an Sicherheit muß die Prognose solcher Gefahren aufweisen? Inwieweit ist auf weniger einschneidende, weil nicht irreversible Behandlungsalternativen auszuweichen? Im Entwurf des 5. Strafrechtsreformgesetzes von 1972, der über die Reform des Schwangerschaftsabbruchs hinaus auch eine Regelung der Sterilisation beabsichtigt hatte, war dafür eine sehr strenge Indikation vorgesehen [20]: Die betroffene Person mußte auf unabsehbare Zeit einwilligungsunfähig und die Behandlung zur Beseitigung einer nicht anders abwendbaren Gefahr des Todes oder des völligen Verfalls der Gesundheit notwendig sein [21]. Mit einer derart engen Indikation sollte jedem Vergleich mit den NS-Zwangssterilisierungen die Grundlage entzogen werden. Doch so verständlich diese Sorge auch sein mag, so scheint dabei doch wohl zu wenig an die Belange der Behinderten selbst gedacht worden zu sein. Auch ist es sicherlich richtig, die Sterilisation nur als Ultima ratio zuzulassen und dementsprechend zu verlangen, daß der angestrebte Zweck nicht mit weniger einschneidenden Mitteln erreicht werden kann; dies gebietet schon das Verhältnismäßigkeitsprinzip. Deswegen aber die Sterilisierung auf Fälle zu beschränken, in denen es den völligen Verfall der Gesundheit des Betroffenen abzuwenden gilt, erscheint als überängstlich und zu eng [22]. Auch durch das geltende Recht wird eine solche Einengung nicht gefordert.

Daher dürfte es sachgerechter sein, sich an § 218a I Nr. 2 StGB zu orientieren: nämlich eine medizinisch-prophylaktische Sterilisation auf Grund stellvertretender Einwilligung bereits dort zu erlauben, wo im Falle einer Schwangerschaft deren Abbruch zur Vermeidung einer schwerwiegenden Beeinträchtigung des körperlichen oder seelischen Gesundheitszustandes indiziert wäre und keine Aussicht auf eine Besserung des Krankheitsbildes besteht [23]. Dies nicht zuletzt auch deshalb, weil in einem solchen Fall die Sterilisation das kleinere Übel sein dürfte im Vergleich zu der konkreten Gefahr, daß sonst in einer nicht geringen Zahl von Fällen eine eingetretene Schwangerschaft abzubrechen wäre [24].

Genetisch indizierte Sterilisation

Während über die medizinisch indizierte Indikation geistig Behinderter hierzulande inzwischen wieder unvoreingenommener diskutiert wird, finden sich hinsichtlich der genetischen Indikation immer noch Zeichen einer unbewältigten Vergangenheit: So hatte sich der Entwurf eines 5. Strafrechtsreformgesetzes noch ganz entschieden gegen die Zulässigkeit einer Sterilisation Einwilligungsunfähiger aus eugenischen Gründen ausgesprochen, und auch der Alternativ-Entwurf von 1970 hat dieses Problem jedenfalls strafrechtlich ausgeklammert [25]. Demgegenüber mehren sich in jüngerer Zeit die Stimmen, die auch in diesem Fall künftig eine Einwilligungsvertretung in gewissem Umfang zulassen wollen [26]. Dabei ist man sich darüber einig, daß eugenisch-bevölkerungspolitische Gesichtspunkte – und zwar übrigens nicht nur aus rein ethischen Gründen [27] – keine Rolle spielen sollen.

In der Tat wird man bereits nach geltendem Recht die genetisch indizierte Sterilisation in gewisser Parallele zum Schwangerschaftsabbruch (§ 218a II Nr. 1 StGB) sehen müssen. Wie schon bei der medizinisch-prophylaktischen Indikation ist auch hier nicht auszuschließen, daß eine frühere Sterilisation gegenüber einer Reihe von späteren Schwangerschaftsabbrüchen das geringere Übel darstellt [28]. Daß freilich der Einwilligungs-Stellvertreter hier noch mehr als bei der medizinischen Indikation in großen Zwiespalt geraten kann, sei nicht verschwiegen [29].

Familiär-sozial indizierte Sterilisation

Ähnlich wie bei dem zur Abwendung einer sonstigen Notlage zulässigen Schwangerschaftsabbruch (§ 218a II Nr. 3 StGB) könnte es auch bei der Sterilisation naheliegen, sie überall dort zuzulassen, wo die Adoleszentin durch eine Schwangerschaft in eine sozial unzumutbare Notlage geraten würde [30]. Dieser Schlußfolgerung steht jedoch entgegen, daß gerade in schweren Fällen geistiger Behinderung die Schwangere selbst mit den Folgen des Austragens ihrer Schwangerschaft nicht belastet würde, weil ihr wegen ihrer Unfähigkeit, für das Kind zu sorgen, dieses ohnehin weggenommen werden müßte. Deshalb würde die Sterilisierung zwar einer Entlastung der Familie bzw. der Gesellschaft dienen, nicht aber dem – für die Zulässigkeit des Eingriffs erforderlichen – eigenen Wohl der betroffenen Adoleszentin. Sofern daher eine Entlastung der Familie nicht zugleich als *mittelbar dem Wohle der Behinderten dienlich* angesehen werden kann – und zwar etwa deshalb, weil bei Hinzukommen eines weiteren Kindes die geistig behinderte Mutter ihrerseits nicht mehr die volle Fürsorge ihrer Eltern erfahren könnte –, ist nicht ersichtlich, wie man eine generell familiär-sozial indizierte Sterilisation geistig Behinderter ohne vorherige Gesetzesänderung sollte begründen können. Deshalb ist unbedingt erforderlich, daß sich der Gesetzgeber dieser familiär-sozialen Sterilisationsproblematik annimmt.

Immerhin kann aber jetzt schon in gewisser Parallele zur *»allgemeinen Notlagenindikation«* bei Schwangerschaftsabbruch die Sterilisierung einer geistig behinderten Adoleszentin in zwei Fällen erwogen werden, die auf den ersten Blick recht gegensätzlich erscheinen, jedoch in einem letztlich individuellen Interessenkonflikt der Betroffenen eine Gemeinsamkeit haben:

- So zum einen der Fall, daß bei Austragen der Schwangerschaft voraussichtlich auf Dauer die Voraussetzungen der §§ 1747 IV bzw. 1748 III BGB erfüllt wären, daß nämlich der Betroffenen das Kind gegen ihren Willen genommen werden könnte oder sogar im Interesse des Kindes genommen werden müßte. Wollte man hier die Möglichkeit einer legalen Sterilisation versagen, so hätte man tatsächlich einmal einen klaren Anwendungsfall für das böse Wort der »Gebärmaschine«. Eine Frau zum Austragen eines Kindes zu zwingen mit dem sicheren Wissen, daß sie sich darum nie wird sorgen können oder gar dürfen, erscheint in der Tat entwürdigend, die Zukunftsperspektive des betroffenen Kindes einmal ganz außer acht gelassen [31].

— Zum anderen kann eine Sterilisation dann in Betracht kommen, wenn sie erforderlich ist, um einer Behinderten elementare zwischenmenschliche Entfaltungsmöglichkeiten nicht vorzuenthalten. Allerdings wird sich in solchen Fällen, in denen es letztlich um die Integration geistig Behinderter geht, vielfach der gleiche Effekt mit weniger einschneidenden kontrazeptiven Maßnahmen erzielen lassen. Auf jeden Fall wird jeweils zu prüfen sein, inwieweit eine Entscheidung über eine irreversible Sterilisierung bis zum Erwachsensein aufgeschoben werden kann, in der Hoffnung, daß die Betroffene dann einsichtsfähig genug sein wird, um über einen solchen Eingriff selbst befinden zu können. Vor allem aber wird dort, wo eine Vertretung unumgänglich ist, eine besonders sorgfältige Abwägung erfolgen müssen, um im Widerstreit zwischen freier Persönlichkeitsentfaltung einerseits und der Sicherung gegenüber unerwünschtem Nachwuchs andererseits dem wirklichen Wohl der Betroffenen zu entsprechen [32]. Sicherlich wäre es dabei zu einseitig, die stets mehr oder weniger vage Erwartung einer sozialen Integration auf Kosten der Fortpflanzungsfähigkeit als den grundsätzlich höheren Wert anzusehen. Deshalb wird in einer Sterilisation etwa dann das geringere Übel zu erblicken sein, wenn die einzige Alternative in einer dauermedikativen triebdämpfenden, zugleich aber auch persönlichkeitsverändernden Behandlung bestünde. Selbst in diesem Falle verlangt jedoch die Achtung der personalen Würde der Betroffenen, daß zumindest in solchen Fällen nicht gegen ihren ausdrücklichen Willen gehandelt wird, mag sie sich auch nicht über alle Implikationen ihrer Weigerung im klaren sein. Im übrigen zeigen alle diese Schwierigkeiten einmal mehr, daß eine gesetzliche Klarstellung dringlich erwünscht ist.

Institutionelle Absicherungen des Sterilisationsverfahrens

So wenig die Einwilligungsvoraussetzungen und Stellvertretungsbefugnisse bei der Sterilisation geregelt sind, so gering sind die institutionellen Absicherungen, die man sich für das Entscheidungsverfahren wünschen würde. Denn sieht man von der – mehr vom Zufall abhängigen – »Mißbrauchskontrolle« durch das Vormundschaftsgericht nach § 1666 BGB einmal ab, so steht der gesetzliche Vertreter mit seiner Entscheidung praktisch allein [33]. Deshalb wäre zu bedenken, ob nicht künftig die Belange der Betroffenen durch besondere Kautelen abgesichert werden sollten, so wie dies – wenn auch in noch recht unvollkommener Weise – im Entwurf des 5. Strafrechtsreformgesetzes von 1972 vorgesehen war [34]. Ohne dies hier näher ausführen zu können, wären insbesondere folgende Maßnahmen vorzusehen:

- Die zu *sterilisierende* Person wäre unter voller Ausschöpfung ihrer geistigen Fähigkeiten an der Entscheidungsfindung zu *beteiligen.*
- Ähnlich der Sozialberatung bei Schwangerschaftsabbruch nach § 218b StGB wäre ein effektives *Beratungs*system vorzusehen.
- Es müßte eine Möglichkeit geschaffen werden, um die Entscheidung des gesetzlichen *Vertreters* auf ihre Vereinbarkeit mit dem wahren Wohl der Betroffenen zu *überprüfen.*

Temporäre empfängnisverhütende Maßnahmen

Im Unterschied zur regelmäßig irreversiblen Unfruchtbarmachung durch Sterilisation geht es hier um Maßnahmen, die reversibel und über einen flexiblen Zeitraum hin anwendbar sind. Damit ist zugleich ihr Anwendungsbereich gekennzeichnet: Er liegt überall dort, wo es darum geht, auf Wunsch bzw. im Interesse des Wohles der Betroffenen ihre Fortpflanzungsfähigkeit zumindest vorübergehend, aber möglicherweise nicht auf Dauer aufzuheben. Solche Maßnahmen kommen daher insbesondere dort in Betracht, wo zwar eine Empfängnisverhütung angezeigt, die Frage einer Sterilisation aber noch nicht entscheidungsreif ist.

Die Zulässigkeit solcher Eingriffe kann wegen der weniger einschneidenden Folgen etwas großzügiger als bei Sterilisation beurteilt werden. Freilich ist auch hier eine sorgfältige Abwägung des Einzelfalles und eine genaue Prüfung der Erforderlichkeit eines solchen Mittels – etwa in Relation zu freiheitsbeschränkenden Maßnahmen – geboten. Dies kann dort besonders schwierig werden, wo es nicht nur um eine Art von Gefahrenabwehr für die Betroffene geht, sondern eine Verbesserung ihres Status angestrebt wird. Obgleich es daher auch hier manche Abwägungsprobleme gibt, wird es doch kaum möglich sein, diese durch eine – notwendigerweise generalisierende – gesetzliche Regelung zu lösen. In diesem Bereich wird daher der Arzt allenfalls bei einem offensichtlichen Mißbrauch des Sorgerechts durch den gesetzlichen Vertreter mit dem Strafrecht in Konflikt geraten können.

Schwangerschaftsabbruch

Gegenüber den bisher besprochenen Maßnahmen sind beim Schwangerschaftsabbruch zwei gravierende Unterschiede hervorzuheben:

- Zum einen geht es der Art des Eingriffs nach nicht mehr um bloße Verhütung einer Schwangerschaft, sondern bereits um Tötung ungeborenen Lebens und damit um die Beeinträchtigung eines weiteren Rechtsgutes.
- Zum anderen liegt zum Schwangerschaftsabbruch bereits eine reformierte gesetzliche Regelung vor (§ 218 bis 219d StGB), die freilich gerade hinsichtlich der hier in Frage stehenden Minderjährigen und einwilligungsunfähigen Personen erhebliche Lücken aufweist. Das betrifft vor allem drei praktisch bedeutsame Fragen: die *Indikations*problematik bei geistig behinderten Schwangeren, die *Einwilligungsfähigkeit* bei Minderjährigen sowie den *Einwilligungsersatz* durch den gesetzlichen Vertreter.

Indikationsprobleme bei geistiger Behinderung der Schwangeren

Im Unterschied zum dänischen und österreichischen Recht, wo bei Unreife bzw. Unmündigkeit der Schwangeren auch über die 3-Monatsfrist hinaus eine Indikation zum Schwangerschaftsabbruch eingeräumt ist [35], kennt das deutsche StGB *keine behindertenspezifische Indikation* zum Schwangerschaftsabbruch. Das gilt auch für den Abbruch bei zu befürchtender *Schädigung des Kindes* nach § 218a II Nr. 1 StGB – ein Indikationsfall, der keinesfalls im Sinne einer bevölkerungspolitischen Eugenik mißverstanden werden darf. Denn weder bildet die eigene Behinderung der Schwangeren noch die zu befürchtende Schädigung des werdenden Kindes für sich allein einen Abbruchsgrund: Ein solcher ist vielmehr erst dann gegeben, wenn auf Grund der zu befürchtenden nicht behebbaren Schädigung des Kindes der Schwangeren das Austragen der Schwangerschaft nicht zugemutet werden kann [36]. Versteht man diese Unzumutbarkeit streng individuell, so könnte dies sogar nahelegen, daß bei behinderten Schwangeren eine Indikation zum Schwangerschaftsabbruch um so weniger in Betracht komme, je mehr ihre Erlebnisfähigkeit eingeschränkt ist [37]. Nun trifft es zwar zu, daß die Indikationen jeweils im Hinblick auf die individuellen Verhältnisse der Betroffenen zu bestimmen sind [38]. Gleichwohl handelt es sich dabei um eine gesetzliche Vorwegabwägung von Konfliktsituationen nach objektiven Kriterien [39]. Konsequenterweise ist daher auch bei Behinderten nicht nur die streng *medizinische Indikation* nach § 218 I Nr. 2 StGB, sondern auch die *»allgemeine Notlagenindikation«* nach § 218a II Nr. 3 StGB denkbar, wobei hinsichtlich der Belastbarkeit der behinderten Schwangeren ähnliche Abwägungen anzustellen sind wie bei Verhütung einer Schwangerschaft durch Sterilisation. Jedenfalls wird man auch hier die Möglichkeit einer Adoption nicht ohne weiteres als zumutbare Alternative zum Schwangerschaftsabbruch ansehen können [40].

Im übrigen kann bei Schwängerung von geistig Behinderten vor allem die sogenannte *kriminologische Indikation* (§ 218a II Nr. 2 StGB) bedeutsam werden. Denn sofern die krankheitsbedingte Widerstandsunfähigkeit der Behinderten zum Geschlechtsverkehr mißbraucht wurde und damit die Schwangerschaft auf einer rechtswidrigen Tat nach § 179 StGB beruht, ist zwangsläufig ein Abbruchsgrund gegeben, ohne daß es noch einer besonderen Unzumutbarkeitsfeststellung bedürfte [41]. Gleiches gilt natürlich um so mehr für den noch gravierenderen Fall einer Vergewaltigung (§ 177 StGB) oder sexuellen Nötigung (§ 178 StGB).

Einwilligungserfordernis der Schwangeren

Selbst wenn eine der vorgenannten Indikationen vorliegt, rechtfertigt dies jedoch noch nicht für sich allein den Abbruch. Vielmehr ist auch bei Schwangerschaftsabbruch die Einwilligung der Schwangeren erforderlich (§ 218a I Nr. 1 StGB). Damit stellen sich hier die gleichen Fragen zur Entscheidungsfähigkeit der geistig Behinderten wie bei der Sterilisation.

Dennoch müssen die Antworten hinsichtlich der Entscheidungsfähigkeit nicht unbedingt gleich ausfallen, da die Anforderungen andere sind: Während bei der Sterilisation die bedeutsamste Einwilligungshürde darin zu erblicken ist, daß die Betroffene die Dauerwirkung des irreversiblen Verlusts ihrer Fortpflanzungsfähigkeit zu übersehen in der Lage ist, kommt es beim Schwangerschaftsabbruch entscheidend darauf an, daß die geistig behinderte Schwangere die besondere Bedeutung der Tötung ungeborenen Lebens zu erkennen vermag, den Abbruch also nicht nur als Eingriff in ihre eigene körperliche Integrität versteht [42]. Immerhin dürfte dies jedoch leichter verständlich zu machen sein, mit der Folge, daß man eine Eigenentscheidungsfähigkeit geistig behinderter Adoleszentinnen beim Schwangerschaftsabbruch eher wird annehmen können als bei einer Sterilisation.

Mitentscheidung des gesetzlichen Vertreters

Trotzdem wird auch hier in aller Regel von einer Vertretungsbedürftigkeit auszugehen sein [43]. Die somit erforderliche (Ersatz- bzw. Zusatz-) Einwilligung durch den gesetzlichen Vertreter wird kaum leichter zu geben sein als bei einer Sterilisation, wird doch auch hier ein großes Maß an Einfühlungsvermögen vorausgesetzt, um das wahre Wohl der betroffenen Schwangeren zu erkennen: ihr natürliches Recht auf das Kind oder die in den Indikationen des § 218a StGB verkörperten Interessen [44].

Sofern die Schwangere der Einwilligung ihres Vertreters und damit dem Schwangerschaftsabbruch ausdrücklich widerspricht, wird man ebenso wie bei der Sterilisation zu verfahren haben: Kann sich ihr Veto immerhin auf eine gewisse Vorstellung von den auf sie zukommenden Belastungen stützen, so führt dies – außer bei streng medizinischer Indikation – dazu, daß man die trotzdem aufrechterhaltene Einwilligung des gesetzlichen Vertreters nicht mehr als dem Wohle der Schwangeren dienlich ansehen kann, mit der Folge, daß es an einer wirksamen Einwilligung fehlt [45].

Schlußbemerkung

Mit diesen teils recht kursorischen Bemerkungen ist die Problematik der Konzeptionsverhütung und des Schwangerschaftsabbruchs bei geistig behinderten Adoleszentinnen selbstverständlich nicht erschöpft. Immerhin dürften aber die für den Arzt wesentlichen Punkte angesprochen sein. Wenn dabei die Entscheidungsanweisungen nicht so konkret ausgefallen sind, wie sich dies der Arzt für den Einzelfall erhoffen mag, so liegt darin nicht nur ein Nachteil, sondern auch ein Vorteil: die Einräumung von Freiheit zu eigenverantwortlichem Beurteilen, Entscheiden und Handeln. Trotz des verständlichen Verlangens nach Rechtssicherheit sollte dieses Ermessen der Arzt zu schätzen wissen. Denn gerade was diese Thematik anbelangt, haben wir fürwahr schon andere und keineswegs bessere Zeiten erlebt.

Anmerkungen zu: *Eser, Konzeptionsverhütung*

Für wertvolle Mitarbeit bin ich Herrn Assessor H.-G. Koch zu Dank verpflichtet.

[1] Ohne daß man aber dabei von einem »abnormen Geschlechtstrieb« im Sinne von § 1 des »Gesetzes über die freiwillige Kastration und andere Behandlungsmethoden« vom 15. 8. 1969 (BGBl. 1 1143) sprechen könnte. Behandlungsmaßnahmen im Sinne dieses Gesetzes bleiben daher im folgenden außer Betracht. Auch ist eine entsprechende Anwendung seiner Verfahrensregeln auf die hier zur Diskussion gestellten Bereiche ausgeschlossen (so LG Düsseldorf FamRz 1981, 95, AG Kaiserslautern MDR 1981, 229, wohl auch Henke, Ergänzende Maßnahmen zur Neuregelung des Schwangerschaftsabbruchs, NJW 1976, 1776, der jedoch in rechtspolitischer Hinsicht eine weitgehende Übernahme der Bestimmungen des KastrationsG vorschlägt). Vgl. auch Hanack, Die strafrechtliche Zulässigkeit künstlicher Unfruchtbarmachung, 1959, S. 320 f sowie u. Anm. 33.

[2] Vgl. Wimmer, Ärztliche Sterilisation von Einwilligungsfähigen und Nichteinwilligungsfähigen?, Renovatio 1976, 127.

[3] BGHSt (= Entscheidungen des Bundesgerichtshofs in Strafsachen) 20 (1966) 81.

[4] Deshalb entbehrt die immer wieder geäußerte Befürchtung, daß eine sog. »Gefälligkeitssterilisation« im Hinblick auf § 6 der Berufsordnung für Ärzte als sittenwidrig anzusehen sei und demzufolge gemäß § 226a StGB strafbar sein könne, derzeit jeder realen Grundlage. Dazu wie auch zu weiteren Einzelheiten vgl. Eser, in Eser/Hirsch (Hrsg.), Sterilisation und Schwangerschaftsabbruch, 1980, S. 55 ff.

[5] Einzelnachweise zu dieser heute nahezu allgemein anerkannten Lehre und Praxis bei Lenckner, in Schönke/Schröder, Kommentar zum StGB, 20. Aufl. 1980, Vorbem. 39 f vor § 32, sowie Eser, in Schönke/Schröder § 223 Rn. 37 ff.

[6] Vgl. § 2 I Nr. 3 KastrG (o. Anm. 1): so z. B. Hirsch, in Leipziger Kommentar zum StGB, 10. Aufl. 1981, § 226a Rn 41.

[7] Terminus von Lenckner, in Eser/Hirsch S. 188.

[8] Vgl. § 226b des Entwurfs eines 5. Strafrechtsreformgesetzes von 1972 (BT-Drs. VI/3434) u. § 112 II Alternativ-Entwurf (vgl. u. Anm. 25). Vgl. aber auch Hanack (o. Anm. 1) S. 339, Wimmer (o. Anm. 2) S. 129 f.

[9] So insbes. Lenckner a.a.O.

[10] Vgl. Eser, in Schönke/Schröder § 223 Rn. 62 (aber auch Rn 38). – Umgekehrt kann danach Volljährigen nicht »automatisch« die Einwilligungsfähigkeit zugesprochen werden. – Soweit man die danach mögliche Einwilligungsfähigkeit von Minderjährigen unter Hinweis auf die Sittenwidrigkeitsklausel des § 226a StGB zu vermeiden versucht – und zwar dadurch, daß Minderjährigen entweder generell oder auch nur hinsichtlich der Gefälligkeitssterilisation die Dispositionsbefugnis abgesprochen wird (vgl. Lenckner, in Eser/Hirsch S. 189) –, so ist dem entgegenzuhalten, daß nach BGB für sittenwidrigkeitsorientierte Erwägungen kein Raum ist (vgl. o. S. 108), und zwar weder grundsätzlich noch altersabhängig.

[11] Diese Umschreibung der Einwilligungsfähigkeit ist in Rechtsprechung und Lehre allgegenwärtig, wobei gewisse Nuancierungen hier außer Betracht bleiben können. Vgl. statt vieler BGHSt 12 (1959) 379/382 sowie Eser, in Schönke/Schröder, § 223 Rn. 38 mit weiteren Nachweisen.

[12] Anderer Ansicht wohl Küchenhoff, Die Einwilligung von Minderjährigen, Ehegatten und Verwandten, ferner von Geisteskranken im Arztrecht, Arztrecht 1973, 143.

[13] Denn selbst wenn nach § 1626 II BGB die Eltern die »wachsende Fähigkeit und das wachsende Bedürfnis der Kinder zu selbständigem verantwortungsbewußten Handeln« zu berücksichtigen haben, so dürfte doch ein solches Eigenentscheidungs-

bedürfnis (ohne Elternbeteiligung) jedenfalls in den hier zu behandelnden Fällen irreversibler Eingriffe zu verneinen sein.

[14] Vgl. BT-Drs. VI/3434 S. 41 sowie Lenckner, in Eser/Hirsch S. 174, der eine Regelung nach Art des Erbgesundheitsgesetzes von 1933/41 zu Recht für heute durch Art. 1 GG ausgeschlossen hält.

[15] Vgl. statt aller Hinz, in Münchner Kommentar zum BGB, 1978, § 1626 Rn. 44.

[16] Vgl. §§ 1773, 1793 BGB.

[17] Vgl. §§ 6, 1896 ff BGB.

[18] Vgl. § 1910 II BGB. – Dabei wird in der Praxis die Gebrechlichkeitspflegschaft bevorzugt, was das Bestreben dokumentiert, die Betroffenen selbst an schicksalhaften Entscheidungen nach Möglichkeit mitwirken zu lassen. Vgl. dazu Goerke, in Münchner Kommentar, § 1910 Rn. 16 ff.

[19] Vgl. § 1666 I S. 1 BGB. – Allerdings wäre de lege ferenda die – nach gegenwärtigem Recht nicht vorgesehene – Möglichkeit einer Präventivkontrolle zu schaffen. Vgl. auch u. Anm. 33.

[20] BT-Drs. VI/3434 § 226b.

[21] Über den erforderlichen Grad der Gefahr schweigt sich freilich auch dieser Vorschlag aus.

[22] Ebenso Lenckner, in Eser/Hirsch S. 190; Henke NJW 1976, 1776, Becker, Das Sterilisationsproblem im neuen Strafgesetzentwurf, ZevEthik 1972, 334.

[23] So wohl auch Lenckner a.a.O. Vgl. auch LG Berlin FamRZ 1971, 668 (wobei allerdings die Entscheidung fehlerhafterweise auf § 4 II KastrG gestützt wird).

[24] Jedenfalls ließe sich diesem Argument nicht entgegensetzen, daß die Sterilisation, weil ja notfalls noch ein Schwangerschaftsabbruch in Betracht komme, nicht die Ultima ratio sei. Denn im Unterschied zum Vergleich zwischen Sterilisation und anderen weniger einschneidenden und daher vorzuziehenden Empfängnisverhütungsmaßnahmen wird durch den Schwangerschaftsabbruch ein nicht eigenes Rechtsgut (werdendes Leben) mitbetroffen.

[25] Denn nach dem Alternativ-Entwurf, Straftaten gegen die Person, 1. Halbband 1970, S. 53, gehöre der Gesamtkomplex von Sterilisation und Kastration einwilligungsunfähiger Geisteskranker in ein verwaltungsrechtliches Spezialgesetz.

[26] Vgl. Wimmer (o. Anm. 2) S. 130.

[27] Vgl. Jürgens, in Eser/Hirsch S. 16.

[28] Ähnlich Lenckner, in Eser/Hirsch S. 190 f.

[29] Im Ergebnis ebenfalls für die Zulässigkeit der prophylaktischen Sterilisation bei einwilligungsunfähigen Minderjährigen aus eugenischen Gründen Kohlhaas, Zur Sterilisation bei Minderjährigen aus eugenischen Gründen, DMW 1968, 229, der allerdings bereits für das geltende Recht die Einschaltung des Vormundschaftsgerichts und der Jugendgerichtshilfe verlangt, ohne freilich hierfür eine Rechtsgrundlage zu nennen. – De lege lata kommt daher allenfalls eine freiwillige Anrufung des Vormundschaftsgerichts nach § 1631 III BGB in Betracht.

[30] So wohl Lenckner, in Eser/Hirsch S. 191.

[31] Denn bekanntlich sind Kinder geistig Behinderter für Adoptionen kaum zu vermitteln.

[32] Mit Recht zurückhaltend auch Wimmer (o. Anm. 2) S. 131.

[33] Das gilt letztlich auch für Pflegekinder und heimuntergebrachte Minderjährige unter 16 Jahren: Zwar stehen diese nach §§ 31, 79 JugendwohlfahrtsG unter der Aufsicht des Jugendamtes. Doch ist auch insoweit eine wirksame Präventivkontrolle nicht gewährleistet, da sich die Anzeigepflicht der Pflegeeltern gemäß § 32 JWG nur auf Aufnahme, Abgabe, Wohnungswechsel und Tod des Kindes erstreckt. In den landesrechtlichen Ausführungsgesetzen sind diese Pflichten zwar teilweise erweitert (vgl. etwa § 14 II S. 2 Landes-JWG Baden-Württemberg: jede Veränderung in den für die Erteilung der Pflegeerlaubnis maßgebenden Verhältnissen des Pflegekindes und der Pflege-

person), erfassen aber Maßnahmen der Personensorge nicht. – Bei der Entscheidung über die Sterilisation geistig behinderter Erwachsener wird von einigen Vormundschaftsgerichten in entsprechender Anwendung der §§ 4 II, 6 KastrG eine Genehmigung der Einwilligung des entscheidungszuständigen Gebrechlichkeitspflegers für erforderlich gehalten (LG Berlin FamRZ 1971, 668; LG Zweibrücken MDR 1979, 758). Ob diese Auffassung richtig ist, mag hier dahinstehen; sie ist jedenfalls auf unter elterlicher Gewalt stehende Minderjährige nicht übertragbar (vgl. o. Anm. 1).

[34] Vgl. BT-Drs. VI/3434 §§ 226b, 226c.

[35] Vgl. § 3 des dänischen Gesetzes über Schwangerschaftsunterbrechung von 1973, wonach ein Schwangerschaftsabbruch u. a. auch dann zulässig ist, wenn die Frau infolge eines körperlichen oder seelischen Leidens oder schwacher Begabung (Nr. 4) oder infolge ihres jugendlichen Alters oder Unreife (Nr. 5) nicht in der Lage ist, in befriedigender Weise für das Kind zu sorgen, bzw. § 97 des österreichischen StGB von 1975, wonach Unmündigkeit der Schwangeren zur Zeit der Schwangerschaft einen Abbruchsgrund darstellt.

[36] Vgl. dazu Eser, in Schönke/Schröder, § 218a Rn. 25 ff.

[37] So in der Tat BT-Drs. VI/3434 S. 29 f. zum Entwurf eines 5. StrRG 1972.

[38] Vgl. dazu Eser, in Schönke/Schröder § 218a Rn 6; Lenckner, in Eser/Hirsch S. 178.

[39] Eser, Lenckner a.a.O. (o. Anm. 35).

[40] Zu weiteren Einzelheiten der allgemeinen Notlagenindikation, einschließlich der Adoptionsproblematk, vgl. Eser, in Eser/Hirsch S. 160 ff.

[41] Vgl. Eser, in Schönke/Schröder § 218a Rn. 38.

[42] Vgl. dazu Lenckner, in Eser/Hirsch S. 177.

[43] Die Vertretungskompetenz bei Einwilligungsunfähigkeit ist nicht auf einzelne Indikationen beschränkt, sondern umfassend, vgl. Eser in Schönke/Schröder § 218a Rn. 58. Dies deckt sich mit der Objektivierbarkeit der Indikationsvoraussetzungen, vgl. oben 1 sowie Lenckner in Eser/Hirsch S. 178. Im Ergebnis ebenso Hirsch/Weissauer, Rechtliche Probleme des Schwangerschaftsabbruchs, 1977, S. 55 f.; Dreher/Tröndle, StGB 39. Aufl. 1980, Vorbem. 14 vor § 218. Vgl. auch LG Berlin FamRZ 1980, 285.

[44] Eine Mitwirkung des Vormundschaftsgerichts an der Entscheidung ist – abgesehen von der Mißbrauchskontrolle nach § 1666 BGB – im geltenden Recht nicht vorgesehen; vgl. dazu auch o. zu Anm. 33 sowie rechtspolitisch Henke NJW 1976, 1776.

[45] Vgl. Lenckner, in Eser/Hirsch S. 179.

Diskussion

Referenten: Ehrich, Enders, Olbing

Die Verschmelzung der beiden haploiden Chromosomensätze einer männlichen und einer weiblichen Keimzelle bei der Befruchtung markiert eindeutig den Beginn des menschlichen Lebens (Seidler, Zustimmung aller).

Im Gegensatz hierzu hat die *Personwerdung des Menschen* ihre Entwicklungszeit. Es gibt keinen festen Punkt, von dem an von einer Person gesprochen werden kann. Die von einzelnen Autoren angegebenen Kriterien sind vage: Abschluß des Determinationsprozesses zur Individualität; Funktionsfähigkeit des Gehirns; Unabhängigkeit des werdenden Lebens vom mütterlichen Organismus; persönliche Beziehung der Mutter zum Kind (Schaefer, von Loewenich, Böckle).

Zwischen prä- und postnatalem Leben ist kein Unterschied der Lebenswürde zu erkennen (Böckle).

Vom Arzt muß verlangt werden, daß er sich trotz der ungelösten Fragen nach dem Beginn der Personwerdung des Menschen in der konkreten Situation dem Dilemma, das Leben eines Ungeborenen zu opfern, um die Lebensqualität und Zukunft der Frau zu schützen, stellt, um unter Berücksichtigung der Interessen von Kind, Mutter und Vater *gemeinsam* mit den Eltern eine Entscheidung zu fällen (Hübner). Dabei muß sich der Arzt bewußt sein, daß eine Schwangere nach Ablehnung einer legalen Schwangerschaftsbeendigung unter Umständen einen illegalen Abbruch herbeiführt (Strunk). Denn die Entscheidung für oder gegen Schwangerschaftsabbruch wird von diesen Frauen nicht als Entscheidung für oder wider das Kind, sondern für oder wider den eigenen Körper und das eigene Ich begriffen (Stoll).

Überlegungen und Entscheidungen im Zusammenhang mit Schwangerschaftsabbrüchen würden wahrscheinlich noch verantwortungsbewußter ausfallen, wenn sie in Kenntnis der blutigen Wirklichkeit dieser Maßnahme erfolgen würden; schrankenlose Befürworter eines Schwangerschaftsabbruchs sollten einmal eine Abtreibung konkret miterleben (von Loewenich).

In dem Aufklärungsgespräch vor einem Schwangerschaftsabbruch müssen die gefährlichen Auswirkungen der Worte »töten«, »morden«, »vernichten« sorgfältig beachtet werden (Ludwig).

Eine psychotherapeutische Betreuung von Frauen während der Entscheidung über Schwangerschaftsabbruch und vor allem nachher ist dringend zu fordern (Stoll).

Wenn unsere Gesellschaft bereit wäre, für unter ungünstigen Bedingungen geborene Kinder mehr zu tun als bisher, entfiele eine wesentliche Begründung für viele Abtreibungsanträge (Mai).

Bei der Entscheidung, ob *wegen einer pränatal diagnostizierten Erkrankung des Kindes* die Schwangerschaft abgebrochen werden soll, stehen Arzt und Eltern in einem Dilemma. Die Entscheidung muß individuell, nicht nach einer Art Liste der angeborenen Krankheiten, getroffen werden. Am leichtesten ist sie in jenen Fällen zu treffen, in denen pränatal eindeutig eine Krankheit des Kindes diagnostiziert wird, bei welcher postpartal weder chirurgische noch medikamentöse lebensverlängernde Maßnahmen indiziert erscheinen (Böckle). Schwierigkeiten bereiten

Grenzfälle, wie z. B. Down-Syndrom; hier müssen für den Einzelfall alle Zukunftsaspekte in Rechnung gezogen werden.

Bei jugendlichen Schwangeren machen folgende psychologischen Gesichtspunkte eine besonders intensive Betreuung erforderlich:

Die Schwangerschaft führt in der Regel zu einer besonders schweren seelischen Notlage;
die ungewollte Schwangerschaft ist häufig ein Symptom einer schon vorher bestehenden Störung in der Persönlichkeitsentwicklung;
die Auswirkungen einer Schwangerschaft und einer späteren Mutterschaft sind besonders eingreifend;
bei der Beratung jugendlicher Schwangerer wird die Gefahr der Doppelmoral besonders greifbar: Wie würde man sich verhalten, wenn es die eigene Tochter beträfe (Strunk)?

Bei Entscheidungen zum Schwangerschaftsabbruch bei geistig Behinderten dürfen nur die persönlichen Schicksale der Schwangeren und des Kindes und keine eugenischen Gesichtspunkte berücksichtigt werden (Lenz). Eine besondere Problematik ergibt sich bei Schwangeren mit solchen (geistigen) Behinderungen, die die Geburt eines gesunden Kindes zulassen (Ewerbeck). Die Beteiligung geistig Behinderter an der Entscheidung über eine Sterilisierung ist in der Praxis ein großes Problem (Ewerbeck).

III. Probleme der Behandlung von Kindern

Kontrollierte therapeutische Studien bei Kindern

Hermann Olbing

Das meinem Thema zugrundeliegende Problem ist klein im Vergleich zu den Fragen des Schwangerschaftsabbruchs und der Grenzen der Therapie bei Kindern. Es ist aber nicht unbedeutend, denn es führt in das für den Fortschritt der Medizin und damit für die Qualität der Patientenversorgung von morgen bedeutsame Gebiet der klinischen Forschung. Die Art und Weise, in der wir Ärzte gemeinsam mit den Angehörigen der anderen Heilberufe die ethischen Probleme im Zusammenhang mit klinischer Forschung meistern, bestimmt weitgehend das Vertrauen von Patienten vor allem gegenüber großen Kliniken, besonders gegenüber Universitätskliniken.

Meinem Thema gehorchend beschränke ich mich auf therapeutische Studien und lege den Schwerpunkt auf die Probleme bei Kindern.

Definitionen

Um Mißverständnissen vorzubeugen, definiere ich eingangs die wichtigsten Begriffe aus der klinischen Forschung.

Klinische Studie: Prospektive Untersuchung beim Menschen zur Definition von normalen oder pathologischen Befunden oder zur Erkennung von Wirksamkeit, Verträglichkeit oder Zuverlässigkeit prophylaktischer, diagnostischer oder therapeutischer Maßnahmen.

Kontrollierte therapeutische Studie: Prospektiver Vergleich verschiedener Behandlungsarten mit Definition der Patientenauswahl und der Endpunkte der Untersuchung, mit möglichst weitgehender Identität und Homogenität der verglichenen Patientengruppen bzw. der verglichenen Krankheitsphasen und mit Festlegung von Art und Zeit der Kontrolluntersuchungen. Die Behandlung kann medikamentös, chirurgisch, psychologisch oder physikalisch sein. Der Vergleich erfolgt in denselben medizinischen Institutionen während derselben Zeit.

Randomisierte therapeutische Studie: Zufällige Patientenzuordnung nach dem Losprinzip zu den Gruppen mit unterschiedlicher Behandlung im Rahmen einer kontrollierten therapeutischen Studie.

Blindstudie: Der Patient weiß nicht, welche der verglichenen Behandlungsmethoden bei ihm eingesetzt wird.

Doppelblindstudie: Arzt und Patient wissen nicht, welche der verglichenen Behandlungsmethoden im Einzelfall eingesetzt werden.

Placebobehandlung: Verabreichung eines Scheinmedikaments, das äußerlich von Medikamenten mit erwarteter Wirksamkeit nicht zu unterscheiden ist.

Nur ein Teil der therapeutischen Studien ist kontrolliert, nur ein Teil der kontrollierten Studien randomisiert, nur ein Teil der randomisierten Studien blind oder doppelblind; nur bei wenigen blinden oder doppelblinden Studien wird ein Placebo verabreicht.

Zweck kontrollierter therapeutischer Studien

Feststellung der Wirksamkeit und Verträglichkeit einer Maßnahme bei der Behandlung oder Verhütung einer Krankheit, unter Umständen der Überlegenheit gegenüber anderen Methoden.

Das ethische Dilemma kontrollierter therapeutischer Studien

Manche Fragen der Wirksamkeit und Sicherheit in der Therapie und Prophylaxe sind nur durch kontrollierte therapeutische Studien sicher zu beantworten. Der Verzicht auf diese wissenschaftliche Methode würde gleichzeitig Verzicht auf manchen möglichen Fortschritt in der Therapie und unnötiges Steckenbleiben in hinsichtlich Wirksamkeit und Verträglichkeit unerprobter Therapie bedeuten; die Folge eines Verzichts auf kontrollierte therapeutische Studien heute wäre eine Verschlechterung der Behandlung von morgen.

Dem steht gegenüber, daß kontrollierte therapeutische Studien im Vergleich zur Routinebetreuung zusätzliche Belastungen oder sogar Risiken für die Patienten mit sich bringen können. Hieraus ergibt sich ein Konflikt zwischen ethischen Verpflichtungen des Arztes gegenüber seinem Patienten von heute und gegenüber den Patienten von morgen, denen die Ergebnisse von heute zugutekommen. In diesem Dilemma müssen der Arzt und die aktiv mit ihm zusammenarbeitenden Angehörigen anderer Heilberufe nach bestem Wissen und Gewissen eine Güterabwägung vornehmen und sich für das kleinere Übel entscheiden. Die hierbei in der Bundesrepublik zu beachtenden Gesetze und Verordnungen, juristische Literaturhinweise, vor allem aber auch Codices und Richtlinien zur Ethik kontrollierter therapeutischer Studien sind in der Anlage zusammengestellt. Martini, Bradford Hill und Gross haben die vom Arzt und seinen Mitarbeitern zu berücksichtigenden Gesichtspunkte besonders vorbildlich dargestellt.

Von einem zur Teilnahme an einer Studie eingeladenen Patienten wird eine schwierige Entscheidung verlangt. Sein Interesse daran, vermeidbare Risiken abzulehnen, ist berechtigt. Andererseits ergibt sich die Frage, unter welchen Umständen und bis zu welchem Grade ein Patient sich als Mitglied einer Solidargemeinschaft als Gegenleistung für die in früheren Studien zu seinem Vorteil gebrachten Opfer vor seinem Gewissen aufgefordert fühlen soll, auch selbst ein Opfer zum Nutzen anderer zu bringen.

Besonders drückend ist die Problematik *bei Kindern.* Die bei klinischen Studien an Erwachsenen gesammelten Erfahrungen sind wegen altersspezifischer biologischer und psychologischer Besonderheiten nicht auf das Kind übertragbar. Einige wichtige biologische Gründe sind folgende Unterschiede zwischen Erwachsenen und Kindern und sogar zwischen Kindern verschiedener Altersstufen: Volumina der verschiedenen Verteilungsräume für Medikamente; Wachstumsdynamik von Organen und Organsystemen; Nierenfunktion; Leberfunktion; allgemeiner Stoffwechsel; Resorption; Membranpermeabilität; aktive und passive Austauschprozesse an biologischen Grenzen; Rezeptorenempfindlichkeit. Solange keine altersgegliederten kontrollierten therapeutischen Studien bis hinab zum Embryo durchgeführt sind, ist die Frage von Wirksamkeit und Verträglichkeit einer Behandlungsmethode bei Kindern unbeantwortet. Die berechtigte Forderung eines besonderen Schutzes des Kindes ist gerade auch im Zusammenhang mit therapeutischer Forschung doppelgesichtig: Gerade für das besonders schutzbedürftige Kind sollte ein zuverlässig überprüftes therapeutisches und prophylaktisches Instrumentarium zur Verfügung stehen. Andererseits hat ein Kind einen besonderen Anspruch darauf, von vermeidbaren Belästigungen und Risiken während klinischer Studien verschont zu bleiben. Ein wichtiger zusätzlicher Gesichtspunkt ist die Belastung, die man Eltern bei der Bitte um Einwilligung für die Teilnahme von Kindern an einer Studie zumutet.

Für die bei aktiv und passiv Beteiligten erforderlichen Entscheidungen kann es keine allgemein gültigen Richtlinien geben. Die Entscheidungen müssen von beiden Seiten individuell, in gegenseitiger Achtung und in Freiheit getroffen werden.

Voraussetzungen für therapeutische Studien bei Kindern

1. *Die Studie muß vernünftig sein.* Die untersuchte Krankheit muß entweder so häufig sein oder so ernste Folgen haben können, daß der Aufwand und die Belästigung der teilnehmenden Patienten gerechtfertigt erscheinen.

2. Die zugrundeliegende *Frage darf nicht bereits beantwortet sein.* Wegen des fließenden Übergangs von Unwissen, Vermutung und sicherem Wissen liegt hier eine große Schwierigkeit und eine Quelle schwerwiegender Mißverständnisse. Vermeintliches Wissen hat sich später oft als Irrtum erwiesen (Bleuler); besonders krasse Beispiele hierfür sind die lange vermutete Wirksamkeit einer Kortikosteroidbehandlung bei akuter Polyneuropathie, bei schwerer Virushepatitis und bei toxischer Diphtherie. Ähnliches gilt für die Verträglichkeit von Behandlungsmethoden; ich erinnere nur an das Gray-Syndrom bei der Chloramphenicolbehandlung Neugeborener und vor allem an die erst vor kurzem erkannte Blutungsgefahr bei der durch generationenlangen Einsatz gewissermaßen geheiligten Behandlung mit Acetylsalicylsäure (Aspirin®). Auf die Chancen und Risiken einer Dosissteigerung und einer Kombination verschiedener Behandlungsmethoden bei onkologischen Erkrankungen wird Herr Betke näher eingehen.

Noch schwieriger wird die Situation, wenn bereits therapeutische Studien vorliegen, sich aber Zweifel an deren Zuverlässigkeit ergeben. Von welchem Ausmaß des Zweifels und von welcher Gewißheit eines Fehlers an kann man eine Überprüfung derartiger Studien verantworten? Ist es zu rechtfertigen, wenn nationale Gesetze vor Zulassung eines Medikamentes trotz Vorliegens einwandfreier Studien in anderen Ländern neue Untersuchungen verlangen?

Wie verhält sich der Arzt, wenn sich während einer Studie ein Trend abzuzeichnen scheint? Darf oder muß er bis zur »statistischen Signifikanz« weitere Patienten aufnehmen, von denen ein Teil die mit zunehmender Gewißheit als weniger wirksam einzustufende Behandlungsform erhalten wird? Meines Erachtens gibt es auch hier keine allgemein gültige Antwort; sofern der sich abzeichnende Unterschied keine sehr erhebliche Schlechterstellung einer Patientengruppe wahrscheinlich macht, muß die Studie meines Erachtens weitergeführt werden, bis mit optimalen versuchsbegleitenden statistischen Verfahren (sequentielle Analyse) ein signifikanter Unterschied bewiesen ist. Gerade in dieser Frage ist es in den letzten Jahren aufgrund von Mißverständnissen und sachlicher Unkenntnis zu leidenschaftlich formulierten Angriffen gegen therapeutische Studien beim Menschen gekommen (Burkhardt; Burkhardt und Kienle; Fincke; zur Richtigstellung siehe Hasskarl; Koller). Erst durch eine Studie erarbeitetes Wissen nachträglich dem Urteil über die vorher zu treffende ethische Entscheidung zugrunde zu legen, gehört in das weite Feld des autistisch-undisziplinierten Denkens (Bleuler).

3. *Die Frage darf nicht durch einfachere Methoden zu beantworten sein.* Als einfachere Methoden kommen in diesem Zusammenhang in Frage In-vitro-Untersuchungen, Tierexperimente, »Experimente der Natur« oder Zufallsereignisse wie unbeabsichtigte Medikamenteneinnahme, historische Vergleiche.

4. Es müssen *für die Beantwortung der Frage geeignete Methoden* zur Verfügung stehen.

5. Bei Studien am *Kind* muß die untersuchte Methode *zum Einsatz bei Kindern gleicher Altersstufe bestimmt und indiziert sein.* Sofern die gleiche Krankheit bei Erwachsenen und Kindern höherer Altersstufen vorkommt, muß eine Erprobung bei ihnen vorausgegangen sein; Ausnahmen sind z. B.. Kernikterus, das Atemnotsyndrom bei Neugeborenen und altersspezifische pädiatrische Tumoren.

Wichtigste Forderungen für die Durchführung kontrollierter therapeutischer Studien

Abwägung und Begrenzung mutmaßlicher Risiken

Der für die Studie verantwortliche Arzt muß unter Berücksichtigung des aktuellen Forschungsstandes nach bestem Wissen und Gewissen das mutmaßliche Risiko und die zu erwartende Verbesserung im Vergleich zur sog. Standardbehandlung abwägen. Mir erscheint es unrealistisch, wenn in manchen Stellungnahmen zu diesem Dilemma der Standpunkt vertreten wird, im Rahmen therapeutischer Studien sei keinerlei über die Routinebehandlung hinausgehendes Risiko erlaubt. Das Risiko eines noch nicht wissenschaftlich untersuchten Verfahrens ist grundsätzlich unbekannt. Außerdem muß meines Erachtens bei angemessenen Überwachungsuntersuchungen gerade bei besonders gefährlichen Krankheiten die Zumutung eines gegenüber den voraussichtlichen Auswirkungen der Krankheit selbst deutlich kleineren Risikos erlaubt sein. Hierzu wird vermutlich vor allem wieder das Referat von Herrn Betke konkrete Beispiele bringen.

Selbstverständlich muß das dem Patienten zugemutete Risiko auf das für die Beantwortung der zugrundeliegenden Frage erforderliche geringstmögliche Maß reduziert werden. Hierzu gehört auch, daß die *mit der kleinsten Belastung* verbundene, für die Frage aber voraussichtlich *ausreichende Versuchsanordnung* mit versuchsbegleitender statistischer Auswertung eingesetzt wird. Schon bei der prospektiven Planung muß festgelegt werden, bei welchen Konstellationen ein Patient aus der weiteren Studie auszuschließen und für alle vom Arzt für nötig gehaltenen individuellen Maßnahmen freizustellen ist, in welcher Situation keine neuen Patienten mehr in die Studie aufgenommen werden sollen und wann die gesamte Studie zu stoppen ist.

Bei der Abwägung mutmaßlicher Risiken darf nicht vergessen werden, daß klinische Studien für die betroffenen Patienten in der Regel eine besonders gute pflegerische und ärztliche Überwachung gewährleisten. In manchen Studien ist das Risiko für den Patienten wegen der verstärkten Sicherheitsvorkehrungen kleiner als während der sog. Routinebehandlung.

Beim Abwägen der Risiken und der *Belastung von Kindern* müssen als altersspezifische Besonderheiten das besonders intensive Erlebnis von Schmerzen, die besondere Angst nicht nur vor Schmerzen, sondern auch vor unbekannten Geräten, die besondere Gefährdung durch bestimmte Strahlen, der Schmerz einer Trennung vom Elternhaus bei stationärer Aufnahme und das Risiko erst nach längerer Zeit manifester Schäden berücksichtigt werden.

Beim Einsatz eines *Placebos* müssen besondere Vorsichtsmaßnahmen zum Schutz vor spezifischen Risiken der Scheinbehandlung getroffen werden. Es sollte nicht vergessen werden, daß in manchen Studien Patienten mit Placebo besser abschnitten als die mit einem sog. echten Medikament.

Freiwillige Einwilligung nach Aufklärung

Ohne angemessene Aufklärung und freiwillige Einwilligung darf ein Patient in der Regel nicht in eine therapeutische Studie einbezogen werden. Die Möglichkeit, die Einwilligung zu verweigern, schützt den Patienten vor einem Risiko, das er nicht will; die freiwillige Einwilligung macht den Patienten zum aktiven Mitarbeiter bei der Behandlung und fördert den Heilungsprozeß. Nicht zuletzt schützt die freiwillige Einwilligung den Arzt.

Mir erscheint es selbstverständlich, daß die Aufklärung im persönlichen Gespräch durch einen Arzt erfolgen muß, der die grundsätzliche Problematik und die Einzelheiten der Studie gut kennt und ausreichende Fähigkeiten in der Führung ärztlicher Gespräche hat. Aufklärung durch Formular, durch Tonband oder durch Ton-Bildfolge kann das persönliche Gespräch lediglich ergänzen.

Weit problematischer als die Form ist das erforderliche Ausmaß der Aufklärung. Hier gilt es einerseits, dem Patienten in einer seinem Verständnis angemessenen Form alle Informationen zu geben, die er für seine Entscheidung braucht, andererseits aber alles zu vermeiden, was unnötig verunsichert und unter Umständen die Heilung behindert. Dem Patienten muß klargemacht werden, daß es nicht um Routinebehandlung, sondern um eine therapeutische Studie geht und welche mutmaßlichen Vorteile und Risiken ihm die Teilnahme an der Studie im Vergleich zur Routinebehandlung bringt. Aber auch im Rahmen klinischer Studien kann der Rigorismus der Wahrheit ebenso schädlich sein wie die Lüge. Eine Aufklärung, die mehr der juristischen Absicherung des Arztes als der Achtung vor der Persönlichkeit und Freiheit des Patienten dient, ist verwerflich.

Der das Aufklärungsgespräch führende Arzt muß sich vor allem der folgenden beiden Probleme bewußt bleiben: Der ihm gegenübersitzende Laie kann viele medizinische Zusammenhänge nicht erkennen und erst recht nicht selbständig beurteilen; er hat einen Anspruch auf geduldige und respektvolle Gesprächsführung. Darüber hinaus besteht während eines Aufklärungsgesprächs eine grundsätzliche Imbalance zwischen den beiden Partnern; der Patient möchte gerade einen Arzt, dem er vertraut, nicht enttäuschen; der Arzt muß sich nach Kräften bemühen, sein Prestige weder bewußt noch unbewußt als Druckmittel einzusetzen.

Die Gefahr, daß *Kinder* bei Aufklärungsgesprächen entweder unterschätzt oder überfordert werden, ist besonders groß. Eine Anpassung von Art und Ausmaß der Aufklärung an den Entwicklungsstand und die individuelle Persönlichkeitsstruktur setzt große Erfahrung im Umgang mit Kindern und oft eine sorgfältige individuelle Abstimmung mit den Eltern voraus.

Der Patient und seine Eltern müssen sicher sein, daß sie auch im Fall ihrer Ablehnung vollen Anspruch auf Weiterbehandlung und äußersten persönlichen Einsatz ihres Arztes behalten. Eine anfangs gegebene Einwilligung muß jederzeit widerrufbar sein.

Bei Studien mit *Kindern* besteht die besondere Schwierigkeit, daß die Eltern bzw. die Vertreter der Eltern (»proxy«) einwilligen müssen. Manche Autoren bezweifeln, ob es Eltern überhaupt erlaubt sein kann, eine solche Einwilligung für ihr Kind zu geben. Die Unsicherheit in dieser Frage ergibt sich beispielsweise aus den von Bartholome angeführten zahlreichen Rechtfertigungsgründen: die Eltern nehmen an, ihr Kind würde auch selbst einwilligen, wenn es schon alt genug wäre; die Eltern hoffen, daß ihre Einwilligung den wahren Bedürfnissen des Kindes entspricht; die Eltern nehmen an, die Teilnahme an einer mit Opfern für andere verbundenen Studie würde die moralische Entwicklung ihres Kindes fördern; die Eltern nehmen auch selbst freiwillig an der gleichen Studie teil.

Das Verhalten dem einzelnen Kind gegenüber muß sich soweit wie möglich an der individuellen Einsichtsfähigkeit orientieren; mir scheint in unserem Kulturraum in der Regel vom 15. Lebensjahr an Einwilligungsmündigkeit vorzuliegen; in den USA wird diese Grenze von den meisten Autoren auf das 14. Lebensjahr verlegt. Auch in der Frage, bis zu welchem Alter herunter noch nicht einwilligungsmündige Kinder in einfacher Weise aufgeklärt und um ihre Zustimmung (assent) zu der von den Eltern gegebenen Einwilligung (consent) gebeten werden sollen, gehen die Meinungen in Deutschland und in den USA auseinander; mir scheint, daß diese Maßnahme erst von einem Alter zwischen 10 und 12 Jahren an erforderlich ist; in den USA wird das 7. Lebensjahr als Grenze genannt.

Wenn man ein Kind um seine Zustimmung bittet, muß man seine Entscheidung auch dann respektieren, wenn sie anders ausfällt als die der Eltern. Eine Ablehnung der Eltern gilt selbstverständlich auch dann, wenn das Kind zustimmt.

Externe Kontrollen

Niemand kann frei sein von Voreingenommenheit und Eigeninteressen, auch nicht der Arzt. Die im Zusammenhang mit therapeutischen Studien wichtigsten, nicht selten unbewußten Wurzeln möglicher *Voreingenommenheit* sind *ungezügelter Forscherdrang, übertriebenes Karrierestreben* und *materieller Vorteil.*

Der passiv an therapeutischen Studien beteiligte Patient nimmt vielfach ein zusätzliches Risiko auf sich und muß dem sogar freiwillig zustimmen, obschon er seine Sachinformation von dem die Studie durchführenden Arzt erhält und selber weder nachprüfen noch in ihren Konsequenzen beurteilen kann.

Diese Imbalance durch externe Kontrollinstanzen zu vermindern, ist ein ethisches Gebot. Externe Kontrollen schützen somit vor allem den Patienten, aber auch alle aktiv an einer Studie Beteiligten und nicht zuletzt den guten Ruf des betreffenden Krankenhauses, in der praktischen Konsequenz besonders den guten Ruf der Universitätskliniken und der in ihnen tätigen Forscher.

Derzeit wichtigste externe Kontrollinstanzen sind die *lokalen ethischen Kommissionen.* Ihre wichtigste Aufgabe ist die Überprüfung aller Pläne für klinische Studien vor deren Beginn.

Eine im August 1980 begonnene und im Januar 1981 abgeschlossene Umfrage bei 25 deutschen Universitätskinderkliniken ergab, daß in mindestens 20 Universitäten lokale ethische Kommissionen bestehen; 1 Universität hat derzeit sicher noch keine ethische Kommission; die Antworten aus 4 Universitäten stehen entweder aus oder blieben unsicher. Wichtiger als dieses Ergebnis sind die folgenden Fragen, die sich aus der Umfrage ergaben:

In welchem Ausmaß sollen ethische Kommissionen die wissenschaftliche Qualität von Forschungsplänen bewerten? Mir scheint, daß wissenschaftliche Qualität und ethische Rechtfertigung einer Studie eng verzahnt sind: Eine Studie ohne vernünftige Fragestellung und ohne wissenschaftlich einwandfreie Methodik bietet keine ausreichende Gewähr für brauchbare Ergebnisse und ist daher abzulehnen.

Wie soll eine lokale ethische Kommission zusammengesetzt sein? In allen Kommissionen hatten Ärzte die Majorität, in allen arbeitete mindestens ein Jurist mit. Nicht in allen Fällen wurde ein Kinderarzt zu den Beratungen über Studien an Kindern zugezogen. Mir scheint, wir Kinderärzte müßten darauf drängen, daß zumindest in allen Beratungen über Studien an Kindern ein Pädiater vertreten ist, unter Umständen auch ein nichtärztlicher Elternvertreter.

Welche Haftung müssen Mitglieder für solche Schäden übernehmen, die in den von ihnen gebilligten Studien auftreten? Hier scheint eine große Unsicherheit zu bestehen, die meines Erachtens gefährlich ist. Wenn die Mitglieder lokaler ethischer Kommissionen haftpflichtig wären, wäre die Gewinnung von Mitarbeitern sehr erschwert und man könnte nur noch mit der Billigung von Studien ohne jedes erkennbare Risiko rechnen.

Für besonders große Studien haben sich in den USA zusätzlich *External monitoring Committees* bewährt. Diese stellen fest, ob ein Studienprotokoll eingehalten wird, ob sich in den Ergebnissen ein Trend abzeichnet, der eine Änderung des Studienplans und vielleicht sogar eine Beendigung der Untersuchung nahelegt, und ob in der Literatur von anderer Seite Ergebnisse vorgelegt werden, welche für den Fortgang der Studie Konsequenzen haben. Mir scheinen solche Einrichtungen auch für große Studien in unserem Land brauchbar zu sein.

Zentrale ethische Kommissionen kommen für die Bearbeitung grundsätzlich wichtiger Probleme in Betracht, z. B. Richtlinien für die Beurteilung des eingetretenen Todes, für die Beendigung einer Intensivtherapie bei Sterbenden usw.

Besondere Probleme bei behinderten oder im Gebrauch ihrer Rechte eingeschränkten Kindern

Studien mit behinderten Kindern, mit Kindern in Heimen, Lagern oder in Arrest sollten auf solche Fragestellungen beschränkt bleiben, welche für die Behinderung und die jeweiligen Lebensbedingungen spezifisch sind.

Fehlentwicklungen

1. Klinische Forschung wird im Vergleich zu anderen Forschungsarten von einem Großteil der wissenschaftlichen Gemeinschaft nicht angemessen bewertet. Das Laborexperiment wird vielfach höher eingestuft als eine kontrollierte therapeutische Studie. Hinzu kommt, daß Laboruntersuchungen und Tierexperimente in den meisten Fällen mit geringere Auf-

wand verbunden sind und daher rascher zu einer Publikation führen als kontrollierte therapeutische Studien. Dies hat Rückwirkungen auf die Entscheidung vor allem junger Wissenschaftler darüber, welchen Fragestellungen sie sich zuwenden. Bei der Verleihung von Preisen und Auszeichnungen, bei akademischen Beförderungen und Berufungen muß meines Erachtens gute klinische Forschung in Zukunft höher bewertet werden als bisher.

2. Nicht nur die Öffentlichkeit, sogar manche Ärzte beurteilen derzeit die mutmaßlichen Risiken im Rahmen kontrollierter therapeutischer Studien zu kritisch, diejenigen im Rahmen unkontrollierter sogenannter Routinetherapie dagegen zu unkritisch. Wie falsch dies ist, ergibt sich aus der Tatsache, daß die größten Unglücksfälle der letzten Dezennien sich während der durch Erfahrung scheinbar gesicherten Routinebehandlung einstellten, z. B. das Gray-Syndrom und die Thalidomidembryopathie. Dagegen hat eine ganze Reihe kontrollierter therapeutischer Studien zur Aufdeckung vorher unbekannter Behandlungsrisiken und zur Eröffnung neuer oder bisher skeptisch beurteilter Behandlungsmöglichkeiten geführt. Die Öffentlichkeit muß geduldig darüber aufgeklärt werden, wie gewissenhaft klinische Forscher sich um eine angemessene Lösung ethischer Probleme im Zusammenhang mit kontrollierten therapeutischen Studien bemühen. Außerdem muß die Öffentlichkeit sich darauf verlassen können, daß durch ärztliche Gremien solche Kollegen, die ethische Voraussetzungen und Forderungen bei klinischer Forschung nicht beachten, nicht nach dem Motto geschützt werden, daß eine Krähe der anderen kein Auge aushackt.

3. Übertrieben restriktive Vorschriften und Praktiken bei der Freigabe und Deklaration von Medikamenten können ungewollt dazu führen, daß Kinder zu »therapeutischen Waisen« werden (Shirkey). Nur wer nicht selber Arzt ist, kann die scheinbar banale Tatsache vergessen, daß auch Kinder und Schwangere krank werden und dann Medikamente brauchen. Sie werden Risiken ausgesetzt, wenn man durch zu restriktive Bestimmungen die Freigabe auch dringend benötigter neuer Arzneimittel unnötig verzögert und dadurch Kindern und Schwangeren wirksame neue Medikamente länger als nötig vorenthält. Für Patienten bestimmte Beipackzettel zu Medikamenten sollten anders formuliert sein als solche für Ärzte. Die Angabe von Indikationslisten und seltenen Komplikationen in den für Patienten gedachten Beipackzetteln führt zu unnötiger Verunsicherung und verschlechtert zweifellos die Compliance (tatsächliche Durchführung einer verordneten Maßnahme). Welches Ausmaß dieses Problem in den USA erreicht hat, ergibt sich aus Angaben von Wilson:

Bei einer Überprüfung der Indikationsangaben zu 2000 Medikamenten in »Physician's Desc Reference 1973« fand er in 78% der Fälle restriktive Angaben für einen Einsatz bei Kindern.

Abschließen will ich mit der Feststellung, daß ich keineswegs der Auffassung bin oder den Eindruck erwecken möchte, kontrollierte therapeutische Studien seien der einzige mögliche Weg zu therapeutischem Fortschritt. Auch aus einfacheren Verfahren, wie sie weiter oben bereits genannt wurden, können wichtige Erkenntnisse gewonnen werden. Die Medikamente, welche die größten Fortschritte gebracht haben, wurden ohne kontrollierte therapeutische Studien eingeführt, z. B. das Penicillin und die ersten Prototypen der Sulfonamide. Und außerdem sind auch kontrollierte therapeutische Studien nicht vor Irrtum sicher, wie die widersprüchlichen Ergebnisse bei der gleichen Krankheit und dem gleichen Behandlungsverfahren zeigen.

Literatur

Bartholome, W. G.: Central Themes in the Debate over Involvement of Infants and Children in Biomedical Research. – A Critical Examination. In: van Eys, J. (ed.): Research on Children, pp. 69–76. University Park Press, Baltimore – London – Tokyo 1978.

Bleuler, E.: Das autistisch-undisziplinierte Denken in der Medizin und seine Überwindung, 3. Aufl. Springer, Berlin 1922.

Böckle, F., A. W. von Eiff: Probleme medizinischer Forschung. Medizin, Mensch, Gesellschaft 4, 131–136 (1979).

Bradford Hill, A.: Medical ethics and controlled trials. Brit. med. J. I, 1043–1049 (1963).

Bradford Hill, A.: Principles of Medical Statistics. 8th Ed., revised and enlarged. The Lancet Ltd, London 1967.

Burkhardt, R.: Kontrollierte Versuche und ärztliche Ethik. Dtsch. Ärztebl. 47, 2841–2845 (1978).

Burkhardt, R., G. Kienle: Controlled clinical trials and medical ethics. Lancet II, 1356–1359 (1978).

Byar, D. P., R. M. Simon, W. T. Friedewald, J. J. Schlesselman, D. L. DeMets, J. H. Ellenberg, M. H. Gail, J. H. Ware: Randomized Clinical Trials. Perspectives on Some Recent Ideas. New Engl. J. Med. 295, 74–80 (1976).

Editorial: Controlled trials: planned deception? Lancet I, 534–535 (1979).

Eys, van J.: The Human as Experimental Animal. Necessary or Desirable? In: van Eys, J. (ed.): Research on Children, pp. 39–51. University Park Press, Baltimore – London – Tokyo 1978.

Eys, van J.: The problems of Ethical Research and the Problems with being a Child. In: Eys, van J. (ed.): Research on Children, pp. 147–150. University Park Press, Baltimore – London – Tokyo 1978.

Feinstein, A. R.: Problematik und Herausforderung bei randomisierten Studien – ein Kommentar. Triangel 19, 77–82 (1980).

Fried, Ch.: Children as Subjects for Medical Experimentation. In: van Eys, J. (ed.): Research on Children, pp. 107–115. University Park Press, Baltimore – London – Tokyo 1978.

Gross, F.: Notwendigkeit und Ethik klinisch-therapeutischer Prüfungen von Arzneimitteln, S. 1–39. Paul Martini-Stiftung der med.-pharmazeutischen Studiengesellschaft e. V., Frankfurt 1979.

Gross, F.: Ethische Betrachtungen aus

europäischer Sicht im Zusammenhang mit klinischen Studien. Triangel 19, 83–87 (1980).
Holt, J.: The Right of Children to Informed Consent. In: van Eys, J. (ed.): Research on Children, pp. 5–16. University Park Press, Baltimore – London – Tokyo 1978.
Martini, P., G. Oberhoffer, E. Welte: Methodenlehre der therapeutisch-klinischen Forschung, 4. Aufl. Springer, Berlin-Heidelberg-New York 1968.
Mrongovius, R., H. W. Seyberth: Medical, Ethical and Legal Aspects of Clinical Trials in Pediatrics. Eur. J. clin. Pharmacol. 18, 121–127 (1980).
Ramsey, P.: Ethical Dimensions of Experimental Research on Children. In: van Eys, J. (ed.): Research on Children, pp. 57–68. University Park Press, Baltimore – London – Tokyo 1978.
Report of an International Conference: The Scientific and Ethical Basis of the Clinical Evaluation of Medicines. Europ. J. Clin. Pharmacol. 18, 129–134 (1980).
Shirkey, H.: Therapeutic orphans. J. Pediat. 72, 119–120 (1968).
Vaux, K.: Lazarus Revisited. Moral and Spiritual Aspects of Experimental Therapeutics with Children. In: van Eys, J. (ed.): Research on Children, pp. 77–84. University Park Press, Baltimore – London – Tokyo 1978.
Wachsmuth, W., H. L. Schreiber: Der unheilvolle Weg in die defensive Medizin. Medical Tribune 45, 11–15 (1980).
Wagner, H. J.: Aspekte und Aufgaben der medizinischen Ethik-Kommissionen. Dtsch. Ärztebl. 168–170 (1981).
Wilson, J. T.: Pragmatic assessment of medicines available for young children and pregnant or breast-feading women. In: Morcelli, P. L., S. Garattine, F. Sereni (ed.): Basic and Therapeutic Aspects of Perinatal Pharmacology. Raven Press, New York 1975.
Yaffe, S. J.: Drug Development in Pediatrics: Problems and Strategies. In: Bouvers, J. Z., G. P. Velo (eds.): Drug Assessment: Criteria and Methods.

Anhang

Gesetze und Verordnungen

1. Texte

Gesetz zur Neuordnung des Arzneimittelrechts vom 24. August 1976

Fünfter Abschnitt: Registrierung homöopathischer Arzneimittel

§ 38 Registrierungspflicht und Registrierungsunterlagen

(1) Fertigarzneimittel, die Arzneimittel im Sinne des § 2 Abs. 1 oder Abs. 2 Nr. 1 sind, dürfen als homöopathische Arzneimittel im Geltungsbereich dieses Gesetzes nur in den Verkehr gebracht werden, wenn sie in ein bei der zuständigen Bundesoberbehörde zu führendes Register für homöopathische Arzneimittel eingetragen sind (Registrierung). Einer Zulassung bedarf es nicht; § 21 Abs. 1 Satz 2 und Abs. 3 findet entsprechende Anwendung.

(2) Dem Antrag auf Registrierung sind die in den §§ 22 bis 24 bezeichneten Angaben, Unterlagen und Gutachten beizufügen. Das gilt nicht für die Angaben über die Wirkungen und Anwendungsgebiete sowie für die Unterlagen und Gutachten über die pharmakologisch-toxikologische und klinische Prüfung.

§ 39 Entscheidung über die Registrierung

(1) Die zuständige Bundesoberbehörde hat das homöopathische Arzneimittel zu registrieren und dem Antragsteller die Registernummern schriftlich zuzuteilen. Die Registrierung gilt nur für das im Bescheid aufgeführte homöopathische Arzneimittel und seine Verdünnungsgrade. Die zuständige Bundesoberbehörde kann den Bescheid über die Registrierung mit Auflagen verbinden. Auflagen können auch nachträglich angeordnet werden. § 28 Abs. 2 und 4 findet Anwendung.

(2) Die zuständige Bundesoberbehörde hat die Registrierung zu versagen, wenn

1. die vorgelegten Unterlagen unvollständig sind,
2. das Arzneimittel nicht nach dem jeweils gesicherten Stand der wissenschaftlichen Erkenntnisse ausreichend analytisch geprüft worden ist,
3. das Arzneimittel nicht die nach den anerkannten pharmazeutischen Regeln angemessene Qualität aufweist,
4. bei dem Arzneimittel der begründete Verdacht besteht, daß es bei bestimmungsgemäßem Gebrauch schädliche Wirkungen hat, die über ein nach den Erkenntnissen der medizinischen Wissenschaft vertretbares Maß hinausgehen,
5. die angegebene Wartezeit nicht ausreicht,
6. das Arzneimittel der Verschreibungspflicht unterliegt,
7. das Arzneimittel nicht nach einer homoöpathischen Verfahrenstechnik, insbesondere nach dem homöopathischen Teil des Arzneibuchs hergestellt ist,
8. für das Arzneimittel eine Zulassung erteilt ist,
9. das Inverkehrbringen des Arzneimittels gegen gesetzliche Vorschriften verstoßen würde.

(3) Der Bundesminister wird ermächtigt, durch Rechtsverordnung mit Zustimmung des Bundesrates Vorschriften über die Anzeigepflicht, die Neuregistrierung, die Löschung, die Kosten, die Bekanntmachung und die Freistellung von der Registrierung homöopathischer Arzneimittel entsprechend den Vorschriften über die Zulassung zu erlassen. Die Rechtsverordnung ergeht im Einvernehmen mit dem Bundesminister für Ernährung, Landwirtschaft und Forsten, soweit es sich um Arzneimittel handelt, die zur Anwendung bei Tieren bestimmt sind.

Sechster Abschnitt: Schutz des Menschen bei der klinischen Prüfung

§ 40 Allgemeine Voraussetzungen

(1) Die klinische Prüfung eines Arzneimittels darf bei Menschen nur durchgeführt werden, wenn und solange

1. die Risiken, die mit ihr für die Person verbunden sind, bei der sie durchgeführt werden soll, gemessen an der voraussichtlichen Bedeutung des Arzneimittels für die Heilkunde ärztlich vertretbar sind,

2. die Person, bei der sie durchgeführt werden soll, ihre Einwilligung hierzu erteilt hat, nachdem sie durch einen Arzt über Wesen, Bedeutung und Tragweite der klinischen Prüfung aufgeklärt worden ist,
3. die Person, bei der sie durchgeführt werden soll, nicht auf gerichtliche oder behördliche Anordnung in einer Anstalt verwahrt ist,
4. sie von einem Arzt geleitet wird, der mindestens eine zweijährige Erfahrung in der klinischen Prüfung von Arzneimitteln nachweisen kann,
5. eine dem jeweiligen Stand der wissenschaftlichen Erkenntnisse entsprechende pharmakologisch-toxikologische Prüfung durchgeführt worden ist,
6. die Unterlagen über die pharmakologisch-toxikologische Prüfung bei der zuständigen Bundesoberbehörde hinterlegt sind,
7. der Leiter der klinischen Prüfung durch einen für die pharmakologisch-toxikologische Prüfung verantwortlichen Wissenschaftler über die Ergebnisse der pharmakologisch-toxikologischen Prüfung und die voraussichtlich mit der klinischen Prüfung verbundenen Risiken informiert worden ist und
8. für den Fall, daß bei der Durchführung der klinischen Prüfung ein Mensch getötet oder der Körper oder die Gesundheit eines Menschen verletzt wird, eine Versicherung nach Maßgabe des Absatzes 3 besteht, die auch Leistungen gewährt, wenn kein anderer für den Schaden haftet.

(2) Eine Einwilligung nach Absatz 1 Nr. 2 ist nur wirksam, wenn die Person, die sie abgibt

1. geschäftsfähig und in der Lage ist, Wesen, Bedeutung und Tragweite der klinischen Prüfung einzusehen und ihren Willen hiernach zu bestimmen und
2. die Einwilligung selbst und schriftlich erteilt hat.

Eine Einwilligung kann jederzeit widerrufen werden.

(3) Die Versicherung nach Absatz 1 Nr. 8 muß zugunsten der von der klinischen Prüfung betroffenen Person bei einem im Geltungsbereich dieses Gesetzes zum Geschäftsbetrieb zugelassenen Versicherer genommen werden. Ihr Umfang muß in einem angemessenen Verhältnis zu den mit der klinischen Prüfung verbundenen Risiken stehen und für den Fall des Todes oder der dauernden Erwerbsunfähigkeit mindestens fünfhunderttausend Deutsche Mark betragen. Soweit aus der Versicherung geleistet wird, erlischt ein Anspruch auf Schadensersatz.

(4) Auf eine klinische Prüfung bei Minderjährigen finden die Absätze 1 bis 3 mit folgender Maßgabe Anwendung:

1. Das Arzneimittel muß zum Erkennen oder zum Verhüten von Krankheiten bei Minderjährigen bestimmt sein.
2. Die Anwendung des Arzneimittels muß nach den Erkenntnissen der medizinischen Wissenschaft angezeigt sein, um bei dem Minderjährigen Krankheiten zu erkennen oder ihn vor Krankheiten zu schützen.
3. Die klinische Prüfung an Erwachsenen darf nach den Erkenntnissen der medizinischen Wissenschaft keine ausreichenden Prüfergebnisse erwarten lassen.
4. Die Einwilligung wird durch den gesetzlichen Vertreter oder Pfleger abgegeben. Sie ist nur wirksam, wenn dieser durch einen Arzt über Wesen, Bedeutung und Tragweite der klinischen Prüfung aufgeklärt worden ist. Ist der Minderjährige in der Lage, Wesen, Bedeutung und Tragweite der klinischen Prüfung einzusehen und seinen Willen hiernach zu bestimmen, so ist auch seine schriftliche Einwilligung erforderlich.

§ 41 Besondere Voraussetzungen

Auf eine klinische Prüfung bei einer Person, die an einer Krankheit leidet, zu deren Behebung das zu prüfende Arzneimittel angewendet werden soll, findet § 40 Abs. 1 bis 3 mit folgender Maßgabe Anwendung:

1. Die klinische Prüfung darf nur durchgeführt werden, wenn die Anwendung des zu prüfenden Arzneimittels nach den Erkenntnissen der medizinischen Wissenschaft angezeigt ist, um das Leben des Kranken zu retten, seine Gesundheit wiederherzustellen oder sein Leiden zu erleichtern.
2. Die klinische Prüfung darf auch bei einer Person, die geschäftsunfähig oder in der Geschäftsfähigkeit beschränkt ist, durchgeführt werden.
3. Ist eine geschäftsunfähige oder in der Geschäftsfähigkeit beschränkte Person in der Lage, Wesen, Bedeutung und Tragweite der klinischen Prüfung einzusehen und ihren Willen hiernach zu bestimmen, so bedarf die klinische Prüfung neben einer erforderlichen Einwilligung dieser Person der Einwilligung ihres gesetzlichen Vertreters oder Pflegers.
4. Ist der Kranke nicht fähig, Wesen, Bedeutung und Tragweite der klinischen Prüfung einzusehen und seinen Willen hiernach zu bestimmen, so genügt die Einwilligung seines gesetzlichen Vertreters oder Pflegers.
5. Die Einwilligung des gesetzlichen Vertreters oder Pflegers ist nur wirksam, wenn dieser durch einen Arzt über Wesen, Bedeutung und Tragweite der klinischen Prüfung aufgeklärt worden ist. Auf den Widerruf findet § 40 Abs. 2 Satz 2 Anwendung. Der Einwilligung des gesetzlichen Vertreters oder Pflegers bedarf es solange nicht, als eine Behandlung ohne Aufschub erforderlich ist, um das Leben des Kranken zu retten, seine Gesundheit wiederherzustellen oder sein Leiden zu erleichtern und eine Erklärung über die Einwilligung nicht herbeigeführt werden kann.
6. Die Einwilligung des Kranken, des gesetzlichen Vertreters oder Pflegers ist auch wirksam, wenn sie mündlich gegenüber dem behandelnden Arzt in Gegenwart eines Zeugen abgegeben wird.
7. Die Aufklärung und die Einwilligung des Kranken können in besonders schweren Fällen entfallen, wenn durch die Aufklärung der Behandlungserfolg nach der Nummer 1 gefährdet würde und ein entgegenstehender Wille des Kranken nicht erkennbar ist.

§ 42 Ausnahmen

Die §§ 40 und 41 finden keine Anwendung, soweit für ein Arzneimittel eine Zulassung erteilt oder es von der Zulassung befreit ist und bei Arzneimitteln im Sinne des § 2 Abs. 2 Nr. 3 und 4.

Abgabe von Arzneimitteln

§ 43 Apothekenpflicht, Inverkehrbringen durch Tierärzte

. . . .

(3) Auf Verschreibung dürfen Arzneimittel im Sinne des § 2 Abs. 1 oder Abs. 2 Nr. 1 nur in Apotheken abgegeben werden. § 56 Abs. 1 bleibt unberührt.

(4) Arzneimittel im Sinne des § 2 Abs. 1 oder Abs. 2 Nr. 1 dürfen ferner durch Tierärzte an Halter der von ihnen behandelten Tiere abgegeben und zu diesem Zweck vorrätig gehalten werden. Dies gilt auch für die Abgabe von Arzneimitteln zur Durchführung tierärztlich gebotener und tierärztlich kontrollierter krankheitsvorbeugender Maßnahmen bei Nutztieren, wobei der Umfang der Abgabe den auf Grund tierärztlicher Indikation festgestellten Bedarf nicht überschreiten darf.

Allgemeine Versicherungsbedingungen für klinische Prüfungen von Arzneimitteln (Probandenversicherung), Auszug

Genehmigt durch Bescheid des Bundesaufsichtsamtes vom 25. Januar 1978 Gesch.-Z. III – 5371 – 2/78

A. Versicherte Gefahr

§ 1 Gegenstand der Versicherung, Versicherungsfall

Der Versicherer gewährt Versicherungsschutz für den Fall, daß bei einer vom Versicherungsnehmer durchgeführten oder veranlaßten klinischen Prüfung eines Arzneimittels eine von der Prüfung betroffene Person (Versicherter) getötet oder ihr Körper oder ihre Gesundheit verletzt wird (Gesundheitsschädigung).

§ 2 Versicherungsumfang

(1) Versicherungsschutz besteht für Gesundheitsschädigungen, die Folge von den bei der klinischen Prüfung angewandten Arzneimitteln und/oder Stoffen sind.

(2) Unter den Versicherungsschutz fallen auch Gesundheitsschädigungen durch Maßnahmen, die an dem Körper des Versicherten im Zusammenhang mit der klinischen Prüfung des Arzneimittels durchgeführt werden.

§ 3 Ausschlüsse

Ausgeschlossen von der Versicherung sind:

(1) Gesundheitsschädigungen und Verschlimmerungen bereits bestehender Gesundheitsschädigungen, die auch dann eingetreten wären oder fortbestünden, wenn der Versicherte nicht an der klinischen Prüfung teilgenommen hätte;

(2) genetische Schädigungen;

(3) Gesundheitsschädigungen, soweit sie eingetreten sind, weil der Versicherte vorsätzlich den ausdrücklichen Anweisungen der Personen, die mit der Durchführung der klinischen Prüfung beauftragt sind, zuwidergehandelt hat.

§ 4 Örtliche und zeitliche Geltung

(1) Die Versicherung umfaßt klinische Prüfungen, die innerhalb der Bundesrepublik Deutschland, einschließlich des Landes Berlin, durchgeführt werden.

(2) Vom Versicherungsschutz sind Gesundheitsschädigungen aus solchen klinischen Prüfungen erfaßt, die während der Wirksamkeit des Vertrages begonnen wurden, unabhängig davon, ob der Vertrag vor Eintritt des Versicherungsfalles beendet wird.

(3) Versicherungsschutz für Gesundheitsschädigungen, die spätestens drei Jahre nach Abschluß der beim Versicherten durchgeführten klinischen Prüfung eingetreten sind.

Die Gesundheitsschädigung gilt als in dem Zeitpunkt eingetreten, in dem der Geschädigte erstmals einen Arzt wegen Symptomen konsultiert hat, die sich bei diesem Anlaß oder später als Symptome der betreffenden Gesundheitsschädigung erweisen.

§ 5 Beginn der Leistungspflicht, Vertragsdauer

....

B. Leistungen des Versicherers

§ 6 Versicherungsleistung, Höchstleistung

I. (1) Der Versicherer leistet den Geldbetrag, der zum Ausgleich des durch die Gesundheitsschädigung eingetretenen Schadens des Versicherten erforderlich ist.

(2) Schaden ist der Unterschiedsbetrag zwischen der tatsächlichen Vermögenslage des Versicherten und der Vermögenslage, die bestehen würde, wenn die Gesundheitsschädigung nicht eingetreten wäre.

(3) Im Falle des Todes des Versicherten erbringt der Versicherer die Leistungen, zu denen ein Ersatzpflichtiger gemäß § 844 BGB verpflichtet ist (siehe jedoch Ziff. V).

II. Die Höchstleistung beträgt für alle Versicherungsfälle aus der klinischen Prüfung eines Arzneimittels

10 Mio. DM, wenn bis zu 1 000 Personen,
20 Mio. DM, wenn mehr als 1 000 bis zu 3 000 Personen,
30 Mio. DM, wenn mehr als 3 000 Personen

an der klinischen Prüfung teilnehmen. Die Versicherungsleistungen für die einzelnen versicherten Personen ermäßigen sich im entsprechenden Verhältnis, wenn die Summe der einzelnen Versicherungsleistungen diesen Höchstbetrag überschreiten würde.

III. Je versicherte Person bilden 500 000 DM die Höchstgrenze für die Leistungen des Versicherers.

IV. Die Höchstleistung für alle Versicherungsfälle aus den im Versicherungsjahr begonnenen klinischen Prüfungen von Arzneimitteln beträgt 50 Mio. DM.

V. Im Einvernehmen von Versicherer und Versichertem kann anstelle einer Rentenleistung eine Kapitalabfindung gewährt werden.

§ 7 Nebenleistungen

. . . .

§ 8 Erklärung über die Leistungspflicht

. . . .

§ 9 Verfahren bei Meinungsverschiedenheiten

. . . .

C. Pflichten des Versicherungsnehmers

§ 10 Beitragszahlung

. . . .

§ 11 Obliegenheiten

I. Des Versicherungsnehmers

(1) Soweit der Versicherungsnehmer die klinische Prüfung selbst durchführt, ist er verpflichtet,

a) die Vorschriften der §§ 40 und 41 des Arzneimittelgesetzes (AMG) einzuhalten und die Arzneimittelrichtlinien (§ 26 AMG) in ihrer jeweils gültigen Fassung zu beachten;

b) die Versicherten über das Bestehen des Vertrages und die Obliegenheiten gemäß Abs. II (1) und (2) zu unterrichten, soweit nicht § 41 Ziff. 7 AMG eingreift.

(2) Soweit der Versicherungsnehmer die klinische Prüfung durch von ihm beauftragte Dritte durchführen läßt, hat er diese zur Wahrung der Pflichten gemäß Ziff. (1) anzuhalten.

(3) Im Schadensfall ist der Versicherungsnehmer im Rahmen seiner Möglichkeiten verpflichtet, den Versicherer bei der Aufklärung des Sachverhaltes und der Minderung des Schadens zu unterstützen.

II. Des Versicherten

(1) Während der Dauer der klinischen Prüfung darf sich die versicherte Person einer anderen medizinischen Behandlung nur im Einvernehmen mit dem klinischen Prüfer unterziehen.

(2) Eine Gesundheitsschädigung, die als Folge der klinischen Prüfung eingetreten sein könnte, ist dem Versicherer unverzüglich anzuzeigen.

(3) Der Versicherte hat alle zweckmäßigen Maßnahmen zu treffen, die der Aufklärung der Ursache und des Umfangs des eingetretenen Schadens und der Minderung dieses Schadens dienen.

(4) Auf Verlangen des Versicherers ist der behandelnde Arzt – als solcher gilt auch ein Konsiliararzt oder ein gutachterlich tätiger Arzt – zu veranlassen, einen Bericht über die Gesundheitsschädigung und, nach Abschluß der ärztlichen Behandlung, einen Schlußbericht zu erstatten; außerdem ist dafür Sorge zu tragen, daß alle etwa weiter noch von dem Versicherer geforderten Berichte des behandelnden Arztes geliefert werden.

(5) Die behandelnden Ärzte, auch diejenigen, von denen der Versicherte aus anderen Anlässen behandelt oder untersucht worden ist, und die Sozialversicherungsträger sowie andere Versicherer, wenn dort die Gesundheitsschädigung gemeldet ist, sind zu ermächtigen, dem Versicherer auf Verlangen Auskunft zu erteilen.

(6) Hat der Versicherungsfall den Tod zur Folge, so ist dies spätestens innerhalb von 48 Stunden telegrafisch anzuzeigen (§ 14), und zwar auch dann, wenn eine Meldung nach Ziff. (2) bereits erfolgt ist. Der Versicherer hat das Recht, durch einen von ihm beauftragten Arzt die Leiche besichtigen und öffnen zu lassen.

§ 12 Rechtsverhältnis Dritter

(1) Die Ausübung der Rechte aus dem Versicherungsvertrag steht dem Versicherungsnehmer zu. Den Anspruch auf die Versicherungsleistung kann auch der Versicherte unmittelbar geltend machen.

(2) Alle für den Versicherungsnehmer bzw. Versicherten geltenden Vorschriften finden auf dessen Rechtsnachfolger Anwendung.

(3) Die Versicherungsansprüche können vor ihrer endgültigen Feststellung ohne ausdrückliche Zustimmung des Versicherers weder übertragen noch verpfändet werden.

§ 13 Folgen von Obliegenheitsverletzungen

I. Des Versicherungsnehmers

(1) Verletzen der Versicherungsnehmer oder dessen mit der Leitung der klinischen Prüfung verantwortlich Beauftragte (soweit sie betriebsangehörig sind) vorsätzlich eine Obliegenheit, die nach dem Eintritt des Versicherungsfalles zu erfüllen ist, so kann der Versicherer beim Versicherungsnehmer Rückgriff nehmen. Das Recht zum Rückgriff besteht nicht, wenn die Verletzung weder Einfluß auf den Eintritt oder die Feststellung des Versicherungsfalles noch auf die Feststellung oder den Umfang der dem Versicherer obliegenden Leistung gehabt hat. Unter denselben Voraussetzungen besteht ein Recht zum Rückgriff, wenn eine Obliegenheit verletzt ist, die vor dem Eintritt des Versicherungsfalles zu erfüllen war, und der Vertrag nach Absatz (2) gekündigt wurde.

(2) Verletzen der Versicherungsnehmer oder dessen mit der Leitung der klinischen Prüfung verantwortlich Beauftragte (soweit sie betriebsangehörig sind) eine Obliegenheit, die

vor dem Eintritt des Versicherungsfalles dem Versicherer gegenüber zu erfüllen ist, so kann der Versicherer innerhalb eines Monats, nachdem er von der Verletzung Kenntnis erlangt hat, ohne Einhaltung einer Kündigungsfrist kündigen, es sei denn, daß die Verletzung als eine unverschuldete anzusehen ist.

II. Des Versicherten

Verletzt der Versicherte vorsätzlich oder grobfahrlässig eine Obliegenheit, die nach dem Eintritt des Versicherungsfalles zu erfüllen ist, so ist der Versicherer von der Verpflichtung zur Leistung frei. Bei grobfahrlässiger Verletzung bleibt der Versicherer zur Leistung insoweit verpflichtet, als die Verletzung Einfluß weder auf die Feststellung des Versicherungsfalles noch auf die Feststellung oder den Umfang der dem Versicherer obliegenden Leistung gehabt hat.

§ 14 Anzeigen und Willenserklärungen

....

§ 15 Ergänzende Bestimmungen

(1) Der Versicherungsnehmer ist verpflichtet, die jeweiligen klinischen Prüfungen rechtzeitig vor Beginn der klinischen Prüfung anzumelden. Dabei ist die voraussichtliche Zahl der in der jeweiligen klinischen Prüfung zu versichernden Personen anzugeben.

(2) Nach Abschluß der klinischen Prüfungen ist die Zahl der Personen mitzuteilen, die tatsächlich an den klinischen Prüfungen teilgenommen haben. Nach dieser Zahl richtet sich die Höchstleistung gemäß § 6 II. Der Versicherer nimmt auf der Grundlage dieser Zahl die endgültige Prämienberechnung vor.

(3) Der Versicherungsnehmer ist verpflichtet, dafür zu sorgen, daß geordnete Aufzeichnungen über die Probanden geführt werden.

Die Aufzeichnungen müssen insbesondere so geführt werden, daß bei Eintritt einer versicherten Gesundheitsschädigung ein Zweifel über die Zugehörigkeit einzelner Personen zum versicherten Personenkreis nicht entstehen kann und daß der Ablauf und die Ergebnisse der klinischen Prüfung im Einzelfall rekonstruierbar sind.

Literatur

Allgemeine Versicherungsbedingungen für klinische Prüfungen von Arzneimitteln (Probandenversicherung). Bescheid des Bundesaufsichtsamtes vom 25. Jan. 1978.

American Academy of Pediatrics: Guidelines for the Ethical Conduct of Studies to Evaluate Drugs in Pediatric Populations. Pediatrics 60, 91–101 (1977).

Fincke, M.: Strafrechtswidrige Methoden der klinischen Prüfung. Dtsch. Ärztebl. 43, 2519–2522 (1978).

Fischer, G.: Medizinische Versuche am Menschen. Zulässigkeitsvoraussetzungen und Rechtsfolgen. Schwartz & Co., Göttingen 1979.

Hasskarl, H.: Rechtliche Zulässigkeit der klinischen Prüfung. Dtsch. Ärztebl. 43, 1150–1155 (1978).

Hasskarl, H.: Prüfung von Arzneimitteln in der Diskussion. Wirksamkeit und klinische Prüfung – Ergebnisse einer Auseinandersetzung. Dtsch. Ärztebl. 44, 161–168 (1979).

Koller, S.: Angriff auf den Fortschritt der Medizin. Behauptung der Strafbarkeit kontrollierter klinischer Therapieversuche. Fortschr. Med. 42, 2570–2574 (1977).

Richtlinie des Rates der Europäischen Gemeinschaften vom 20. Mai 1975 zur Angleichung der Rechts- und Verwaltungsvorschriften der Mitgliedstaaten über die analytischen, toxikologisch-pharmakologischen und ärztlichen oder klinischen Vorschriften und Nachweise über Versuche mit Arzneispezialitäten. Amtsblatt der Europäischen Gemeinschaften, Nr. L 147/1–23.

Richtlinie des Rates der Europäischen Gemeinschaften vom 2. Mai 1978 zur Änderung der zweiten Richtlinie 75/319/EWG zur Angleichung der Rechts- und Verwaltungsvorschriften über Arzneispezialitäten.
Rieger, H. J.: Durchführung wissenschaftlicher Versuche am Menschen. Dtsch. med. Wschr. 22, 845–847 (1977).
Schreiber, H. L.: Möglichkeiten und Grenzen rechtlicher Reglementierung der Forschung. Rias-Funkuniversität, 88. Folge, 1–11.
Sicherheit und Wirksamkeit von Arzneimitteln. Eine rechtsvergleichende Studie über das Arzneimittelrecht der Vereinigten Staaten von Amerika und der Bundesrepublik Deutschland. Deutscher Bundestag, Wissenschaftliche Dienste, Materialien 51, 1–27 (1978).
WHO Technical Report Series No. 563: Guidelines for Evaluation of Drugs for Use in Man. Report of a WHO Scientific Group. World Health Organization, Geneva, 1975.

II Codices und Richtlinien zur medizinischen Ethik

1. Texte

Nürnberger Code

Regeln über die Experimente an Menschen (Nürnberger Prozesse 1947)

1. Die freiwillige Zustimmung des Menschen ist absolut wesentlich. Dies beinhaltet, daß die betreffende Person rechtlich die Möglichkeit haben sollte, ihre Zustimmung zu geben; sie sollte ferner so gestellt sein, daß sie in freier Wahl entscheiden kann, ohne Einwirkung irgendeiner Spur von Gewalt, Betrug, Täuschung, Zwang, Übervorteilung oder anderweitiger Form von Nötigung oder Willenseinschränkung; sie sollte ferner genügend Kenntnis und Einsicht in die betreffende Angelegenheit haben, so daß sie dadurch zu einer verständnisvollen, vernünftigen Entscheidung befähigt wird. Dies letztere erfordert, daß vor der Abgabe einer zusichernden Entscheidung durch die dem Experiment sich unterziehende Person diese von der Natur, der Dauer und dem Zweck des Experiments in Kenntnis gesetzt wird; von der Methode und Art und Weise, wie es ausgeführt wird; von allen Ungelegenheiten und Zwischenfällen, die zu erwarten sind; und von den Auswirkungen auf ihre Gesundheit oder Person, die möglicherweise sich aus der Teilnahme am Experiment ergeben könnten. Die Verbindlichkeit und Verantwortlichkeit, die Qualität der Einwilligung zu bestimmen, liegt bei jeder Person, die bei einem Experiment einleitend, anordnend oder auffordernd beteiligt ist. Es ist eine persönliche Verbindlichkeit, die nicht ungestraft auf eine andere Person übertragen werden kann.
2. Das Experiment sollte so beschaffen sein, daß es fruchtbare Resultate für das Allgemeinwohl der Gesellschaft erbringt, die durch andere Methoden oder auf andere Art der Bemühung nicht zu erhalten sind, und es sollte nicht aufs Geratewohl veranstaltet werden und somit eigentlich unnötiger Natur sein.
3. Das Experiment sollte so ausgeführt werden und derart auf die Ergebnisse von Tierexperimenten und auf die Kenntnis der Natur der Erkrankung oder der sonst in Betracht kommenden Probleme gegründet sein, daß die erwarteten Resultate die Ausführung des Experiments rechtfertigen.
4. Das Experiment muß so durchgeführt werden, daß jeder unnötige körperliche und seelische Schaden und jedes überflüssige Leiden vermieden wird.
5. Kein Experiment sollte ausgeführt werden, wenn von vornherein Grund zu der An-

nahme bestünde, daß Tod oder Invalidität eintreten könnte. Ausgenommen vielleicht solche Experimente, bei denen die experimentierenden Ärzte selbst auch als Versuchsobjekt dienen.

6. Der eingehaltene Risikograd sollte niemals die Grenzen der humanitären Bedeutung des Problems, das durch das Experiment gelöst werden soll, überschreiten.

7. Ordnungsgemäße Vorbereitungen müssen getroffen werden und angemessene Möglichkeiten sollten vorgegeben werden, um das Versuchsobjekt zu schützen gegen die auch entferntesten Möglichkeiten einer Verletzung, von Invalidität oder gar Tod.

8. Das Experiment sollte ausschließlich durch wissenschaftlich qualifizierte Personen ausgeführt werden. In allen Stadien des Experiments muß der höchste Grad von Können und Sorgfalt von denjenigen, die leitend oder engagierend bei der Durchführung des Experiments tätig sind, verlangt werden.

9. Während das Experiment läuft, sollte die menschliche Versuchsperson die Freiheit haben, das Experiment beendigen zu lassen, wenn sie in einen physischen oder seelischen Status kommt, in dem ihr die weitere Fortsetzung des Experiments unmöglich erscheint.

10. Während der Dauer des Experiments muß der leitende Wissenschaftler darauf eingestellt sein, das Experiment in jedem Stadium zu beenden, wenn er triftigen Grund hat anzunehmen, daß in gutem Glauben und, obwohl bestes Können und gesunder Menschenverstand von ihm eingesetzt wurden, eine Fortsetzung des Experiments möglicherweise zu Schädigung, Invalidität oder Tod für das Versuchsobjekt führen könnte.

Quelle: Paul Krauß, Medizinischer Fortschritt und ärztliche Ethik, Beck, München 1974, S. 138 ff.

Deklaration von Helsinki

Empfehlungen als Richtschnur für Ärzte bei der Durchführung klinischer Forschungen

(18. Generalversammlung des Weltärztebundes 1964)

Einführung

Es ist Aufgabe des Arztes, die Gesundheit der Bevölkerung zu schützen. Sein Wissen und Gewissen sind der Erfüllung dieser Aufgabe gewidmet. Die Genfer Erklärung des Weltärztebundes verpflichtet den Arzt mit folgenden Worten: »Die Gesundheit meines Patienten muß mein Leitgedanke sein«, und der Internationale Codex der ethischen Grundsätze der Medizin besagt, daß »jede Handlung und jeder Rat, die die physische und psychische Resistenz eines Menschen schwächen könnten, nur seinem Interesse nützen sollen.«

Da es unvermeidlich ist, daß die Ergebnisse von Laborversuchen auf den Menschen angewandt werden, um die wissenschaftlichen Erkenntnisse zu fördern und um der leidenden Menschheit zu helfen, hat der Weltärztebund folgende Empfehlung als Richtlinie für jeden Arzt bei seinen klinischen Forschungen ausgearbeitet. Es muß hierbei betont werden, daß die Standardentwürfe in ihrer jetzigen Form nur als allgemeine Richtlinie für Ärzte auf der ganzen Welt anzusehen sind. Die Ärzte sind nicht von den strafrechtlichen, zivilrechtlichen und berufsethischen Verantwortlichkeiten, wie in den Gesetzen ihrer Länder niedergelegt, entbunden.

Auf dem Gebiet der klinischen Forschung muß man grundlegend unterscheiden zwischen der klinischen Forschung, deren wesentliches Ziel die Therapie für einen Patienten betrifft, und der klinischen Forschung, die im wesentlichen rein wissenschaftliche Ziele ohne therapeutischen Wert für den als Forschungsobjekt dienenden Menschen anstrebt.

I. Grundsätze

1. Die klinische Forschung muß den moralischen und wissenschaftlichen Grundsätzen entsprechen, die die medizinische Forschung rechtfertigen. Sie sollte auf Labor- und Tierversuchen sowie sonstigen wissenschaftlich bewiesenen Fakten basieren.
2. Die klinische Forschung sollte nur von wissenschaftlich befähigten Personen und unter Aufsicht eines qualifizierten Arztes durchgeführt werden.
3. Die klinische Forschung kann nur als legitim angesehen werden, wenn die Bedeutung des angestrebten Ziels in angemessenem Verhältnis zu den für die Versuchspersonen entstehenden Gefahren steht.
4. Jedem klinischen Forschungsprojekt sollte eine sorgfältige Beurteilung der Gefahren im Vergleich zu dem voraussichtlichen Nutzen für die Versuchsperson oder sonstige Personen vorausgehen.
5. Besondere Vorsicht sollte vom Arzt bei der Durchführung klinischer Forschungen beachtet werden, wenn die Persönlichkeit der Versuchsperson Gefahr läuft, durch Arzneimittel oder durch den Ablauf des Versuchs verändert zu werden.

II. Klinische Forschung in Verbindung mit ärztlicher Betreuung

1. Bei der Behandlung eines Kranken muß der Arzt die Freiheit haben, neue therapeutische Maßnahmen anzuwenden, falls er der Ansicht ist, daß hierdurch berechtigte Hoffnung besteht, das Leben zu retten, die Gesundheit wiederherzustellen oder das Leiden zu erleichtern.
   Wenn möglich und in Übereinstimmung mit der Psychologie des Patienten sollte der Arzt vom Patienten, nachdem diesem sein Fall ausführlich erklärt wurde, das freiwillig abzugebende Einverständnis einholen. Im Falle der rechtlichen Unfähigkeit sollte das Einverständnis auch vom rechtmäßigen Vormund eingeholt werden; im Falle der physischen Unfähigkeit ersetzt die Erlaubnis des rechtmäßigen Vertreters die des Patienten.
2. Der Arzt kann klinische Forschung mit ärztlicher Betreuung verbinden, wenn das Ziel darin besteht, neue medizinische Erkenntnisse zu erlangen, jedoch nur in dem Ausmaß, als die klinische Forschung durch ihren therapeutischen Wert für den Patienten gerechtfertigt wird.

III. Nichttherapeutische klinische Forschung

1. Bei der rein wissenschaftlichen Anwendung der klinischen Forschung auf den Menschen ist es die Pflicht des Arztes, Beschützer des Lebens und der Gesundheit der Versuchsperson zu sein.
2. Die Art, der Zweck und die Gefahren der klinischen Forschung müssen der Versuchsperson vom Arzt erläutert werden.
3. a. Klinische Forschung am Menschen darf nicht ohne sein freiwillig abgegebenes Einverständnis, nachdem er über die Vorhaben informiert wurde, unternommen werden; wenn er vor dem Gesetz als nicht rechtsfähig gilt, muß das Einverständnis des gesetzlichen Vormundes eingeholt werden.
   b. Die der klinischen Forschung unterzogene Person sollte sich in solch einem psychischen, physischen und rechtlichen Zustand befinden, der es ihr ermöglicht, bei vollem Bewußtsein frei zu entscheiden.
   c. Das Einverständnis sollte grundsätzlich schriftlich eingeholt werden. Die Verantwortlichkeit für die klinische Forschung obliegt jedoch immer dem Forscher selbst und niemals der Versuchsperson, selbst wenn sie ihr Einverständnis abgegeben hat.
4. a. Der Forscher muß die Rechte eines jeden einzelnen hinsichtlich seiner persönlichen Integrität respektieren, vor allem dann, wenn die Versuchsperson in einem Abhängigkeitsverhältnis vom Forscher steht.

b. Während des gesamten Ablaufs der klinischen Forschung sollte die Versuchsperson oder ihr Vormund zu jeder Zeit die Möglichkeit haben, die Erlaubnis, die Forschung fortzusetzen, zurückzuziehen. Der Forscher oder das Forschungssystem sollte die Forschung nicht fortsetzen, wenn nach seiner Meinung dem einzelnen durch die Weiterführung ein Schaden entstehen könnte.

Quelle: Deutsche Apotheker-Zeitung, 111. Jahrgang, Nr. 26, 1. 7. 1971

Deklaration von Tokio

Empfehlungen für Ärzte, die in der biomedizinischen Forschung am Menschen tätig sind

(19. Generalversammlung des Weltärztebundes in Tokio 1975)

Aufgabe des Arztes ist die Erhaltung der Gesundheit des Menschen. Der Erfüllung dieser Aufgabe dient er mit seinem Wissen und Gewissen.

Die Genfer Deklaration des Weltärztebundes verpflichtet den Arzt mit den Worten: »Die Gesundheit meines Patienten soll mein vornehmstes Anliegen sein«, und der internationale Codex für ärztliche Ethik legt fest: »Jegliche Handlung oder Beratung, die geeignet erscheinen, die physische oder psychische Widerstandskraft eines Menschen zu schwächen, dürfen nur in seinem Interesse zur Anwendung gelangen.«

Ziel der biomedizinischen Forschung am Menschen muß es sein, diagnostische, therapeutische und prophylaktische Verfahren sowie das Verständnis für die Ätiologie und Pathogenese der Krankheit zu verbessern. In der medizinischen Praxis sind diagnostische, therapeutische oder prophylaktische Verfahren mit Risiken verbunden; dies gilt um so mehr für die biomedizinische Forschung am Menschen.

Medizinischer Fortschritt beruht auf Forschung, die sich letztlich auch auf Versuche am Menschen stützen muß.

Bei der biomedizinischen Forschung am Menschen muß grundsätzlich unterschieden werden zwischen Versuchen, die im wesentlichen im Interesse des Patienten liegen, und solchen, die mit rein wissenschaftlichem Ziel ohne unmittelbaren diagnostischen oder therapeutischen Wert für die Versuchsperson sind.

Besondere Vorsicht muß bei der Durchführung von Versuchen walten, die die Umwelt in Mitleidenschaft ziehen könnten. Auf das Wohl der Versuchstiere muß Rücksicht genommen werden.

Da es notwendig ist, die Ergebnisse von Laborversuchen auch auf den Menschen anzuwenden, um die wissenschaftliche Kenntnis zu fördern und der leidenden Menschheit zu helfen, hat der Weltärztebund die folgende Empfehlung als eine Leitlinie für jeden Arzt erarbeitet, der in der biomedizinischen Forschung am Menschen tätig ist. Sie sollte in der Zukunft überprüft werden.

Es muß betont werden, daß diese Empfehlung nur als Leitlinie für die Ärzte auf der ganzen Welt gedacht ist; kein Arzt ist von der straf-, zivil- und berufsrechtlichen Verantwortlichkeit nach den Gesetzen seines Landes befreit.

I. Allgemeine Grundsätze

1. Biomedizinische Forschung am Menschen muß den allgemein anerkannten wissenschaftlichen Grundsätzen entsprechen; sie sollte auf ausreichenden Laboratoriums- und Tierversuchen sowie einer umfassenden Kenntnis der wissenschaftlichen Literatur aufbauen.

2. Die Planung und Durchführung eines jeden Versuches am Menschen sollte eindeutig in einem Versuchsprotokoll niedergelegt werden; dieses sollte einem besonders berufenen unabhängigen Ausschuß zur Beratung, Stellungnahme und Orientierung zugeleitet werden.
3. Biomedizinische Forschung am Menschen sollte nur von wissenschaftlich qualifizierten Personen und unter Aufsicht eines klinisch erfahrenen Arztes durchgeführt werden. Die Verantwortung trägt stets ein Arzt und nie die Versuchsperson selbst, auch dann nicht, wenn sie ihr Einverständnis gegeben hat.
4. Biomedizinische Forschung am Menschen ist nur zulässig, wenn die Bedeutung des Versuchsziels in einem angemessenen Verhältnis zum Risiko für die Versuchsperson steht.
5. Jedem biomedizinischen Forschungsvorhaben am Menschen sollte eine sorgfältige Abschätzung der voraussehbaren Risiken im Vergleich zu dem voraussichtlichen Nutzen für die Versuchsperson oder andere vorausgehen. Die Sorge um die Belange der Versuchsperson muß stets ausschlaggebend sein im Vergleich zu den Interessen der Wissenschaft und der Gesellschaft.
6. Das Recht der Versuchsperson auf Wahrung ihrer Unversehrtheit muß stets geachtet werden. Es sollte alles getan werden, um die Privatsphäre der Versuchsperson zu wahren; die Wirkung für die körperliche und geistige Unversehrtheit sowie die Persönlichkeit der Versuchsperson sollte so gering wie möglich gehalten werden.
7. Der Arzt sollte es unterlassen, bei Versuchen am Menschen tätig zu werden, wenn er nicht überzeugt ist, daß das mit dem Versuch verbundene Wagnis für vorhersagbar gehalten wird. Der Arzt sollte jeden Versuch abbrechen, sobald sich herausstellt, daß das Wagnis den möglichen Nutzen übersteigt.
8. Der Arzt ist bei der Veröffentlichung der Versuchsergebnisse verpflichtet, die Befunde genau wiederzugeben. Berichte über Versuche, die nicht in Übereinstimmung mit den in dieser Deklaration niedergelegten Grundsätzen durchgeführt wurden, sollten nicht zur Veröffentlichung angenommen werden.
9. Bei jedem Versuch am Menschen muß jede Versuchsperson ausreichend über Absicht, Durchführung, erwarteten Nutzen und Risiken des Versuchs sowie über möglicherweise damit verbundene Störungen des Wohlbefindens unterrichtet werden. Die Versuchsperson sollte darauf hingewiesen werden, daß es ihr freisteht, die Teilnahme am Versuch zu verweigern, und daß sie jederzeit eine einmal gegebene Zustimmung widerrufen kann. Nach dieser Aufklärung sollte der Arzt die freiwillige Zustimmung der Versuchsperson einholen; die Erklärung sollte vorzugsweise schriftlich abgegeben werden.
10. Ist die Versuchsperson vom Arzt abhängig oder erfolgte die Zustimmung zu einem Versuch möglicherweise unter Druck, so soll der Arzt beim Einholen der Einwilligung nach Aufklärung besondere Vorsicht walten lassen. In einem solchen Fall sollte die Einwilligung durch einen Arzt eingeholt werden, der mit dem Versuch nicht befaßt ist und der außerhalb eines etwaigen Abhängigkeitsverhältnisses steht.
11. Ist die Versuchsperson nicht voll geschäftsfähig, sollte die Einwilligung nach Aufklärung vom gesetzlichen Vertreter entsprechend nationalem Recht eingeholt werden. Die Einwilligung des mit der Verantwortung betrauten Verwandten ersetzt die der Versuchsperson, wenn diese infolge körperlicher oder geistiger Behinderung nicht wirksam zustimmen kann oder minderjährig ist.
12. Das Versuchsprotokoll sollte stets die ethischen Überlegungen im Zusammenhang mit der Durchführung des Versuchs darlegen und aufzeigen, daß die Grundsätze dieser Deklaration eingehalten sind.

II. Medizinische Forschung in Verbindung mit ärztlicher Versorgung

(Klinische Versuche)

1. Bei der Behandlung eines Kranken muß der Arzt die Freiheit haben, neue diagnostische und therapeutische Maßnahmen anzuwenden, wenn sie nach seinem Urteil die Hoffnung bieten, das Leben des Patienten zu retten, seine Gesundheit wiederherzustellen oder seine Leiden zu lindern.
2. Die mit der Anwendung eines neuen Verfahrens verbundenen möglichen Vorteile, Risiken und Störungen des Befindens sollten gegen die Vorzüge der bisher bestehenden diagnostischen und therapeutischen Methoden abgewogen werden.
3. Bei jedem medizinischen Versuch sollten alle Patienten – einschließlich derjenigen in einer eventuell vorhandenen Kontrollgruppe – die beste erprobte diagnostische und therapeutische Behandlung erhalten.
4. Die Weigerung eines Patienten, an einem Versuch teilzunehmen, darf niemals die Beziehung zwischen Arzt und Patient beeinträchtigen.
5. Wenn der Arzt es für unentbehrlich hält, auf die Einwilligung nach Aufklärung zu verzichten, sollten die besonderen Gründe für diesen Vorschlag in dem für den unabhängigen Ausschuß bestimmten Versuchsprotokoll festgelegt werden.
6. Der Arzt kann medizinische Forschung mit dem Ziel der Gewinnung neuer wissenschaftlicher Erkenntnisse mit der ärztlichen Betreuung nur soweit verbinden, als diese medizinische Forschung durch ihren möglichen diagnostischen oder therapeutischen Wert für den Patienten gerechtfertigt ist.

III. Nichttherapeutische biomedizinische Forschung am Menschen

1. In der rein wissenschaftlichen Anwendung der medizinischen Forschung am Menschen ist es die Pflicht des Arztes, das Leben und die Gesundheit der Person zu beschützen, an welcher biomedizinische Forschung durchgeführt wird.
2. Die Versuchspersonen sollten Freiwillige sein, entweder gesunde Personen oder Patienten, für die die Versuchsabsicht nicht mit ihrer Krankheit in Zusammenhang steht.
3. Der ärztliche Forscher oder das Forschungsteam sollten den Versuch abbrechen, wenn dies nach seinem oder ihrem Urteil im Fall der Fortführung dem Menschen schaden könnte.
4. Bei Versuchen am Menschen sollte das Interesse der Wissenschaft und der Gesellschaft niemals Vorrang vor den Erwägungen haben, die das Wohlbefinden der Versuchsperson betreffen.

Quelle: Bundesärztekammer Köln-Lindenthal

Richtlinien für Forschungsuntersuchungen am Menschen

(Schweizerische Akademie der Medizinischen Wissenschaften 1970)

Es ist Aufgabe des Arztes, die Gesundheit des Menschen zu erhalten. Er setzt dafür seine Kenntnisse ein.

Die international anerkannten Grundsätze medizinischer Ethik untersagen dem Arzt jegliche Handlung, welche eine Schwächung der körperlichen oder seelischen Widerstandskraft eines Menschen zur Folge hat und therapeutisch nicht notwendig ist.

Ein wissenschaftlicher Fortschritt im Interesse der leidenden Menschheit ist nicht denkbar ohne die Überprüfung der im Laboratoriumsversuch gewonnenen Erkenntnisse am

Menschen. Aus dieser Überzeugung hat der Weltärztebund Empfehlungen für die Durchführung wissenschaftlicher Forschungsuntersuchungen am Menschen ausgearbeitet, an die sich diese Richtlinien anlehnen. Sie wollen Ärzten und ihren Mitarbeitern, die Forschungsuntersuchungen am Menschen durchführen, die sich stellenden grundsätzlichen Fragen bewußtmachen. Sie entbinden sie aber nicht von ihrer persönlichen, beruflichen, zivil-oder strafrechtlichen Verantwortung.

I. Zielsetzung

Bei allen wissenschaftlichen Forschungsuntersuchungen am Menschen muß grundsätzlich unterschieden werden zwischen solchen, die eine direkte Bedeutung für Diagnose, Therapie und Prophylaxe bei der zu untersuchenden Person haben, und solchen, die der allgemeinen medizinischen Forschung dienen.

II. Gemeinsame Bestimmungen

1. Die Grundsätze ärztlicher Ethik, die für das Handeln des Arztes bestehen, haben ebenfalls Geltung für die Forschungsuntersuchungen am Menschen.
2. Forschungsuntersuchungen am Menschen dürfen nur von wissenschaftlich qualifizierten Personen in ausreichend ausgerüsteten Institutionen und unter der Verantwortung eines Arztes ausgeführt werden.
3. Forschungsuntersuchungen am Menschen müssen sich auf Labor- oder Tierversuche oder andere, wissenschaftlich bewährte Methoden und Erkenntnisse stützen können.
4. Forschungsuntersuchungen am Menschen dürfen nur dann durchgeführt werden, wenn die Wichtigkeit des Zweckes in ärztlich vertretbarem Verhältnis zu den einzugehenden Risiken steht.
5. Jeder Forschungsuntersuchung am Menschen muß eine sorgfältige Abschätzung der damit verbundenen Gefahren im Vergleich zu dem zu erwartenden Nutzen für die zu untersuchende Person beziehungsweise für die Allgemeinheit vorangehen. Dabei sind auch mögliche Änderungen der Persönlichkeitsstruktur und der Urteilsfähigkeit miteinzubeziehen.
6. Bei Forschungsuntersuchungen, die nicht vorwiegend im Interesse der zu untersuchenden Person veranlaßt werden, muß gewährleistet sein, daß im Falle einer Schädigung eine angemessene Entschädigung ausgerichtet wird, unerachtet einer Haftpflicht der handelnden Personen.
7. Es wird empfohlen, Konsultativgremien zu schaffen, denen die medizinischen und ethischen Aspekte einer geplanten Forschungsuntersuchung unterbreitet werden können.
8. Die Zustimmungserklärung der zu untersuchenden Person beziehungsweise ihres gesetzlichen Vertreters ist im Sinne der nachstehenden Paragraphen eine wesentliche Voraussetzung und darf nicht unter Anwendung von Zwang eingeholt werden. Eine freiwillig gegebene, rechtsgültige Zustimmung nach vorheriger Aufklärung vermindert im übrigen die berufliche, zivilrechtliche oder strafrechtliche Verantwortung des Untersuchungsleiters nicht.
9. Forschungsuntersuchungen am Menschen müssen protokolliert werden. Die Protokolle sind unabhängig von der Krankengeschichte zu führen und aufzubewahren. Auch in der Krankengeschichte muß die Forschungsuntersuchung vermerkt werden.

III. Forschungsuntersuchungen im Interesse der zu untersuchenden Person

1. Bei der Behandlung des Kranken muß dem Arzt die Anwendung einer neuen therapeutischen Maßnahme freistehen, wenn sie geeignet sein könnte, das Leben des Patien-

ten zu retten, seine Gesundheit wiederherzustellen oder seine Leiden zu lindern. In dem Maße, in dem dies möglich und der psychologischen Verfassung des Patienten angemessen ist, muß der Arzt ihn aufklären und seine freie Zustimmung einholen. Ist der Patient urteilsunfähig, so wird seine Zustimmung durch die seines gesetzlichen Vertreters ersetzt.

2. Der Arzt kann mit dem Ziel, neue medizinische Erkenntnisse zu erlangen, die Forschungsuntersuchung mit der Behandlung nur in dem Umfang verbinden, als es der diagnostische, therapeutische oder prophylaktische Wert für den Patienten rechtfertigt und daraus kein erhebliches Risiko resultiert.

IV. Andere Forschungsuntersuchungen

1. Auch bei diesen Forschungsuntersuchungen am Menschen bleibt es Aufgabe des Arztes, Leben und Gesundheit der zu untersuchenden Person zu schützen.
2. a) Der Arzt muß die zu untersuchende Person, wenn sie urteilsfähig ist, über Art und Sinn der Forschungsuntersuchung sowie die damit für Leben und Gesundheit verbundenen anfälligen Gefahren aufklären.
   b) Forschungsuntersuchungen am Menschen dürfen nur vorgenommen werden, nachdem sich die zu untersuchende Person aufgrund der vorausgegangenen Aufklärung freiwillig einverstanden erklärt hat.
   c) Die zu untersuchende Person muß sich in einem solchen geistigen, körperlichen und rechtlichen Zustand befinden, daß sie in der Lage ist, in vollem Umfang ihre freie Entscheidung zu treffen.
3. Forschungsuntersuchungen an handlungsunfähigen Personen sind nur mit Zustimmung des gesetzlichen Vertreters und nur dann zulässig, wenn sie aus medizinischen Gründen nicht an handlungsfähigen Personen durchgeführt werden können. Ist die handlungsunfähige Person urteilsfähig, so bedarf es auch ihrer Zustimmung.
4. Die Zustimmungserklärung wird mündlich oder schriftlich abgegeben und soll in einem Protokoll festgehalten werden. Die moralische Verantwortung für eine nichttherapeutische Forschungsuntersuchung am Menschen trägt jedoch immer der leitende Wissenschaftler und niemals die zu untersuchende Person, obgleich sie aus freien Stükken zugestimmt hat.
5. a) Der Untersuchungsleiter muß das Recht jedes Menschen auf geistige und körperliche Unversehrtheit respektieren; besondere Bedeutung kommt dieser Forderung dann zu, wenn die zu untersuchende Person in einem Abhängigkeitsverhältnis zu dem Leiter der Untersuchung steht.
   b) Der zu untersuchenden Person oder ihrem gesetzlichen Vertreter muß es jederzeit freistehen, die Forschungsuntersuchung abbrechen zu lassen.
   Der Untersuchungsleiter und seine Mitarbeiter sind ihrerseits verpflichtet, die Forschungsuntersuchung abzubrechen, wenn der zu untersuchenden Person eine erhebliche oder irreversible Schädigung droht.
6. Bei vorhersehbarem Risiko erheblicher oder irreversibler Schädigung oder des Todes ist eine Forschungsuntersuchung nicht erlaubt – außer der Untersuchungsleiter führt sie an sich selbst durch. Der Selbstversuch mit hohem Risiko sollte in der Regel nur im Team durchgeführt werden.

Quelle: Schweizerische Akademie der Medizinischen Wissenschaften

Literatur

Wilson, J. T.: Pragmatic assessment of medicines available for young children and pregnant or breast-feading women. In: Morcelli, P. L., S. Garattine, F. Sereni (eds.): Basic and Therapeutic Aspects of Perinatal Pharmacology. Raven Press, New York 1975.

Yaffe, S. J.: Drug Development in Pediatrics: Problems and Strategies. In: Bouvers, J. Z., G. P. Velo (eds.): Drug Assessment: Criteria and Methods.

Diskussion

Referenten: Bachmann und Olbing

Es besteht ein großes Ungleichgewicht nicht nur zwischen nichttherapeutischer und therapeutischer Forschung, sondern auch zwischen Untersuchungen zur pharmakologischen und nicht pharmakologischen Behandlung. Einem relativ großen Wissen über diagnostische Methoden stehen erhebliche Wissenslücken zur Wirksamkeit und Unschädlichkeit der meisten Behandlungsmethoden gegenüber, vor allem der physikalischen und psychologischen (Schaefer).

Therapeutische Studien mit dem Ziel, eine statistisch erkennbare Wirkung und unerwünschte Nebenwirkung durch ein Medikament oder eine Operation zu erkennen, stellen eigentlich nur einen Spezialfall einer prinzipiellen Situation zwischen Arzt, Patient und dem Fortschritt der medizinischen Wissenschaft dar: Der Patient ist immer Objekt der individuellen Therapie und zugleich der Erfahrungsgewinnung für den nächsten Patienten (Hövels).

Die Einwilligung von Eltern und Pflegeberechtigten für die Teilnahme von Kindern an klinischen Studien ist juristisch nur im Rahmen therapeutischer Studien erlaubt, die dem Wohl des individuellen Kindes dienen. Bei der Abwägung des Für und Wider muß der mutmaßliche Nutzen für das Kind größer sein als der mutmaßliche Schaden (Schreiber).

Lokale ethische Kommissionen sind derzeit in erster Linie Rückversicherungskommissionen in juristischen Fragen und können leicht zu Hemmnissen für die Forschung werden (Lenz).

Probleme in der Behandlung von Kindern mit Leukämien und Tumoren

Klaus Betke

Noch vor 15 Jahren konnte man bei einem Kind mit Leukämie mit Recht die Frage stellen: Soll man überhaupt behandeln? Mit wenigen Ausnahmen war nur eine gewisse Lebensverlängerung zu erreichen: Nach einer ersten, einige Monate dauernden Remission kamen in immer kürzeren Abständen Rückfälle, bis nichts mehr zu machen war.

Heute stellt sich *diese* Frage nicht mehr. Bei der akuten lymphatischen Leukämie des Kindesalters ist die Chance, rezidivfrei zu überleben, von weniger als 5% auf über 50% gestiegen. Abb. 1 zeigt graphisch einige Statistiken von 1963/65 bis 1977/79. Das als »77–01« bezeichnete Therapieschema wurde 1977–1979 von unserer Abteilung für pädiatrische Hämatologie und Onkologie (Prof. Haas) in Zusammenarbeit mit einer Anzahl

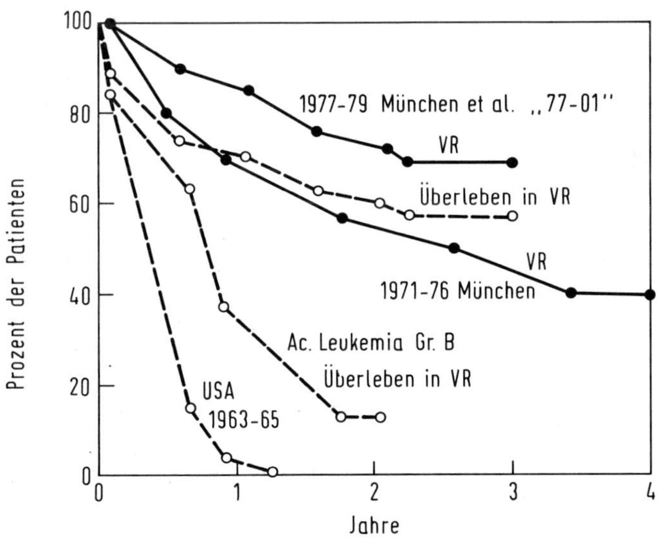

Abb. 1 Therapieerfolge, gemessen am Verbleiben in voller Remission (durchgezogene Kurven) bzw. am rezidivfreien Überleben (gestrichelte Kurven), bei akuter lymphatischer Leukämie im Kindesalter. Nähere Erläuterungen im Text.

weiterer Kinderkliniken durchgeführt (Haas et al., 1981 a). Die oberste durchgezogene Linie zeigt an, wieviele Patienten durch die Behandlung in voller Remission blieben: Es bildete sich ein Plateau bei 69%.[1] Mit der in den Jahren davor durchgeführten »Memphis«-Therapie wurden 40% erreicht (Haas und Wiedemann, 1978). Die Darstellung ist allerdings insofern etwas irreführend, als in ihr weder die Patienten enthalten sind, die nicht in Remission kamen, noch die, die vor oder nach Eintritt der Remission starben. Wenn man das mit berücksichtigt, sieht das Ergebnis nicht mehr ganz so gut aus, aber es wird immerhin im Protokoll »77–01« ein rezidivfreies Überleben von 57% erreicht. Die damit vergleichbaren Kurven zweier verschiedener Therapieschemata von 1963/65 aus den USA (Acute Leukemia Group B, 1965) verdeutlichen, wie sehr sich die Situation in der Zwischenzeit geändert hat.

Ähnliche Fortschritte wurden auch in der Behandlung maligner Tumoren erzielt. Abb. 2 zeigt als Beispiel, daß in München bei der Behandlung des Wilms-Tumors infolge des konsequenten Einsatzes einer adju-

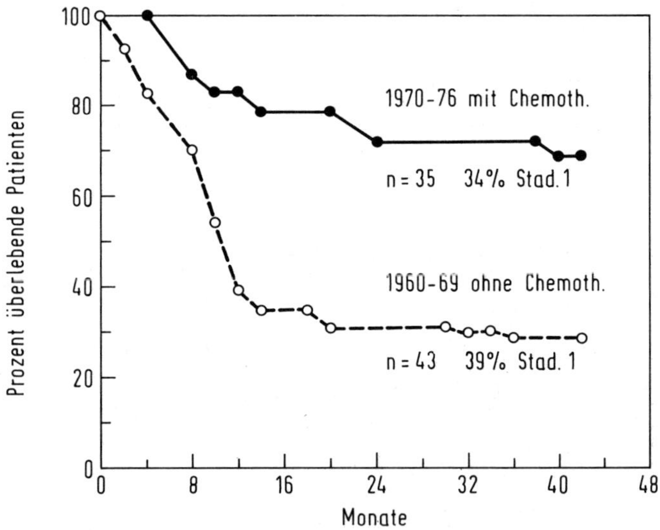

Abb. 2 Verbesserung der Zahl der überlebenden Patienten mit Wilmstumor durch Einsatz adjuvanter Chemotherapie neben Operation und Bestrahlung (nach Haas et al. 1981b)

[1] Rechter Teil der Kurve statistisch hochgerechnet, da dort noch keine Beobachtungszeit von 3 Jahren für einen Teil der Patienten.

vanten Chemotherapie eine Steigerung der Überlebensrate von 25% in den Jahren 1960–69 auf 69% (1970–76) erreicht wurde, und zwar unter Einschluß aller Stadien des Tumorleidens. Beim Rhabdomyosarkom überleben heute etwa 80% der Patienten, beim Osteosarkom scheint man auf etwa 50% zu kommen. Das sind Ziffern, von denen man vor 100 Jahren nur träumen konnte. Nur beim Neuroblastom ist man in den letzten Jahren nicht recht weiter gekommen.

Zweifellos hat an dieser Entwicklung die Anwendung der Cytostatika einen entscheidenden Anteil. Diese sind als solche freilich keine Zaubermittel. Die Durchschlagskraft der Behandlung wurde vielmehr dadurch immer weiter gesteigert, daß man die Dosis der Mittel, den zeitlichen Ablauf des Einsatzes und die Kombination der Mittel untereinander variierte und so zu immer neuen Konzepten der Kombination mit Bestrahlung und ggf. Operation kam. Das Grundprinzip ist jedoch simpel: Es wird darauf abgezielt, den Organismus einer Belastung auszusetzen, die er gerade noch übersteht, durch die aber die malignen Zellen abgetötet werden.

Die dazu entwickelten Vernichtungsrezepte sehen ausgeklügelt raffiniert aus. Abb. 3 zeigt das schon erwähnte Leukämie-Behandlungsprotokoll »77–01«: 4 Wochen Induktionsphase mit Prednison, Vincristin, Adriamycin und Asparaginase; danach eine sog. Intensivphase mit hochdosiertem Methotrexat sowie Prednison, Cyclophosphamid, Vincristin und Cytosinarabinosid. Es folgt eine Schädelbestrahlung und intrathekale Anwendung von Methotrexat, wonach sich dann die 2 1/2jährige Erhaltungstherapie mit 6-Mercaptopurin und Methotrexat anschließt. Für jede Form von malignen Tumoren gibt es spezielle Schemata der adjuvanten Chemotherapie. Das bislang »brutalste« Konzept ist das Behandlungsprotokoll T_7 des New York Memorial Hospitals für das Osteosarkom: Ein Chemotherapiezyklus, der 7 Wochen vor der Operation beginnt, danach noch 3 mal wiederholt wird und dessen Kernstück die Anwendung von Methotrexat in Dosen ist, die an sich tödlich wären, aber nach einer gewissen Einwirkungsdauer durch Verabreichung von Citrovorumfaktor (Leucovorin) in ihrer Wirkung neutralisiert werden (Rosen et al., 1979).

Worauf es ankommt: Diese so kompliziert aufgebauten Behandlungsrezepte sind weniger ein Produkt scharfsinniger theoretischer Überlegungen als das Ergebnis einer laufenden Auswertung von Erfahrungen, d. h. also von Empirie. Man macht Rezepte, vergleicht ihre Ergebnisse und nimmt das wirksamere Rezept. Man vergleicht auch die eigenen Ergebnisse mit denen anderer, und so besteht derzeit weltweit ein Wettstreit,

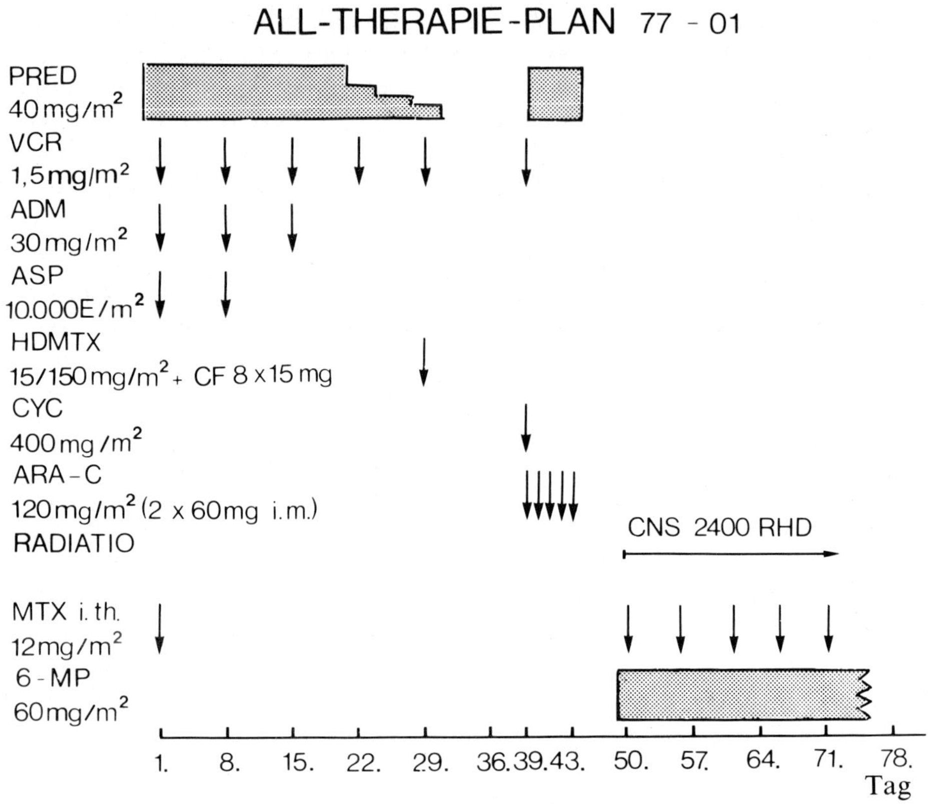

Abb. 3 Therapieplan „München 77-01" bei akuter lymphatischer Leukämie im Kindesalter. Pred = Prednison, VCR = Vincristin, ADM = Adriamycin, ASP = Asparaginase, HDMTX = hochdosiertes Methotrexat, CYC = Cyclophosphamid, ARA-C = Cytosin Arabinosid, MTX = Methotrexat, 6 MP = 6-Mercaptopurin (nach Haas et al 1981a)

das »beste« Behandlungsschema zu entwickeln. Maßgebend ist dabei der Prozentsatz an rezidiv- und metastasenfrei überlebenden Patienten. Man nimmt Todesfälle unter der Behandlung in Kauf, wenn dieser Prozentsatz sich steigern läßt, wenn man also die Gesamtbilanz bessern kann.

Solche Bilanzen lassen sich nur vergleichen, wenn man ausreichend große Gruppen von Patienten streng schematisch in exakt definierten und kontrollierten Studien jeweils bestimmten Therapiekonzepten unterwirft. Man mag das inhuman nennen – Tatsache ist aber, daß nur damit die überlegenen Therapieprotokolle herausgearbeitet werden konnten. Die Konsequenz dieses Vorgehens ist, daß man nur für das exakt eingehaltene Schema die Erfolgschancen bzw. die Versagerquote angeben kann. Macht man beim einzelnen Patienten Änderungen in der Dosis der Medikamente oder im Zeitplan, riskiert man eine Verschlechterung seiner Überlebenschance. Damit bleibt dem Arzt kaum eine Bewegungsfreiheit in bezug auf eine individuelle Anpassung der Behandlung an seinen Patienten. Dies wird ihm um so schmerzlicher bewußt, als die Behandlung in vielen Fällen auch unerwünschte Folgen und belastende, ja quälende Nebenwirkungen zeitigt. Das ist bei dem massierten Einsatz aggressiver und toxischer Medikamente nicht weiter verwunderlich. Knochenmarksdepression mit Anämie, Thrombozytopenie und Agranulozytose und gefährlich erhöhte Infektionsanfälligkeit sind zu nennen, ferner Übelkeit, Erbrechen, Appetitlosigkeit, Gewichtsabnahme, Obstipation, Leibschmerzen, Haarausfall, Schleimhautdefekte, Herzinsuffizienz und manches andere mehr. Für den Patienten subjektiv am meisten belastend sind Übelkeit, schmerzhafte Ulcera der Mundschleimhaut und Leibschmerzen. Am gefährlichsten für ihn ist die vorübergehende Schutzlosigkeit gegen Infektionen; die Todesfälle während der Behandlung der Leukämie sind beispielsweise ganz überwiegend durch Infektionen bedingt (s. Tabelle 1).

Der behandelnde Arzt findet sich in einem Dilemma: Er könnte dem geplagten Patienten helfen, wenn er eine Behandlungspause machte oder das oder jenes Medikament wegließe. Damit aber gefährdete er vielleicht die Überlebenschance des Kindes. Andererseits weiß er auch nicht, ob nicht in diesem Einzelfall die Nebenwirkungen, insbesondere die therapiebedingte schwere Immunsuppression, einen raschen Tod nach sich ziehen, – er muß in rund 10% der Fälle damit rechnen. Würde er das Kind aus der massiven Therapie herausnehmen, wären ihm wahrschein-

Tabelle 1 Todesursachen während der Behandlung von akuter lymphatischer Leukämie (nach Haas et al. 1981a).

Zahl der Patienten			104
Tod	in Induktion		9
	Davon Sepsis	8	
	(E. coli 2, Pseudom. 4, Cand. 2)		
	Nekrotisierende Colitis	1	
Tod	in Remission		7
	Davon apl. Krise + Sepsis	3	
	Pneumocystis - Pneumonie	2	
	Zentral bei ZNS-Rezidiv	1	
	ungeklärt	1	
Todesfälle insgesamt			16

lich einige Monate eines gesunden Lebens in einer ersten Remission sicher. Dennoch wird man sich nicht so leicht dazu entschließen, sondern alles auf die Karte der Chance einer völligen Gesundung durch Anwendung des vollen Therapieplans setzen.

In dieser Situation gewinnen alle die Maßnahmen große Bedeutung, mit denen man den negativen Wirkungen der Therapie symptomatisch begegnen kann, und hier steht dem Arzt ein weites Betätigungsfeld offen: Transfusionen von Blut, von Thrombozyten, von Granulozyten, Antibiotika, Antimykotika, Lokalbehandlung von Schleimhautulcera, Schmerz- und Beruhigungsmittel, so harmlose Dinge wie warme Leibwickel, u.s.w. Das Wichtigste aber ist die Person des Arztes selbst; es ist merkwürdig, wie gerade im Rahmen einer so unerbittlich schematisierten Behandlung die persönliche Wirksamkeit des Arztes ungeahnt an Gewicht gewinnt. Er ist es, der in den vielen depressiven oder verzweifelten Situationen dem Patienten und seinen Eltern einen Halt geben muß, mitfühlend und auf Beschwerden eingehend, und doch mit fester Hand führend und Zuversicht vermittelnd. Ich halte nicht viel davon, für diese Belange einen speziellen Psychologen einzusetzen, das ist und bleibt eine ärztliche Aufgabe. Eine besondere Bedeutung gewinnt die Beziehung des Arztes zu Patient und Eltern in den Fällen, die ungünstig laufen, d. h. nicht in eine Remission kommen oder einen Rückfall erleiden.

Der Wunsch, die Leukämiebehandlung mehr individuell angepaßt durchzuführen, verstummt jedoch nicht. Die Fachleute streben schon lange dahin und versuchen, die Kriterien zu ermitteln – klinische Befunde und bestimmte Eigenschaften (»marker«) der malignen Zellen –, die erlauben würden, die eine Leukämie sanfter als eine andere zu behandeln. Hierzu aber braucht man, wenn man nichts riskieren will, noch viele Behandlungsstudien. Auch für die entgegengesetzte Frage, unter welchen Umständen man auf eine weitere Therapie verzichten soll, weil sie nur auf eine nutzlose Quälerei der Patienten hinausliefe, bieten nur die Erfahrungen aus kontrollierten Studien eine wissenschaftlich vertretbare Grundlage, es sei denn, man läßt sich im Einzelfall von ganz anderen Erwägungen leiten, etwa wenn ein Kind mit einer schweren angeborenen Schädigung nun auch noch an einer Leukämie erkrankt.

Grundsätzlich sind alle Anstrengungen, die Überlebensrate zu erhöhen, unumwunden zu bejahen, da mit Ausnahme weniger Fälle, die verstümmelnde Operationen notwendig machen, die Therapie der Leukämien und der malignen Tumoren bei positivem Ausgang zu einem Leben ohne Behinderung führt. Man wird die Fachleute auf diesem Gebiet kaum hindern können, neue, noch wirksamere, aggressivere Behandlungsprotokolle auszuarbeiten, solange sich noch Steigerungsmöglichkeiten in der Überlebensbilanz erkennen lassen. Sie werden nicht bei 50% oder bei 80% stehen bleiben, wenn 60% oder 90% erreichbar zu sein scheinen. Und wenn man fragt: Bietet denn eine weitere Steigerung der Aggressivität theoretisch überhaupt noch eine Aussicht auf eine Verbesserung der Erfolgsziffern; ist die Grenze der Belastbarkeit nicht längst erreicht? dann lautet die Antwort: Theoretisch kann man dazu viel, aber nichts Sicheres sagen, man muß es probieren. Es müßte aber erreicht werden, daß man dabei nicht nur auf die Maximierung des Behandlungseffekts sieht, sondern mit gleicher Intensität auch die Minimierung des therapiebedingten Leidens betreibt.

Literatur

Haas, R. J., M. Wiedemann: Prämonitorische Blutbildveränderungen beim Rezidiv der akut lymphathischen Leukämie im Kindesalter. Onkologie 1, 138 (1978).

Haas, R. J., F. J. Helmig, H. Hausner, R. Eife, K. Devens, G. E. Janka, M. Helmig, F. Lampert: Verbesserte Prognose beim Wilms-Tumor durch adjuvante Kombinations-Chemotherapie. Onkologie (1981b), im Druck

Haas, R. J., G. Janka, B. Netzel, M. Helmig: Münchner Studie zur Behandlung der akuten lymphoblastischen Leukämie im Kindesalter (ALL 77–01): Klin. Pädiat. 193, 137 (1981a)

Rosen, G., R. C. Marcove, B. Caparvos, A. Nirenberg, C. Kosloff, A. G. Huvos: Primary osteogenic sarcoma. The rationale for preoperative chemotherapy and delayed surgery. Cancer 43, 2163 (1979).

Diskussion

Referenten: Bachmann und Olbing

Die Wahl des Vertrauten, dem ein schwerkrankes Kind seine Nöte mitteilt, fällt nur in seltenen Fällen auf den betreuenden Arzt, weil der letztere eine Vielzahl das Wohlbefinden des Kindes beeinträchtigender Eingriffe durchführt oder zumindest anordnet. Oft fällt die Wahl auf eine Schwester, gelegentlich auf einen Seelsorger, Psychologen, Beschäftigungstherapeuten usw. (Braun, Hövels).

Individuelle ärztliche Entscheidung und statistische Nutzen- und Schaden-Relation

Hans Ewerbeck

Wer dieses Thema formuliert hat, war wohl der Meinung, es dem Referenten besonders einfach gemacht zu haben, auch wenn natürlich nicht die tausend kleinen Entscheidungen des ärztlichen Alltags, sondern Alternativen gemeint sind, die Gesundheit oder Unversehrtheit des Patienten betreffen. In einem Satz läßt sich doch sagen, daß bei bekannter Nutzen- und Schadenrelation die ärztliche Entscheidung den Weg des größeren Nutzens für den Patienten wählt. Diese Entscheidung ist also offenbar gar kein individueller Akt, sondern unterliegt zwangsläufig dem Utilitätsprinzip.

Bei genauerer Betrachtung des Themas ergeben sich drei wesentliche Fragen:

1. Was ist unter dem Begriff »individuelle« ärztliche Entscheidung zu verstehen?
2. Welche Rolle spielen die Ergebnisse selbst von randomisierten klinischen Studien bei ernsten ärztlichen Entscheidungen, ganz abgesehen von nicht durch Null-Serien abgesicherten »Erfahrungsberichten«?
3. Gibt es noch weitere, die Nutzen-Schaden-Statistik etwa relativierende Wertmaßstäbe, jedenfalls bei ethisch relevanten Entscheidungen, wenn man unter Ethik nach Aristoteles »die Sittenlehre« versteht?

Zur Beantwortung dieser drei Fragen nach der »individuellen ärztlichen Entscheidung«, nach der »Bedeutung statistischer Studien« und nach »weiteren Wertmaßstäben bei der aktuellen ärztlichen Entscheidung« möchte ich vier Thesen aufstellen:

1. Die ärztliche Entscheidung ist nicht selbstverständlich ein naturwissenschaftlich begründbarer oder entschuldbarer Akt.
2. Die ärztliche Entscheidung ist ein Akt subjektiver Verantwortlichkeit und nicht ein Akt der Verantwortung gegenüber einer Gruppe oder einer Autorität, die verantwortlich macht.
3. Die ärztliche Entscheidung sollte ein Akt der Humanität sein. Sie ist deshalb auch wesensmäßig an eine Person gebunden und letztlich nicht objektivierbar durch moralische Konventionen oder juristische Grundnormen.

4. Die ärztliche Entscheidung als personengebundener Akt ist unteilbar.

ad 1. *Die ärztliche Entscheidung ist kein naturwissenschaftlich begründbarer oder entschuldbarer Akt.*

Natürlich sind wir alle glücklich, daß wir das Zeitalter der mystischen und romantischen Medizin des 18. und 19. Jahrhunderts hinter uns haben und eine naturwissenschaftlich begründete Medizin betreiben können. Wir können freier atmen in dieser wissenschaftlichen Medizin, deren Ergebnisse nach den naturwissenschaftlichen Grundregeln des Kausalitätsprinzips und der Reproduzierbarkeit gewonnen wurden, einer Medizin, die lehr- und lernbar ist, und deren Regeln einzuhalten uns des Schutzes der Juristen versichert. Deshalb kämpfen wir auch gegen paramedizinische Außenseitermethoden, in denen die Neigung des Menschen zum Irrationalen, seine Hilfsbedürftigkeit und Suggestibilität benutzt werden, um ihn zu manipulieren und auszunutzen.

Aber auch in der naturwissenschaftlichen Medizin stoßen wir in unserer Entscheidungspflicht plötzlich an Grenzen und gelangen in problembeladene Situationen.

Am einfachsten ist es, sich durch Unwissenheit der Problematik zu entziehen: ein gutes Gewissen hat der Arzt, der die schädliche Konsequenz seiner Entscheidung nicht kennt. Mangelndes Wissen durch unzureichende Weiterbildung läßt zwar ruhig schlafen, aber macht schuldig, auch in der Öffentlichkeit und in den Augen des Juristen, jedenfalls wenn es bekannt wird.

Der eigentliche Konflikt beginnt, wenn der Arzt mögliche schädliche Folgen seiner Entscheidung kennt, aber glaubt, sie im Hinblick auf ein gewünschtes Ziel verantworten zu können. Woher erhält er jetzt seine Entscheidungshilfen? Aus der eigenen Erfahrung? Haben ihn bei der Sammlung seiner Beobachtungen nicht seine Hilfswilligkeit und die Hilfsbedürftigkeit seiner Patienten zu einer euphorischen Beurteilung verleitet? Hat nicht sein Ehrgeiz insgeheim Erfolge sehen wollen? Hat er nicht etwa nur die günstigen Ergebnisse in seinem Gedächtnis fixiert und die Mißerfolge verdrängt?

Ein Arzt sollte »die eigenen Erfahrungen« bei seinen Entscheidungen nur sehr skeptisch zum Berater machen.

Wie hilfreich sind in dieser Lage der Entscheidungspflicht Kenntnisse der Literatur?

Ein Strom von Literatur zieht heute an uns vorbei. Wir sitzen an seinen Ufern und versuchen zu selektionieren. Besteht nicht immer die Gefahr, wichtige Publikationen übersehen zu haben? Und wie kritisch müssen vor unserer Entscheidung die gefundenen Informationen betrachtet werden?

Wie gern verlassen wir uns auf das Ergebnis eines kontrollierten randomisierten klinischen Versuchs. Sind die dort zu findenden statistischen Nutzen-Schaden-Quoten wirklich realistisch? Konnten die ausführenden Autoren in bezug auf die jeweilige Fragestellung wirklich immer indifferent sein und werden die Patienten bei ihren Reaktionen nicht auch von ihrem Arzt beeinflußt, der sie zur Zustimmung zum geplanten Versuch aufklärt? Wie stark hat das Wunschdenken der Ärzte und die Abhängigkeit der Patienten, die sich auf ihren Arzt verlassen, das Ergebnis seiner Studie gefärbt, auf die wir uns bei unserer Entscheidung stützen wollen?

Selbst wenn alle Möglichkeiten der Fehlinterpretation eines noch so gut kontrollierten und randomisierten klinischen Versuchs ausgeschaltet würden, können wir bei unserer Entscheidung völlig sicher sein, ob das Ergebnis für unseren Patienten auch gültig ist? Für ihn soll das Pro und Kontra abgewogen werden, seine Prognose hängt von der richtigen Entscheidung ab. Für ihn ist es bedeutungslos, ob die Schaden-Nutzen-Relation 1:100 oder 1:1000 ist, ihn trifft der Mißerfolg hundertprozentig und damit den Arzt die Schuld, auch wenn die Eltern um das Risiko wußten und es durch Unterschrift bestätigen und tragen.

Das ist der entscheidende Unterschied zur ärztlichen Entscheidung in der Medizin für Erwachsene. Der aufgeklärte und informierte erwachsene Patient trägt nicht nur das Risiko mit, er muß auch den Mißerfolg allein erdulden. In der Kinderheilkunde geben die Eltern nach Information zwar ihr Einverständnis, aber die Folgen hat bei ungünstigem Ausgang nur das Kind zu erleiden. Damit trifft uns als Kinderärzte eine größere Verantwortung.

So dankbar wir der naturwissenschaftlichen Medizin sind, bei vielen Entscheidungen die Ergebnisse unzähliger klinischer Prüfungen nutzbar machen zu können, bei den für die Patienten wirklich wichtigen Alternativen sind wir auf uns allein angewiesen. Sie lassen sich oft nicht wissenschaftlich begründen oder Fehlentscheidungen wissenschaftlich entschuldigen.

ad 2. *Die subjektive, ethische Verantwortung*

Damit wird einleuchtend, daß die ärztliche Entscheidung ein Akt der subjektiven Verantwortlichkeit ist, entsprechend der zweiten These, d. h. sie verlangt den Mut zur Verantwortung für die Folgen unserer Entscheidung.

Diese Verantwortung wird uns vom Patienten oder seinen Eltern übertragen. *Ihnen* gegenüber sind wir als Person verantwortlich und nicht einer Gruppe, etwa einer ärztlichen Standesorganisation oder einer Autorität oder der Gesetzgebung eines Landes, die uns verantwortlich macht.

Der Patient hat sich uns anvertraut. Er verlangt von uns Klarheit am Krankenbett und Aufrichtigkeit im Gespräch. Das Gesetz schreibt uns dieses heute auch vor. Aber das Gesetz hilft uns nicht zu entscheiden, was an Offenheit dabei zu verantworten ist. Bei jeder Information, bei jeder Untersuchung und bei jedem therapeutischen Schritt müssen wir uns fragen, ob dieses Gespräch oder jene Maßnahme für den Patienten sinnvoll und hilfreich ist oder nur belastet oder gar schadet.

ad 3. *Die humane ärztliche Entscheidung*

In dieser Diskrepanz zwischen dem Wunsch des Patienten (oder seiner Eltern) nach Offenheit und Mitentscheidung auf der einen Seite und der Verantwortlichkeit für das Wohl des Patienten auf der anderen Seite kommt es heute nicht selten zu Konfliktsituationen, insbesondere bei der Betreuung von schwerstkranken, unter Schmerzen leidenden und unmittelbar vom Tode bedrohten Patienten. In vielen derartigen Situationen muß der Arzt sich frei machen von statistisch noch möglichen Prognosen und auf die Würde des Menschen im Patienten achten. Seine Entscheidung sollte dann ein Akt der Humanität sein. Es gibt dann oft keine Lösung, die unser Gewissen nicht belastet und ohne Schuld ist.

Wie entscheiden wir uns etwa, wenn die Effizienz einer Therapie noch gering ist, aber ihre Nebenwirkungen zahlreich, schädlich oder schmerzhaft und die Lage des Patienten aussichtslos wird?

Wie entscheiden wir uns, wenn die Behandlung einer lebensbedrohlichen Krankheit zwar erfolgreich sein wird, aber die Behandlung, nicht die Krankheit, zwangsläufig erhebliche bleibende Schäden hinterläßt?

Dürfen wir eine Therapie beginnen, wenn eine Krankheit mit Sicherheit nicht geheilt, sondern nur so weit gebessert werden kann, daß schwere zerebrale Defekte zurückbleiben?

Dürfen wir eine aussichtslose, aber quälende Behandlung beginnen, nur weil die Eltern sie verlangen oder sie das Nichtstun der Ärzte nicht ertragen können?

Häufig ist von zwei Übeln nur das kleinere zu wählen. Entweder wir werden schuldig an dem schnellen Tod eines Menschen oder einem verlängerten sinnlosen Leiden.

Die ärztliche Entscheidung sollte zwar ein Akt der Humanität sein, aber Lebenserhaltung um jeden Preis kann zum Terror im Namen der Humanität werden und macht uns schuldig, denn wir verletzen dabei die Würde des Menschen im Patienten.

Die Entscheidung in solchen Lagen im Sinne der Humanität ist nicht nur eine persönliche, sondern auch eine einsame Entscheidung. Es kann sein, daß sie nicht durch moralische Konventionen oder juristische Grundnormen gedeckt wird. Damit wäre auch die vierte These angesprochen:

ad 4. *Die ärztliche individuelle Entscheidung als personengebundener Akt ist unteilbar*

Es gibt Entscheidungen, wie die eben angedeuteten, die nicht von einem Team oder einer Ethik-Kommission übernommen werden können. Dann wird der Patient zum Fall. Die Last und die in jeder Entscheidung liegende Schuld wird vom Kollektiv in der Regel nicht wahrgenommen. Damit verliert die ärztliche Entscheidung in solchen Ausnahmefällen das Gewicht ihrer Bedeutung und gerät in Gefahr, zum Routinegeschäft zu werden.

Die ärztliche Entscheidung als personengebundener Akt ist unteilbar. Sie kann auch nicht mit Eltern oder mit Patienten geteilt werden. Der Patient kann zwar seine Einwilligung dazu geben, seine Gallensteine entfernen zu lassen oder die Nebenwirkungen einer Behandlung zu ertragen. Er kann auch in vielen anderen risikoreichen Situationen um Entscheidung gebeten werden, aber schon durch die Art seines Vortrags bei der Information beeinflußt der Arzt unbewußt oder bewußt den Patienten. Er muß deshalb auch die ganze Verantwortung übernehmen. Die Zustimmung des Patienten oder seiner Eltern darf sein Gewissen nicht entlasten.

So können auch die Eltern eines Neugeborenen nicht entscheiden, ob ein offener Rücken operiert oder nicht behandelt werden soll. Die Eltern sind zwar entsprechend den Rechtsnormen mit in die Entscheidung einzubeziehen, der Arzt aber muß sich innerlich schon vorher entschlossen haben. Nur er kennt die Realität. Nur er trägt die Verantwortung und die Schuld, entweder für ein frühes Ende ohne Behandlung oder ein langes Leben als mehrfach körperlich und geistig behinderter Mensch nach der ersten Operation. Er muß deshalb auch die Eltern zur richtigen Entscheidung führen.

Ganz ähnliche Probleme ergeben sich bei Intensivpflegepatienten. Auch hier können weder Eltern noch Angehörige die persönliche ärztliche Entscheidung erleichtern oder abnehmen, geschweige denn Aufträge erteilen, wenn sich Aussichtslosigkeit abzeichnet.

Der Patient und seine Angehörigen sollen immer sicher sein, daß es unsere ärztliche Aufgabe ist, mit allen Mitteln gegen seine Krankheit und um sein Leben zu kämpfen. Er soll sich aber auch darauf verlassen können, daß wir auch in der technifizierten Medizin Ehrfurcht vor seiner Existenz als Mensch behalten und daß wir ihn nicht leiden lassen werden. Damit ergibt sich zwangsläufig die Konsequenz, daß

1. die ärztliche Entscheidung nicht immer ein naturwissenschaftlich begründbarer oder entschuldbarer Akt ist.
2. Daß sie ein Akt der subjektiven Verantwortlichkeit bleibt.
3. Daß sie ein Akt der Humanität bleiben muß, die an eine Person gebunden ist und nicht immer durch moralische Konventionen oder juristische Grundnormen zu objektivieren ist.
4. Daß die ärztliche Entscheidung unteilbar ist.

Nimmt man die ärztliche Entscheidung so nüchtern und so ernst, dann ist es nicht erstaunlich, daß ihr manche Kollegen aus dem Wege zu gehen versuchen, und daß an vielen Stellen unsere heutige technifizierte Medizin inhuman geworden ist, weil ihre Akteure die Verantwortung an Nutzen-Schaden-Quotienten, an Meßdaten und Monitoren delegieren. Daher kommt es, daß Patienten und Öffentlichkeit bei Ärzten oft eine tiefe Kluft zwischen Reden und Handeln empfinden.

Literatur

Gross, R., H. H. Hilger, W. Kaufmann, P. G. Scheurlen (Hrsg.): Ärztliche Ethik. Schattauer, Stuttgart – New-York 1978.

Büchner, F.: Von der Größe und Gefährdung der modernen Medizin. Herder, Freiburg – Basel – Wien 1961.

De Dombal, F. T.: The controlled, randomised clinical trial – sacred duty or sacred cow. Klin. Wschr. 58, 649–652 (1980).

Dworkin, G.: Legality of consent to nontherapeutic medical research on infants and young children. Arch. Dis. Childh. 53, 443–446 (1978).

Levine, M. D., M. Scott, W. J. Curran: Ethic

rounds in a children's Medical Centre. Pediatrics 60, 202 (1977).
Research involving children – ethics, the law and the climate of opinion. Editorial: Arch. Dis. Childh. 53, 441–442 (1978).
Waldmann, A. M.: Medical ethics and the hopelessly ill child. J. Pediatr. 88, 890–892 (1976).

Diskussion

Referent: Bachmann

Wenn der Arzt nur die Wahl zwischen zwei Übeln hat, ist seine Entscheidung für das mutmaßlich kleinere Übel ethisch gerechtfertigt und nicht schuldhaft (Böckle).

Ethische Aspekte einer mutmaßlich ineffektiven Therapie

Otto Hövels

Eine Behandlung kann dann als effektiv bezeichnet werden, wenn sie *erwiesenermaßen* in der Lage ist, die Erkrankung des Patienten zu heilen oder zu bessern, d. h. ihre Symptome zu beseitigen oder zu lindern. Für die ineffektive Behandlung gilt das Gegenteil. Sie wirft im Prinzip keine ethischen Probleme auf. Eine so definierte unwirksame Behandlung ist nicht vertretbar. Mit meinem Beispiel möchte ich allerdings zeigen, daß die Dinge nicht immer ganz so einfach liegen.

Dies gilt z. B. für die leider noch häufig angewandte Behandlung der Neigung zu rezidivierenden Infekten der oberen Luftwege mit Gammaglobulinen. Dabei rede ich nur von den Kindern, deren Infekthäufigkeit tatsächlich weit über der durchschnittlichen Erwartung für ihr Lebensalter liegt und keine diagnostisch greifbare Ursache hat. Die in der Regel durch Virusinfektionen hervorgerufenen Erkrankungen betreffen die Atem-, insbesondere die oberen Luftwege. Die im Handel befindlichen Gammaglobulinpräparate enthalten keine dagegen gerichteten Abwehrstoffe in hinreichender Konzentration. Davon kann jeder Arzt Kenntnis nehmen und die Konsequenzen daraus ziehen (*Hövels* u. Mitarb.).

Mit meinen einschränkenden Bemerkungen habe ich zwei Umstände andeuten wollen, welche bei der Würdigung meiner Aussage bedacht werden sollten: Einmal die Erwartungshaltung der Eltern, daß etwas gegen das tatsächliche oder vermeintliche Übel »getan« werden müsse. Sie kann so unangemessen und trotzdem so fordernd sein, daß der Arzt, selbst wenn die Zahl der Infekte die der im jeweiligen Lebensalter zu erwartenden nicht überschreitet, oder wenn eindeutige Ursachen, wie z. B. die Zunahme der Exposition unmittelbar nach Beginn des Besuches eines Kindergartens, vorliegen, sich zum Handeln genötigt fühlt. Dabei wird die Überlegung: »Wenn ich es nicht tue, macht es ein anderer« in Zukunft eher häufiger angestellt werden als heute. Ich verweise dazu auf die Ausführungen von *Schaefer*.

Zum anderen habe ich damit die Qualität der ärztlichen Diagnostik angesprochen. Sie könnte in diesem Bereich besser sein. Allerdings muß hinzugefügt werden, daß die Behandlung dieses praktisch eminent wichtigen Problems in der Lehre und der praktischen Forschung kümmerlich ist.

Für die weitere Betrachtung ergibt sich ein so weit gefächertes Spektrum von Möglichkeiten, daß der Übersichtlichkeit halber bewußt vereinfacht werden muß.

Mutmaßlicher, aber unsicherer Erfolg einer Methode

Wir gehen von der Voraussetzung aus, daß zwar mutmaßlich mit einem Erfolg zu rechnen ist, daß jedoch die Wirksamkeit der Behandlung unter strengen wissenschaftlichen Aspekten, namentlich im Einzelfall, nicht als erwiesen angesehen werden kann. Diese, für die meisten Behandlungsverfahren zutreffende Feststellung gilt z. B. auch für weite Bereiche psychotherapeutischer Bestrebungen allein deswegen, weil die unterschiedlichen Konstellationen wirksamer Komponenten kaum statistisch exakt erfaßbar und deswegen auf diese Weise schwer zu beurteilen sind. Unter diesen Umständen ist die Möglichkeit einer unkritischen Ausweitung entsprechender Behandlungsmethoden deswegen leicht, weil die exakten Möglichkeiten des Nachweises ihrer Wirkung selbst in indizierten Fällen nicht gegeben sind. Im Prinzip ist zwar kein vernünftiger Zweifel daran möglich, daß auch bestimmte psychotherapeutische Verfahren einen festen Bestandteil der Kinderheilkunde und der Kinderpsychiatrie bilden

(*Nissen*). Allerdings hat dieses Gebiet der Therapie eine Ausweitung erfahren, an deren sachlicher Berechtigung gezweifelt werden kann.

Mein zweites Beispiel berührt ein heißes Eisen. Ich stelle zwar nicht in Frage, daß es Kinder gibt, die als Folge einer verhältnismäßig geringen Hirnschädigung im frühen Kindesalter unter hirnorganisch bedingten Teilleistungsstörungen leiden, unter denen z. B. eine Konzentrationsschwäche besonders augenfällig ist (*Müller-Küppers*). Grenzen zu Normvarianten menschlichen Verhaltens sind schwer zu ziehen (*Lempp*). Diese werden von den Autoren offenbar bei weitem überschritten, die 10–17% aller Kinder als minimal hirngeschädigt ansehen (*Lempp*). Ich bezweifle nicht, daß viele dieser zu Unrecht als hirnorganisch geschädigt angesehenen Kinder mit ihren Eltern beraten und unter Umständen auch behandelt werden müssen, weil sie z. B. aus unterschiedlichen Gründen überfordert worden sind. Ich möchte jedoch fragen, ob die unkritische Inanspruchnahme einer organischen Ursache mit den daraus abgeleiteten therapeutischen Konsequenzen gerechtfertigt ist. Verstellt sie doch den Blick auf Lebensumstände, die geändert werden können wie z. B. die Überforderung eines absolut oder relativ leistungsschwachen Kindes oder eine fehlerhafte Erwartungs- und Erziehungshaltung der Eltern.

Auch hier stellen sich die beiden bereits angesprochenen Probleme: Ein unkritisches diagnostisches Verhalten des Arztes kann der Erwartung mancher Eltern entgegenkommen. Auch fragt sich, ob die diagnostischen Fähigkeiten des jeweiligen Arztes mit der Notwendigkeit einer Differenzierung nicht überfordert sein könnten. Außerdem ist hier die Einschätzung der ethischen Aspekte nicht unabhängig von einer Beurteilung der Erziehungshaltung und Erziehungsbefähigung der Eltern sowie von der Unsicherheit der in den Grenzbereichen weitgehend unbekannten Spannweite des Normalverhaltens.

Sehr zweifelhafter Erfolg einer angewandten Behandlung

Diese Situation bezieht sich auf »übliche« Behandlungsmethoden, die die Eltern erwarten, und solche, die versuchsweise oder als Ultima ratio verordnet oder begehrt werden.

Als ein erstaunliches Beispiel aus dem Gebiet der üblicherweise angewandten medikamentösen Behandlung möchte ich das praktisch wichtige und wirtschaftlich bedeutsame Kapitel der Hustentherapie nennen. Es kann wenig Zweifel daran bestehen, daß die Zusammensetzung vieler der angebotenen Hustensäfte wenig mit der Pathophysiologie bronchopulmonaler Erkrankungen zu tun hat (*Palm* und *Meyer-Sydow*). Sie ist auch nicht mit einer rationellen Pharmakotherapie zu vereinbaren (*Hövels* u. Mitarb.). Einen pharmakotherapeutisch ähnlich eindeutig gelagerten Fall stellt die Polyvitamin- und die Behandlung mit Stärkungsmitteln dar. Sachgemäße Ernährung und eine der Situation angepaßte Lebensweise können in der Regel hier vermutlich mehr und preiswerter Sinnvolleres ausrichten. Ich möchte die Frage stellen, ob es ethisch vertretbar ist, dazu weitgehend zu schweigen. Ist doch die Anwendung einer großen Zahl dieser Medikamente vergebens, aber nicht umsonst.

Verständlicherweise treffen wir gerade beim letzten Beispiel wieder auf die Erwartungshaltung von Eltern, daß ein vermeintlich oder tatsächlich körperlich schwaches Kind »etwas bekommen« müsse, um diesem Zustand abzuhelfen. Daß damit auch das Problem der »Kinderkuren« angesprochen wurde, sei nur angemerkt. Leider erübrigt sich selbst hier keine Anmerkung zur Diagnostik. Die Fähigkeit, den Nahrungsbedarf eines Kindes und seine Deckung abzuschätzen, kann ebensowenig immer vorausgesetzt werden wie die Unterscheidung z. B. zwischen »schlank« und »mager«.

Eltern schwachsinniger Kinder versuchen häufig alles, um das furchtbare Schicksal zu wenden oder wenigstens zu lindern. Die ermattende tägliche Anspannung bedarf seelischer Unterstützung. Auch eine geringe Hoffnung auf wirksame Heilverfahren zur Beseitigung oder Linderung von Teilstörungen kann in dieser Beziehung eine große Hilfe sein. Sie macht Mut zur beschwerlichen Arbeit. Die versuchsweise Anwendung einer mutmaßlich wirkungslosen Behandlung ist bei diesen Patienten gegenüber ihren Eltern dann zu vertreten, wenn sie preiswert, ohne Risiken ist und den Bemühungen um die weitere Förderung des Kindes dient. Ich bin nicht der Meinung, daß dies z. B. auf die Zelltherapie Mongoloider zutrifft. Aber wie verhält es sich mit der plastischen Gesichtskorrektur bei diesen Patienten? Ich möchte diese Frage offen lassen, weil ich unsicher bin, obwohl ich um die Kosten eines solchen Eingriffes weiß. Meine Unsicherheit stammt aus der Erfahrung, daß die therapeutische Einsatz- und Opferbereitschaft der Eltern vieler mongoloider Kinder sehr groß ist. Sie macht es möglich, daß die von allen Fachleuten als unwirksam angesehene Zelltherapie (Deutsche Gesellschaft für Kinderheilkunde; *Füllgraf*, G. und K. J. *Henning*; *Oepen*) dennoch vielfach angewandt wird, obwohl dafür selbst gezahlt werden muß. Zum anderen konnte ich erfahren, daß viele mongoloide Kinder, die zur operativen Gesichtskorrektur angemeldet wurden, auch bereits mit Zellen behandelt worden waren (*Höhler*). Man kann daraus schließen, daß es sich hier vermutlich um eine Auslese von Eltern handelt, die sehr vieles für ihre Kinder zu tun bereit waren und diese wahrscheinlich auch entsprechend in ihrem Alltag gefördert haben. Welche Rolle spielt dabei die Hoffnung auf zusätzliche medizinische Hilfen? Aus einigen persönlichen Beobachtungen kann ich sicher sagen, daß nicht alle Eltern, die ihre Kinder sehr gut fördern, solcher Stützen bedürfen. Dürfen wir schließen, daß alle darauf verzichten könnten, wenn sie es nur besser wüßten?

Das Absetzen jeglicher, u. U. nur noch als ultima ratio angewandten Behandlung bei Todgeweihten und dessen potentielle Bedeutung für Patienten und Angehörige sollte in einem anderen Zusammenhang abgehandelt werden. Ich möchte jedoch daran erinnern, daß es auch unter dem Aspekt der mutmaßlich unwirksamen Therapie gesehen werden kann.

Ich habe mich bewußt an eindeutige Sachverhalte gehalten. Zu solchen, die innerhalb medizinischer Schulen oder zwischen diesen und der sogenannten Außenseiter-Medizin strittig sind, möchte ich nur anmerken: Wenn Sachverhalte weder eindeutig festzustellen noch eindeutig zu bestreiten sind, können allgemeine ethische Aspekte nur insofern sinnvoll erörtert werden, als vom verordnenden Arzt oder Therapeuten ein hohes Maß an Selbstkritik zu fordern ist. Dies gilt für die Diagnostik, die Therapie, die Aufklärung des Patienten und nicht zuletzt für die Kosten solcher Heilverfahren, aber auch für den Umgang der einen unterschiedlichen Standpunkt vertretenden Ärzte miteinander und für ihr Agieren gegenüber der Öffentlichkeit; d. h. die Empfehlung zur Zurückhaltung erstreckt sich auf alle der von *Schadewaldt* benannten Felder medizinischer Ethik.

Der Motor Hoffnung

Sieht man von den Beispielen zur Behandlung geistig Behinderter und der Therapie von Todgeweihten ab, sind die strikt auf die übrigen Beispiele bezogenen ethischen Fragen für mich eigentlich ohne größeren Belang. Es wäre »Hofjungenärger«, um mit Fritz *Reuter* zu sprechen, wenn nicht dahinter sehr viel größere Probleme stünden, welche den Rahmen einer medizinischen Ethik weit überschreiten. Ich nenne zunächst die Frage: Wie weit kommen wir mit uns, unserem Leben und seinen Störungen ohne Hoffnung verleihende Hilfen von außen zurecht? Zu den möglichen Antworten gehört meines Erachtens auch ein Hinweis auf die magische Wirkung einer ärztlichen Behandlung Kranker. Keine menschliche Kultur hat darauf verzichten können. Auch die unsere tut es nicht. Allerdings müssen wir in unserem, der Wissenschaft zugewandten Zeitalter damit rechnen, daß das Streben nach Hoffnung, Zuspruch und Sicherheit in der vermeintlichen oder tatsächlichen Bedrohung durch die Krankheit, sei es bewußt oder unbewußt, hinter dem Begehren nach Pharmakotherapie, aber auch hinter ihrer Verordnung verborgen sein kann. Ich glaube nicht, daß man Verlangen und Gewähren unter diesen Aspekten grundsätzlich verurteilen oder mißbilligen kann. Ich setze allerdings voraus, daß der Arzt als Gewährender in seiner Grundhaltung redlich und in der Wahl seiner Medikation zurückhaltend, vorsichtig und kostenbewußt ist. Auf der anderen Seite wird man für den Patienten so lange keine Bedenken sehen, als er sich bei der Verarbeitung seiner Probleme nicht mehr oder weniger von Medikamenten abhängig zu machen droht.

Wir können davon ausgehen, daß es den Menschen unserer Zeit und Zivilisation, und damit auch uns, schwerfällt, belastende Situationen als Schicksal anzunehmen. Dies erweist sich in manchen Fällen als Vorteil. In vielen anderen macht es die Lage eher schwerer, weil ein Anspruch auf Abhilfe nicht zu erfüllen ist. Diese Feststellung gilt um so mehr dann, wenn der Wunsch nach Erfüllung und die Bereitschaft, dafür Opfer zu bringen, auseinanderklaffen. Es hat den Anschein, daß diese bereits aus alter Vergangenheit bekannte Haltung den Menschen unserer Zeit ziemlich geläufig geworden ist (*Ortlieb*). Daher wundert es mich nicht, daß wir Ärzte uns auf der einen Seite, unterstützt von einem Teil der öffentlichen Meinung, aber auch gelegentlich durch die Rechtsprechung, einer sehr hochgespannten Erwartungshaltung gegenüber sehen. Andererseits wird, zum Teil von den gleichen Leuten, über die sogenannte Kostenexplosion im Gesundheitswesen geklagt, ohne daß man bereit wäre, dafür Opfer zu bringen oder gar eigene Anstrengungen auf sich zu nehmen. Ist es nicht verständlich, wenn Ärzte angesichts der geringen Risikobereitschaft mancher Patienten eine mutmaßlich ineffektive Therapie oder, was häufiger ist, Diagnostik durchführen, obwohl sie sich als gute Ärzte (*Hoff*) diesem Trend versagen sollten? Aber wen würden sie neben sich finden, wenn sie sich gewissen Erscheinungen des Zeitgeistes entgegenstemmen würden? Hier werden wiederum die Grenzen einer allein auf ärztliche Gesichtspunkte beschränkten Ethik überschritten. Diese Frage ist im Referat von *Schaefer* eingehender besprochen worden. Auf der anderen Seite hat *Seidler* die ethischen Hintergründe einer unsachgemäßen Ausbildung in der Pädiatrie, die ich nur angedeutet habe, deutlicher angesprochen.

Literatur

Deutsche Gesellschaft für Kinderheilkunde: Stellungnahme zur Frage der »Basistherapie«, im besonderen der »Zelltherapie« des DOWN-Syndroms. Mschr. Kinderheilk. 123, 667 (1975).
Füllgraf, G., K. J. Henning: Zur Frage der Wirksamkeit der Zelltherapie bei Mongolismus. Abschlußbericht der Kommission »Zelltherapie bei Mongolismus« beim Bundesgesundheitsamt. Berichte Bundesgesundheitsamt, Bd. 1. Reimer, Berlin 1979.
Höhler, F.: mündliche Mitteilung.
Hoff, F.: Über Therapieschäden. Die Medizinische 17, 97 (1957).
Hövels, O., D. Hofmann, R. Bussmann: Infektanfälligkeit bei Kindern und deren medikamentöse Behandlung. Schriftenreihe der Bundesapothekerkammer zur wissenschaftlichen Fortbildung, Bd. VIII, S. 143. Gutenberg, Frankfurt/M. 1980.
Lempp, R.: Das frühkindlich exogene Psychosyndrom. In: Harbauer, H., R. Lempp, G. Nissen, P. Strunk (Hrsg.): Lehrbuch der speziellen Kinder- und Jugendpsychiatrie, 2. Aufl., S. 310. Springer, Berlin-Heidelberg-New York 1974.
Müller-Küppers, M.: Das leicht hirngeschädigte Kind. Hippokrates, Stuttgart 1969.
Nissen, G.: Die Eltern, ihre Probleme und ihre Beratung. In: Harbauer, H., R. Lempp, G. Nissen, P. Strunk (Hrsg.): Lehrbuch der speziellen Kinder- und Jugendpsychiatrie, 2. Aufl., S. 39. Springer, Berlin-Heidelberg-New York 1974.
Oepen, J.: Über Zelltherapie und Zelltherapeuten. Mschr. Kinderheilk. 128, 453 (1980).
Ortlieb, H. D.: Die verantwortungslose Gesellschaft oder wie man eine Demokratie verspielt. Goldmanns-Taschenb., Bd. 2729. Goldmann, München 1971.
Palm, D., J. Meyer-Sydow: Erkrankungen der Atmungsorgane. In: Füllgraf, G., D. Palm (Hrsg.): Pharmakotherapie, Klinische Pharmakologie, 2. Aufl., S. 137. Fischer, Stuttgart-New York 1977.

Diskussion

Referenten: Bachmann und Olbing

In den meisten der zahlreichen Diskussionsbeiträge wurde die Verwendung mutmaßlich unwirksamer Mittel in bestimmten Situationen für gerechtfertigt gehalten, vor allem bei Patienten oder Eltern mit hoher Erwartungshaltung. Bei der Verordnung mutmaßlich unwirksamer Mittel sei nach dem Motto zu verfahren: »Keine scharfen Sachen, keine Cocktails, nur das Billigste« (Hövels). Die Verordnung mutmaßlich unwirksamer Medikamente müßte die Ausnahme bleiben und dürfe nicht zum Ersatz für das ärztliche Gespräch werden.

Ärztliches Handeln gegen den erklärten oder mutmaßlichen Willen der Eltern

Pädiatrische Einführung

Helmuth Müller

Normalerweise findet die ärztliche Behandlung eines kranken, hilfsbedürftigen Kindes in einem Dreiecksverhältnis statt:

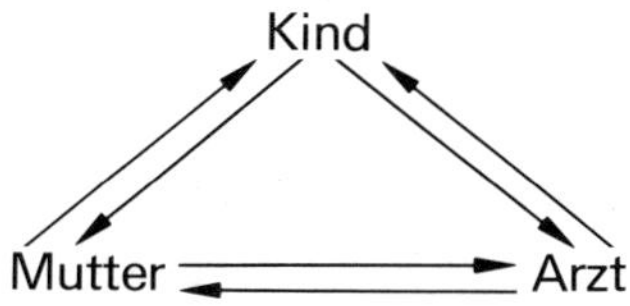

Im Klinikbetrieb wird dieses Dreieck zum Viereck, denn die Schwester spielt hier eine maßgebliche Rolle als Betreuerin, als sachverständige Beobachterin und Vermittlerin therapeutischer Maßnahmen; oft steht sie als Stellvertreterin der Mutter in einem besonders engen Vertrauensverhältnis zum Kind.

Ganz im Gegensatz zum Bild des Arztes, wie es in Teilen der Presse erscheint, ist dieser keineswegs eine Art »Halbgott«, der die Fäden der Diagnose in sicheren Händen hält und die Therapie allein bestimmt. Gerechterweise muß man nämlich zugeben, daß die Einstellung der Eltern zu Gesundheit und Krankheit ihrer Kinder die therapeutischen Maßnahmen des Kinderarztes in hohem Maße beeinflußt.

Eltern besitzen jedoch kein so weitgehendes Verfügungsrecht über ihre Kinder, daß sie die therapeutischen Maßnahmen des Arztes in einer Weise manipulieren dürfen, die Leben und Zukunft des Kindes mehr gefährdet, als es nach den gültigen Maximen einer modernen Medizin zu sein brauchte. Der ehemalige Begriff der »elterlichen Gewalt« bei der Erziehung der Kinder wurde im ersten Gesetz zur Reform des Ehe- und Familienrechtes vom 1.6.1976 (BGBl. Abs. I, S. 1421) durch den Begriff »*elterliche Sorge*« ersetzt, und hier treffen sich Arzt und Eltern am gemeinsamen Interesse, den Patienten so schnell und schonend wie möglich gesund zu machen.

Maßgebend für die Handlungsweise ist *das Wohl des Kindes.* Bei seinen Überlegungen über dieses Wohl sollte sich der Arzt bewußt sein, daß dieses mehr von günstigen und ungünstigen *sozialen und familiären Umständen* abhängt als von der rein medizinischen Versorgung. Dort liegt die Not der Kinder. Der Hilfsbereitschaft und Wirkung des Arztes bis hinein in diese Umwelt des Kindes sind keine Grenzen zu setzen.

Das Dreiecksverhältnis

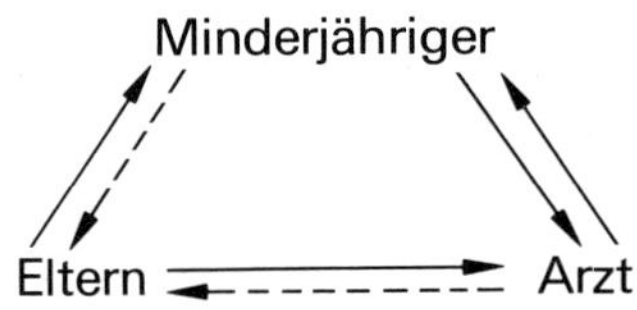

kann aber zum eindimensionalen wechselseitigen werden, wie das für das Arzt-Patient-Verhältnis in der Erwachsenenwelt die Regel ist. Solche Fälle kommen vor, wenn ein Jugendlicher ausdrücklich wünscht, daß die Eltern von seinem Gang zum Arzt und der dahinter stehenden Problematik nicht benachrichtigt werden sollen. Dies trifft z. B. zu bei Konzeptionsverhütungsmaßnahmen oder möglicher Schwangerschaft bei einem Mädchen unter 18 Jahren, bei Verdacht auf Geschlechtskrankheit, bei neurotischen Verstrickungen, bei pseudotetanischen Zuständen oder Selbstmordgedanken. Wir Ärzte neigen dazu, dieses Gebot des Jugendlichen ernst zu nehmen und ggf. zu befolgen, sind uns aber der Rechtslage nicht sicher. In allen Fällen von Selbstmordgefahr müssen die Eltern aber dringend benachrichtigt werden. In den meisten Situationen, aber vielleicht nicht gerade nach der Erstkonsultation, suchen wir nach Möglichkeiten, den Weg der Therapie zusammen mit den Eltern oder einem der Eltern zu gehen, also das oben geschilderte Dreiecksverhältnis wieder herzustellen. Auch dürfen wir annehmen, daß die Behandlung in Sonderfällen auch ohne Einbeziehung der Eltern nicht gegen deren mutmaßliche Intention verstößt, z. B. bei Geschlechtskrankheiten Jugendlicher.

Anders ist es, wenn es sich um eine Situation handelt, in der das Kind von vornherein in einer Gegenposition zu den Eltern steht und der Arzt zu dem Schluß kommt, daß die Trennung vom Elternhaus erforderlich ist. Einen solchen Rat zu geben, wird sich der Arzt allerdings dreimal überlegen. Bei vorliegender Mißhandlung wissen Arzt und Psychologe aus Erfahrung, daß es immer wieder zu erneuten unbeherrschten Mißhandlungen kommen kann. In diesem Falle bedeutet die Trennung einfach Schutz für das Kind.

Es kommt nicht ganz selten vor, daß Eltern mit einer nach den Gesichtspunkten der Kinderheilkunde nötigen Behandlung nicht einverstanden sind oder ihr Einverständnis aus inneren und äußeren Gründen nicht geben können. Beispiele wären:

a) nötiger großer operativer Eingriff, z. B. Amputation bei Malignom im Frühstadium
b) operativer Eingriff bei intrakranieller Blutung durch Unfall, wenn sich die Eltern unerreichbar auf Urlaubsreise befinden
c) nötige Bluttransfusion nach schwerem Unfall mit großem Blutverlust oder bei Morbus haemolyticus neonatorum gegen die religiöse Überzeugung der Eltern.

Gerade im Falle b) wird der Arzt davon ausgehen dürfen, daß die Einwilligung der Eltern zum ärztlichen Handeln vorauszusetzen sei. Anders schon bei der dringenden Bluttransfusion im Falle c). Diese Situation ist selten, weil der Blutverlust durch Plasmaexpander überbrückt werden kann, allerdings nicht bei Morbus haemolyticus neonatorum durch Blutgruppenunverträglichkeit. Ich würde den Juristen gerne fragen, ob es in solchen Fällen möglich ist, durch den diensttuenden Richter das Sorgerecht der Eltern vorübergehend auszusetzen.

Der beste Weg ist es stets, mit den Eltern gemeinsam den Weg der Therapie und der elterlichen Verhaltensweisen zu beraten. Zur Funktion des Kinderarztes gehört es, jungen Eltern klarzumachen, daß es zwischen Arzt und Familie nicht um Rechtspositionen geht, sondern um das Wohl des Kindes, und daß den Eltern selbst die praktisch unersetzbare, fortdauernde, schützende, ermunternde und beispielhafte Funktion zukommt. Zu dieser Funktion gehört es aber auch, den Rat des Arztes anzuhören und zu beherzigen, wenn sich dieser nicht im Gegensatz zur geltenden ethischen Vorstellung befindet.

Juristische Gesichtspunkte zum Thema

Albin Eser

Der Arzt im Dilemma zwischen Hilfspflicht und elterlicher Autorität

Allen Fällen, die uns im folgenden zu beschäftigen haben, ist eines gemeinsam: die Bereitschaft des Arztes, einem minderjährigen Patienten seine Hilfe angedeihen zu lassen, obwohl er sich damit über den Willen der Eltern hinwegsetzen würde. Wenn ihm dabei unbehaglich zumute ist, so resultiert dies aus dem offenbaren Widerstreit zwischen ethischer Hilfeleistungspflicht gegenüber einem hilfsbedürftigen minderjährigen Patienten einerseits und der Rechtspflicht zur Respektierung der elterlichen Autorität andererseits. Daß er sich über letztere nicht ohne weiteres hinwegsetzen kann, ergibt sich sogar aus unserer Verfassung: Denn nach Art. 6 II S. 1 Grundgesetz (GG) sind »Pflege und Erziehung der Kinder das natürliche Recht der Eltern und die zuvörderst ihnen obliegende Pflicht«.

Für den Arzt bedeutet das, daß er – ebensowenig wie beim erwachsenen Patienten – auch gegenüber einem Minderjährigen aus seiner beruflichen Stellung kein originäres Recht zu eigenmächtiger Behandlung hat, sondern daß sich seine *Legitimation* zum Tätigwerden aus dem von den Eltern an ihn herangetragenen *Behandlungsauftrag* ableitet. Dabei darf er sich auch über – vermeintliche oder tatsächliche – Fehlentscheidungen der Eltern nicht einfach selbst korrigierend hinwegsetzen. *Kontrollinstanz* über die Eltern ist nicht er, sondern – wie es in Art. 6 II S. 2 GG ausgedrückt wird – »die staatliche Gemeinschaft«, die ihrerseits mit dieser Aufgabe insbesondere die Vormundschaftsgerichte und Jugendämter betraut sowie die Voraussetzungen, unter denen diese tätig werden dürfen oder müssen, detailliert geregelt hat [1].

Strafrechtliche Ausprägung dieser verfassungsrechtlichen Gegebenheiten ist das Erfordernis einer *Einwilligung der Eltern* als Voraussetzung dafür, daß der Arzt rechtmäßigerweise in die körperliche Integrität selbst nicht einwilligungsfähiger Kinder eingreifen darf. Dieses stellvertretende Einwilligungsrecht der Eltern ist freilich nicht unbegrenzt. Deshalb ist es für den Arzt wichtig zu wissen, wo das Elternrecht an eine grundsätzliche Grenze stößt, in welcher Art von Fällen dies besonders akut wird und wie bei Unbeachtlichkeit des Elternwillens zu verfahren ist.

Grundsätzliche Grenzen des Elternrechts

Einwilligungsmündigkeit des Jugendlichen

Wie bereits an anderer Stelle dargetan, fällt die Einwilligungsfähigkeit nicht ohne weiteres mit der Volljährigkeit zusammen; entscheidend ist vielmehr die *konkrete »Einsichts- und Urteilsfähigkeit«* des Kindes im Hinblick auf die Bedeutung und Tragweite des bei ihm vorzunehmenden Eingriffs [2]. Deshalb findet der elterliche Widerstand gegen eine ärztliche Behandlung des minderjährigen Patienten eine erste Grenze dort, wo der bereits selbst einwilligungsfähige Minderjährige vom Elternwillen abweicht: Wo der Minderjährige selbst in die vom behandelnden Arzt vorgesehene Behandlung wirksam einwilligen kann, ist das Veto der Eltern jedenfalls in straf- und haftungsrechtlicher Hinsicht bedeutungslos [3]. Freilich ist die Bedeutung dieses Grundsatzes, der unter der Volljährigkeitsgrenze von 21 Jahren entwickelt wurde, auch nach deren Herabsetzung auf 18 Jahre höchstrichterlich noch nicht abschließend geklärt. Praktisch bedeutsam ist dies insbesondere für empfängnisverhütende Maßnahmen [4] sowie für Schwangerschaftsabbruch bei Minderjährigen, die Wert darauf legen, daß ihre Eltern davon nichts erfahren [5]. Ohne auf die Vielfalt derartiger Eltern-Kind-Konflikte hier näher eingehen zu können, sei wenigstens die *Faustregel* genannt, an die sich der Arzt bei Beurteilung der eigenen Einwilligungsfähigkeit jugendlicher Patienten in der Regel halten kann: Je schwerwiegender, je weniger dringlich, je unübersehbarer in seinen Risiken und Folgen ein ärztlicher Eingriff ist, desto ferner liegt es, sich mit der Einwilligung des minderjährigen Patienten alleine zu begnügen [6]. Je mehr es umgekehrt um eine reine Routinebehandlung geht und der Jugendliche sich bereits im »krankenscheinfähigen« Alter von 15 Jahren befindet, desto eher kann sich der Arzt bereits mit dessen Einverständnis begnügen, selbst wenn er weiß oder annehmen muß, damit möglicherweise gegen den Willen der Eltern zu handeln. Inwieweit er dies allerdings auch ethisch glaubt verantworten zu können, ist seine persönliche Entscheidung. Tatsächlich scheint die ärztliche Praxis – das Fehlen aktueller Gerichtsentscheide belegt es – gegenwärtig nicht Gefahr zu laufen, daß das Eigenentscheidungsrecht des Minderjährigen überbetont würde [7] – eher drängt sich der gegenteilige Eindruck auf, daß der Arzt auf »Nummer sicher« zu gehen pflegt und daher selbst dort auf Einwilligung der Eltern besteht, wo auf Grund der (Teil-) Mündigkeit des jungen Menschen bereits eigenes Zustimmen genügen würde.

Elterliche Fehlentscheidung

Nicht weniger problematisch, wenn nicht sogar menschlich noch belastender sind die Fälle, in denen innerhalb des Eltern-Kind-Verhältnisses die Entscheidungszuständigkeit eindeutig bei den Eltern liegt, diese jedoch ihre Einwilligung in eine Behandlung des Kindes verweigern und der Arzt diese Weigerung für sachwidrig oder gar schädlich hält. Zur rechtlichen Beurteilung solcher Situationen sind zwei Fragen auseinanderzuhalten:

- Zum einen die Frage, wann von einer »*Fehlentscheidung*« der Eltern gesprochen werden kann.
- Zum anderen die Frage, wie in einem solchen Falle weiter *zu verfahren* ist: ob also der Arzt einfach darüber hinweggehen kann oder irgendeine staatliche Instanz dazwischenschalten muß.

Hier soll es zunächst um die erstgenannte Frage gehen, während die daraus zu ziehenden verfahrensmäßigen Konsequenzen am Schluß zu behandeln sind. Bevor man eine Einwilligungsverweigerung durch die Eltern vorschnell als »Fehlentscheidung« deklariert, sollte man sich darüber klar sein, daß das Nichteingehen auf einen ärztlichen Therapievorschlag die verschiedenartigsten Gründe haben kann:

- Uneinigkeit unter den Eltern, die ja bei intakter Ehe gemeinsam für das Kind zu sorgen haben [8],
- mangelnde Einsicht in die medizinischen Zusammenhänge, insbesondere hinsichtlich der Indikation und Dringlichkeit einer Behandlungsmaßnahme,
- Angst vor einem unüberschaubaren medizinischen Apparat oder vor einer risikobehafteten Therapie,
- berechtigtes oder auch unberechtigtes Mißtrauen gegenüber den Fähigkeiten des behandelnden Arztes,
- vermeintliche oder wirkliche personelle bzw. methodische Behandlungsalternativen,
- Vermeidenwollen einer Trennung von Eltern und Kind bei längerem stationärem Klinikaufenthalt fern vom Wohnort,
- Gewissensgründe oder religiöse Überzeugungen,
- falsche Sparsamkeit und anderes mehr.

Es liegt auf der Hand, daß nicht alle diese Gründe von vornherein als »unvernünftig« vom Tisch gewischt werden können. Auch ist darauf hinzuweisen, daß nicht jeder »unvernünftig« erscheinende Grund deshalb schon als »unbeachtlich« zu betrachten ist: So muß sich etwa der Arzt, an dessen Fähigkeiten die Eltern zu Unrecht zweifeln, damit abfinden, wenn die Eltern ohne Gefahr für das Kind einen anderen Arzt ihres Vertrauens mit der Behandlung beauftragen. Denn als Anlaß für eine Korrektur ihrer Entscheidung genügt nicht schon, daß diese sachlich angreifbar ist; vielmehr kann von einer rechtlich relevanten »Fehlentscheidung« erst dann die Rede sein, wenn der elterliche Unverstand zur *Gefahr für das Kind* zu werden droht. Denn unsere Rechtsordnung möchte nicht mehr als unbedingt nötig in die Familie hineinregieren. Deshalb nimmt sie an elterlichen Entscheidungen, mögen sie auch nicht der Weisheit letzter Schluß sein, erst dann Anstoß, wenn dadurch das »Kindeswohl« *gefährdet* ist, also nicht schon, wenn es durch die elterliche Entscheidung lediglich nicht optimal gefördert wird. Diesseits jener Grenze des Kindeswohls sind daher die Pflege und Erziehung der Kinder die Angelegenheit der Eltern. Daher genügt es nicht, deren Entscheidungen in »richtige« bzw. »vertretbare« einerseits und »falsche« andererseits zu unterteilen; vielmehr ist auch innerhalb der falsch erscheinenden Entscheidungen zwischen »unerheblichen« – weil folgenlosen – und »kindeswohlbeeinträchtigenden« – und damit rechtlich erheblichen – Entscheidungen zu differenzieren. Und nur bei letzteren kommt ein Übergehen des Elternwillens überhaupt in Betracht.

Einzelfälle

Diese Grundsätze gilt es nunmehr an einigen besonders wichtigen Einzelfällen zu erproben, wobei von den Beispielen ausgegangen wird, zu denen von der Tagungsleitung eine Stellungnahme erbeten wurde.

Kindesmißhandlung und Verwahrlosung

Sind dies die Folgen einer elterlichen Behandlungsverweigerung, so liegen die Dinge besonders klar. Auch wenn der Gesetzgeber nicht – wie von engagierter Seite gefordert [9] – jegliche Gewalt in der Erziehung untersagt, sondern sich mit dem Verbot entwürdigender Erziehungsmaßnahmen begnügt hat [10], so besteht doch kein Zweifel daran, daß die körperliche Mißhandlung und Vernachlässigung von Kindern [11] auch dann schon eine Beeinträchtigung des Kindeswohles im Sinne von § 1666 BGB bedeutet, wenn es sich noch nicht um einen der von § 223b StGB erfaßten Fälle von »Quälen«, »rohem Mißhandeln« oder »böswilligem Vernachlässigen« Schutzbefohlener handelt [12]. Somit kommt ein Eingreifen gegen bzw. ohne Willen der Eltern schon dann in Betracht, wenn eine ärztliche Versorgung indiziert ist [13].

Freilich: eine solche Behandlungsbedürftigkeit allein legitimiert nicht schon das – ja seinerseits eigenmächtige – Tätigwerden des Arztes. Denn wenn elterliches Fehlverhalten zu einer Gefährdung des Kindeswohles führt, so berechtigt dies zwar – unter Einschränkung des elterlichen Sorgerechts – zu den für eine Gefahrabwendung erforderlichen Maßnahmen [14]. Für die dafür erforderlichen Entscheidungen jedoch ist grundsätzlich nicht der Arzt, sondern das *Vormundschaftsgericht* zuständig: Ihm ist die Ausübung des staatlichen »Wächteramtes« übertragen. Oder anders ausgedrückt: Das Indiziertsein einer ärztlichen Versorgung wegen kindeswohlgefährdenden elterlichen Fehlverhaltens ist zwar notwendige, nicht aber hinreichende Bedingung für ärztliches Tätigwerden. Vielmehr bedarf es dafür in der Regel noch einer vormundschaftsgerichtlichen Ermächtigung. Darauf wird noch zurückzukommen sein.

Lebensbedrohliche Erkrankung im Frühstadium

Wenn sich in einer solchen Situation die Eltern gegen eine medizinisch indizierte gravierende Behandlung sträuben, so muß dies nicht unbedingt auf Gleichgültigkeit gegenüber dem Wohl ihres Kindes beruhen, sondern kann auch durch unbewußtes Verdrängen eines solchen familiären Schicksalsschlages bedingt sein, mit der Folge freilich, daß sie damit den Blick für das zum Wohl des Kindes Erforderliche verlieren [15]. Hier wird das ärztliche Bemühen zunächst darauf zu richten sein, durch einfühlsame Aufklärung den Eltern die Augen zu öffnen und damit ihre Kooperationsbereitschaft zu gewinnen. Doch selbst wenn dies nicht gelingt, muß das elterliche Veto nicht ohne weiteres unverständlich sein: so etwa, wenn es von dem – uneingestandenen – Wunsch getragen ist, vor der Zustimmung zu einer möglicherweise verstümmelnden Operation die Diagnose erst noch durch einen anderen Arzt bestätigt zu sehen, oder auch die Absicht, die Operation im Rahmen des medizinisch Vertretbaren noch aufzuschieben, um die familiären Lebensverhältnisse im Hinblick auf einen langen Aufenthalt des Kindes erst noch umordnen zu können [16], ganz abgesehen von den Fällen eines ungünstigen Chancen-Risiko-Verhältnisses [17].

Andererseits steht natürlich hier außer Frage, daß bei einer unbegründeten Weigerung der Eltern eine Entscheidung zugunsten der nötigen Behandlung möglich sein muß. Doch verfügt auch insoweit das Familienrecht über ein geeignetes Instrumentarium, indem es dem Vormundschaftsgericht selbst bei unverschuldetem Versagen der Eltern die Möglichkeit zum Eingreifen gibt. Je einfühlsamer der Arzt die Eltern an ihre durch die lebensbedrohliche Erkrankung ihres Kindes geprägte besondere Verantwortung heranführt, desto weniger wird es eines solchen Eingriffs in die Familienautonomie bedürfen.

Behandlungsverweigerung aus religiösen Gründen

Leider hilft jedoch selbst bestes Zureden oft nicht weiter, wenn die Behandlungsverweigerung der Eltern auf religiösen Gründen beruht, wie das insbesondere bei überzeugten Zeugen Jehovas gegenüber Blutübertragungen der Fall ist. Mit dieser Problematik haben sich bekanntlich auch die Gerichte schon verschiedentlich beschäftigen müssen, wobei es natürlich nicht um die Verantwortlichkeit des Arztes, sondern um die der Eltern ging [18]. In diesen Fällen ist man sich in der Sache völlig einig: Die Weigerung der Eltern, in eine vital indizierte – und auch nicht durch eine andere erfolgversprechende Behandlungsmethode ersetzbare – Blutübertragung bei ihrem Kind einzuwilligen, bedeutet einen kindeswohlgefährdenden Mißbrauch des elterlichen Sorgerechts, was das Vormundschaftsgericht nach § 1666 BGB zum Eingreifen berechtigt [19]. Daß die Weigerung der Eltern auf Gewissensgründen beruht, könnte allenfalls bei ausschließlich eigenem Betroffensein Respektierung verdienen, nicht aber im Hinblick auf ihr Kind. Denn die elterliche Sorge ist ausschließlich im Interesse des Kindes verliehen: Sie gibt unter keinem Aspekt ein Recht zu Entscheidungen über Leben und Tod [20]. Daher ist hier der Elternwille unbeachtlich. Demzufolge ist auch in den tragischen Fällen des sogenannten »Mitnahmesuizids« ein Handeln gegen den (mutmaßlichen) Elternwillen fraglos zulässig.

Nichterreichbarkeit der Eltern: mutmaßliche Einwilligung

Den vorangehenden Fällen ist gemeinsam, daß eine ausdrückliche Behandlungsverweigerung durch die Eltern vorlag. Wie aber ist zu verfahren, wenn – wie etwa bei einem verunglückten Kind – eine Entscheidung der Eltern nicht rechtzeitig einzuholen ist? In solchen Fällen kommt die Rechtsfigur der »mutmaßlichen Einwilligung« zum Zuge: Danach hat der Arzt so zu entscheiden, wie die Eltern – falls sie befragt werden könnten – unter verständiger Würdigung der Sachlage vermutlich entscheiden würden [21]. Daß eine solche Mutmaßung negativ im Sinne einer Behandlungsverweigerung ausfallen könnte, wird nur in extremen Ausnahmefällen anzunehmen sein. Freilich wird überall dort, wo Therapiealternativen bestehen oder der Einwilligungsfähige nur vorübergehend unerreichbar ist, solchen Behandlungsweisen der Vorzug zu geben sein, die dem Betroffenen bzw. seinem gesetzlichen Vertreter die Entscheidungsfreiheit soweit wie möglich offenhalten. Deshalb ist bei Bewußtlosigkeit des Opfers und Nichterreichbarkeit des gesetzlichen Vertreters das ärztliche Handeln grundsätzlich auf die unabdingbaren Sofortmaßnahmen zu beschränken.

Im übrigen bleibt zur »mutmaßlichen Einwilligung« immer zu beachten, daß sie von vornherein nur dort in Betracht kommen kann, wo der eigentlich Einwilligungsberechtigte *tatsächlich nicht erreichbar* ist. Insofern hat die mutmaßliche Einwilligung eine reine Ersatzfunktion, die keinesfalls dazu mißbraucht werden darf, eine tatsächliche Einwilligungsverweigerung durch »ärztliche Vernunfthoheit« zu überspielen.

Verfahren bei unbeachtlicher Einwilligungsverweigerung

Aus dem Vorangehenden hat sich ergeben, daß der Arzt im Grunde nur bei Einwilligungsunfähigkeit des Patienten und tatsächlicher Nichterreichbarkeit des gesetzlichen Vertreters selbst mittels »mutmaßlicher Einwilligung« die erforderliche Entscheidung treffen darf. Damit bleibt die Frage, wie in jenen Fällen zu verfahren ist, in denen die Behandlungsverweigerung durch den gesetzlichen Vertreter wegen mißbräuchlicher Gefährdung des Kindeswohls *rechtlich unbeachtlich* ist.

Zwischenschaltung des Vormundschaftsgerichts

Obgleich es auch bei rechtlicher Unbeachtlichkeit der elterlichen Einwilligungsverweigerung naheliegen könnte, nunmehr dem Arzt die Entscheidungsmacht zu übertragen, sieht das Gesetz doch einen anderen Weg vor: die Einschaltung des Vormundschaftsgerichts (§ 1666 BGB). Auch das Vormundschaftsgericht wird jedoch nur in *Eilfällen* die erforderliche Entscheidung *selbst* treffen [22], im *Normalfall* dagegen einen *Pfleger* bestellen, der dann seinerseits die erforderliche Entscheidung unter Berücksichtigung des Kindeswohles zu treffen hat (§ 1909 BGB). Damit ist zweierlei erreicht: Zum einen müssen sich dadurch die Eltern ex officio attestiert sehen, daß sie ihr Sorgerecht in gravierender Weise mißbraucht haben. Zum anderen ist durch eine solche förmliche Legitimation der Arzt jeden Verdachts enthoben, sich eigenmächtig ein Verfügungsrecht über den Patienten angemaßt zu haben.

Eilentscheidung durch den Arzt

Trotz der grundsätzlichen Zwischenschaltung des Vormundschaftsgerichts kann jedoch auch der Arzt unter Umständen zu einer unmittelbaren Entscheidung legitimiert sein: nämlich dann, wenn eine Behandlung so dringlich ist, daß aus tatsächlichen Gründen nicht einmal eine Anrufung des Vormundschaftsgerichts abgewartet werden kann [23]. In diesem Fall ist es dem Arzt gestattet, die Behandlung auch ohne Mitentscheidung eines Dritten gleichsam auf Grund mutmaßlicher Einwilligung des Vormundschaftsgerichts vorzunehmen [24].

Ärztliches Bemühen um Kooperation

Ich möchte nicht schließen, ohne zu betonen, daß es sich bei den vorangehend vorgestellten Mechanismen zur Überwindung elterlicher Behandlungsverweigerung um ein juristisches *Notfallinstrumentarium* handelt, das zwar im Einzelfall einmal zur Konfliktbewältigung unentbehrlich sein mag, von dem jedoch nur höchst sparsam Gebrauch gemacht werden sollte. Deshalb sind vor einem Gang zum Vormundschaftsgericht alle nur denkbaren Anstrengungen zu unternehmen, um widerstrebende Eltern zu einer Kooperation zu bewegen. Daß diese freilich nicht durch eine nur auf Absicherung des Arztes bedachte Aufklärung, sondern nur durch einfühlsame Beratung erreichbar ist, ist eine – leider nicht immer selbstverständliche – Selbstverständlichkeit.

Anmerkungen zu: *Eser, Ärztliches Handeln gegen den Willen der Eltern?*

Für wertvolle Hilfe habe ich Herrn Assessor H.-G. Koch zu danken.

[1] Vgl. insbes. §§ 1666 ff BGB, §§ 64 ff JWG (Jugendwohlfahrtsgesetz)
[2] Näher zu diesem möglichen Auseinanderfallen von »Einwilligungsalter« und Volljährigkeit in meinem Beitrag über »Konzeptionsverhütung und Schwangerschaftsabbruch bei geistig behinderten Adoleszentinnen aus juristischer Sicht« (o. S. 105).

[3] Vgl. zur *strafrechtlichen* Beachtlichkeit einer solchen Einwilligung statt vieler Lenckner, in Schönke/Schröder, Kommentar zum StGB, 20. Aufl. 1980, Vorbem. 40, 42 vor § 32, sowie zur *haftungsrechtlichen* Freistellung Thomas, in Palandt, Bürgerliches Gesetzbuch, 40. Aufl., 1981, § 823 Anm. 7Bf-. Nicht ganz so einfach liegen die Dinge hinsichtlich des zivilrechtlichen *Honoraranspruches* gegenüber minderjährigen Patienten, da dieser *vertragsrechtlich* begründet sein muß und dafür grundsätzlich die erst mit Volljährigkeit eintretende »Geschäftsfähigkeit« bzw. bei »beschränkter Geschäftsfähigkeit« (im Lebensalter von 7–18 Jahren) die Einwilligung des gesetzlichen Vertreters erforderlich ist (§§ 106 ff BGB). Näher zu dieser Honorarfrage, die vor allem dann praktisch wird, wenn kein sozialversicherungsrechtlicher Krankenversicherungsschutz besteht, vgl. Weimar, Der Honoraranspruch des Arztes bei Behandlung minderjähriger Patienten, DÄBl 1972, 1301 ff., sowie rechtspolitisch die Vorschläge der Familienrechtskommission des Juristinnenbundes, in Coester/Waltjen (Hrsg.), Neues elterliches Sorgerecht, 1977, S. 14, 126; Bosch, Volljährigkeit – Ehemündigkeit – Elterliche Sorge, FamRZ 1973, 489 ff., 507, und Zenz, Elterliche Sorge und Kindesrecht, Das Standesamt 1973, 257 ff., 260 f. Vgl. auch LG München I NJW 1980, 646.

[4] Vgl. dazu u. a. Grömig, Die Verordnung der Anti-Baby-Pille durch den Arzt, insbes. an Minderjährige, NJW 1971, 233; Schewe, Wann Ovulationshemmer an Minderjährige? Darf der Arzt einer minderjährigen weiblichen Person ohne Einwilligung der Eltern die »Pille« verordnen? MMW 1980, 923 f., Kohlhaas, Die rechtliche Situation des Arztes bei der Behandlung Jugendlicher, in: Kepp/Köster (Hrsg.), Empfängnisverhütung aus Verantwortung, 1968, S. 60 ff.

[5] Dazu Lenckner, Einwilligung in Schwangerschaftsabbruch und Sterilisation, In: Eser/Hirsch (Hrsg.), Sterilisation und Schwangerschaftsabbruch, 1980, S. 181ff., sowie aus der vormundschaftsgerichtlichen Praxis die Fälle von LG München I NJW 1980, 646 und LG Berlin FamRZ 1980, 285 (jeweils zur Frage eines indizierten Schwangerschaftsabbruchs gegen den Willen der Eltern).

[6] Vgl. BGHSt 12, 379/382; BGH NJW 1972 335; Bockelmann, Strafrecht des Arztes, 1968, S. 56.

[7] Denn soweit ersichtlich, ist seit Herabsetzung des Volljährigkeitsalters auf die Vollendung des 18. Lebensjahres (1974) keine Entscheidung ergangen, in der einem Arzt der Vorwurf gemacht worden wäre, einen minderjährigen einwilligungsunfähigen Patienten gegen den Willen der Eltern im Vertrauen auf seine Einwilligungsfähigkeit behandelt zu haben.

[8] Vgl. §§ 1627, 1629 I, 1678 I BGB.

[9] Vgl. z. B. § 1626 II S. 2 in der Fassung, wie sie im Entwurf der Familienrechtskommission des Juristinnenbundes (vgl. o. Anm. 3) vorgeschlagen wurde.

[10] § 1631 III BGB in der Fassung des »Gesetzes zur Neuregelung des Rechts der elterlichen Sorge« vom 18.7.1979.

[11] Zum Zusammenhang dieser beiden Begriffe vgl. Zenz, Kindesmißhandlung und Kindesrechte, 1979, S. 96.

[12] Das Problem der Schwelle des Übergangs von noch *zulässigen* Erziehungsmaßnahmen (wie z. B. Züchtigungen) zu *unzulässigen* Mißhandlungen kann hier auf sich beruhen, da der Arzt nur mit Fällen befaßt sein dürfte, in denen die Grenzen des Erlaubten bei weitem überschritten sind.

[13] Also nicht erst, wenn eine »Trennung von Kind und Familie« erforderlich ist, wie dies in einer der Thesen von H. Müller anklingt; denn darauf kommt es erst für eine Anordnung der Fürsorgeerziehung an.

[14] Vgl. § 1666 BGB, § 64 JWG.

[15] Freilich stößt man dabei auch auf Grenzsituationen anderer Art, in denen man den Eltern durchaus eine höhere Einsicht als dem behandlungswilligen Arzt attestieren kann: so etwa bei einer Einwilligungsverweigerung im terminalen Stadium einer Krebserkrankung.

[16] So z. B. durch Arbeitsplatzwechsel, um einem Elternteil die ständige Nähe zum Kind zu ermöglichen.

[17] Aufschlußreich dazu bereits eine Entscheidung des Kammergerichts Berlin aus dem Jahre 1914 (KGJ 46, 45). Vgl. auch Gernhuber (Lehrbuch des Familienrechts, 3. Aufl. 1980, S. 739 Anm. 15), der die einhellige familienrechtliche Auffassung zu § 1666 BGB in dem Satz zusammenfaßt, eine Pflicht zur Einwilligungserteilung bestehe bei zweckdienlichen und gefahrlosen Operationen immer, im übrigen seien Gefahr und Erfolgsaussichten gegeneinander abzuwägen.

[18] Weithin bekanntgeworden ist das Urteil des OLG Hamm NJW 1968, 212. Vgl. aber auch die vormundschaftsgerichtliche Entscheidung BayObLG FamRZ 1976, 43, wo es das Gericht u. a. ablehnte, der Mutter das Sorgerecht über ihre Töchter insoweit prophylaktisch zu entziehen, als es um Entscheidungen über etwaige Bluttransfusionen ging, da das Gericht zu der Ansicht kam, die Mutter werde im Ernstfall einer Bluttransfusion bei ihren Kindern zustimmen, bevor sie diese zugrunde gehen ließe. Zu einem partiellen Sorgerechtsentzug kam es dagegen in der bereits in Anm. 5 genannten Entscheidung des LG Berlin FamRZ 1980, 285.

[19] So z. B. OLG Hamm NJW 1968, 212, 313, Ulsenheimer FamRZ 1968, 572; Hinz, in Münchner Kommentar zum BGB, 1978, § 1626 Rn. 44.

[20] Vgl. nur Gernhuber (o. Anm. 17) S. 825; Ulsenheimer FamRZ 1968, 572.

[21] Vgl. Lenckner, in Schönke/Schröder, Vorbem. 54 ff vor § 32. Soweit der Minderjährige selbst bereits einwilligungsfähig ist, so ist natürlich auf dessen mutmaßliche Einwilligung abzuheben (vgl. Lenckner in Schönke/Schröder Vorbem. 42 vor § 32).

[22] Zur Beschränkung des §1666 Abs. 2 BGB auf Eilfälle vgl. Gernhuber (o. Anm. 17) S. 741.

[23] Wie jedoch der Fall von OLG Hamm NJW 1968, 212 zeigt, kann eine Entscheidung des Vormundschaftsgerichts unter Umständen sehr schnell herbeigeführt werden, so daß in der Regel eine telefonische Benachrichtigung des Gerichts in Betracht kommen dürfte.

[24] Statt dessen auf die mutmaßliche Einwilligung eines fiktiven Pflegers abzuheben, wäre nicht nur überkonstruiert, sondern schwerlich mit der eigenen Eilzuständigkeit des Vormundschaftsgerichts (vgl. o. zu Anm. 22) vereinbar. Nicht anders ist das rechtliche Ergebnis, wenn man – wie dies wohl die herrschende Meinung tut (vgl. Laufs, Arztrecht, 2. Aufl. 1978, Rn 83) – das Entscheidungsrecht des Arztes in derartigen Eilfällen mit »rechtfertigendem Notstand« (§ 34 StGB) begründet.

Unter welchen Umständen darf oder muß ein Arzt die Behandlung eines Kindes ablehnen?

Helmuth Müller

In einer Zeit, in der Patienten und deren Eltern den Arzt so häufig wechseln und in der für einen Patienten immer mehr Spezialisten herangezogen werden, ist es dem Arzt oft nicht klar, einen wie ernsten und festen Vertrag er mit seinem Patienten geschlossen hat. Der meist unausgesprochene Auftrag für Rat und Hilfe kommt einfach beim Besuch des Patienten beim Arzt oder bei seiner Aufnahme in die Klinik zustande. Der Vertrag wird ununterschrieben dadurch wirksam, daß sich der Arzt diagnostisch und therapeutisch um ihn bemüht, auch wenn dies nur zeitweise, z. B. als Anästhesist oder als konsiliarischer Pädiater, geschieht.

Die Intensität der ärztlichen Bemühungen kann unterschiedliche Folgen für den Patienten haben. Ein chirurgischer Eingriff wiegt, rein äußerlich gesehen, schwerer als ein verschriebenes Medikament. Es liegt in der Natur des Vertragsverhältnisses, daß der Patient bzw. seine Eltern einen gegebenen ärztlichen Rat befolgen oder auch ausschlagen können. Der Arzt ist nicht Kontrolleur des Patienten, aber mitverantwortlich für seine Wiedergesundung.

Non-Compliance

Wenn der Arzt aus guten Gründen annehmen muß, daß sich der Patient nicht nach seinem ärztlichen Rat richtet und, z. B. bei einem Anfallsleiden, die Medikamente nicht einnimmt, so wäre diese Nicht-Compliance Ursache, sich zuerst einmal zu fragen, ob die Eltern

a) die Anordnungen nicht verstanden und daher nicht befolgt,
b) sie aus guten Gründen, Widerstand oder Schlamperei nicht befolgt haben, oder ob sie
c) objektiv ungeeignet und daher ineffektiv gewesen sind.

Diese Gründe sind nach den Erfahrungen des Referenten häufiger als bewußte Irreführung durch die Patientenfamilie und reine Schlamperei. Nur wenn ein erneutes Gespräch und – ggf. – Medikamentenblutspiegeluntersuchungen die Nichteinnahme von Medikamenten nahezu sicher machen, muß sich der Arzt fragen, ob eine weitere Behandlung sinnvoll ist: Non-Compliance *darf* Anlaß sein, die weitere Behandlung abzulehnen, den Behandlungsauftrag also zu kündigen. Der Arzt wird gut daran tun, die Gründe dafür mit den Eltern zu besprechen.

Trotzdem beschleicht den Arzt nach einem solchen Mißerfolg eine Art schlechten Gewissens, wenn er seinen Patienten nun laufen lassen muß. Darin liegt das ethische Problem: Hilfe angedeihen lassen zu wollen, aber darin behindert zu sein, sei es aus mangelnder Einsicht oder Durchsetzungsfähigkeit der Eltern, sei es, weil echte Bedenken der Eltern nicht ausgeräumt werden können.

Behinderung der Diagnostik

Ein Arzt darf m. E. die Behandlung ablehnen, wenn Eltern die Diagnostik einer Erkrankung an bestimmte Bedingungen knüpfen. Kinderarzt wie Eltern sind besorgt, die Belästigung, ja unter Umständen seelische Traumatisierung eines kleinen Patienten so gering wie möglich zu halten. Aber da gibt es Grenzen: Bei Verdacht auf eitrige Meningitis muß lumbalpunktiert, bei dringendem Verdacht auf Appendizitis muß operiert werden. Falls Eltern damit nicht einverstanden sind, *darf* der Arzt m. E. die Behandlung ablehnen. Aber auch bei Verdacht auf Zöliakie muß z. B. die Diagnose durch Dünndarmsonde und -biopsie, ggf. ergänzt durch Behandlungsversuch und Gliadinbelastung, gesichert werden, damit Kind und Eltern nicht unnötig einer sinnlosen, umständlich zu handhabenden, mit vielen Verzichten für das Kind gespickten Behandlung unterworfen werden. Ich weiß von Eltern, die einer nötigen Biopsie nicht zustimmten.

Gefährdung der Person des Arztes

Bei übermäßiger Gefährdung *darf* u. E. ein Arzt die Behandlung eines Patienten ablehnen, wenn er a) selbst lange oder überhaupt nicht geimpft wurde und b) für kompetente Hilfe durch bestimmte andere Stellen sorgt. Das Paradebeispiel für eine solche Situation war bis vor einigen Jahren der Verdachtsfall Pocken. In jedem Regierungsbezirk ist ein Fachmann für solche Fälle benannt, der unverzüglich den verdächtigen Kranken, geschützt durch Sonderkleidung, zu besuchen hat – ich bin in solchen Fällen mehrfach tätig gewesen.

Heute sind die Pocken ausgestorben. Gefahr droht von den hämorrhagischen Fieberformen Zentralafrikas, wie Lassafieber, Ebolafieber und Marburg-Infektion, die mehrfach nach Europa und Nordamerika, so einmal nach Marburg und Hamburg eingeschleppt wurden. Hier ist das lokale Gesundheitsamt zu benachrichtigen, das seinerseits das nächste Tropeninstitut oder die nächste Infektionsabteilung benachrichtigt, falls der erstbehandelnde Arzt nicht direkt den Infektionsspezialisten anruft.

Einem Risiko für ihre Person sind besonders Jugendpsychiater ausgesetzt, die es manchmal mit gewalttätigen Jugendlichen zu tun haben. In solchen bedrohlichen Situationen haben es schon Kliniker schwer, in der freien Praxis ist kaum Hilfe zu erreichen; die Polizei zu rufen, liegt einem Psychotherapeuten nicht, diese kann aber manchmal die letzte Rettung sein.

Die Grenzen der Zumutbarkeit

Ein Kinderarzt fühlt sich zumindest im diagnostischen Bereich für fast alle Erkrankungen des Kindesalters zuständig. Zu Unrecht, wie ich meine. In Wirklichkeit ist der niedergelassene Pädiater, um ein Beispiel unter vielen zu nennen, bei so manchen angeborenen Stoffwechselkrankheiten überfordert; und er ist es häufig ebenso bei scheinbar »banalen« Sachverhalten, wenn die Therapie in einer lange dauernden Psychotherapie bestehen müßte. Schon allein aus Gründen der Rationalisierung seiner Praxis kann er sich solchen Kindern nur beschränkt zuwenden und wird daher gut daran tun, die Behandlung einem anderen zu überlassen – er *kann* hier die Behandlung ablehnen, ja, m. E. *muß* er sie in vielen Fällen aus ethischen Gründen *ablehnen*, wenn er nicht über genügend Kompetenz verfügt. Wir werden darauf noch zu sprechen kommen.

In allen diesen Situationen muß die ärztliche Hilfe allerdings von anderer Seite gewährleistet sein; Unterlassung einer nötigen Therapie wäre unethisch. Eine adäquate Behandlung ausfindig zu machen, ist allerdings manchmal schwierig, weil z. B. Jugendpsychiater in vielen Regionen fehlen.

Die Entlassung aus der Behandlung gegen Revers

Es ist in Kliniken vielfach üblich, einen Patienten »gegen Revers« zu entlassen, wenn Eltern ihr Kind gegen ärztlichen Rat nach Hause holen und unterschreiben, daß sie auf die Gefahren hingewiesen wurden, in die das Kind gerät, wenn eine bestimmte, stationär durchzuführende Behandlung von ihnen verweigert wurde. Ich habe seit Jahren davon nicht mehr Gebrauch gemacht. Natürlich kann es unvernünftig, in mancher Hinsicht aber auch verständlich sein, wenn die Eltern ihr Kind z. B. bei einer begonnenen Dauertropfbehandlung mit, sagen wir, Gentamycin bei Pyocyaneus-Allgemeininfektion oder bei zytostatischer Therapie »aus Mitleid mit dem geplagten Kind« aus der Klinik holen. Zur ärztlichen Einstellung gehört es, daß man den Hausarzt anruft und den Eltern eventuell Medikamente in die Hand drückt. In solchen Situationen müssen Patient und Angehörige wissen, daß sie im Krankenhaus jederzeit erneut auf Hilfe rechnen können, wenn es dem Patienten schlechter geht, und niemand in der Klinik darf darüber räsonieren, wieviel ungenutzte Zeit im wahrsten Sinne verflossen ist.

Geforderte Behandlung, die der medizinischen Überzeugung des Arztes entgegensteht

Es kann vorkommen, daß Eltern vom Arzt eine Behandlung fordern, die seiner medizinischen Überzeugung entgegensteht. Solche Situationen sind selten. Beispiele sind geforderte Frischzellenbehandlung bei angeborenen Mißbildungen, operative Korrektur einer übermäßigen Fettsucht bei einer Jugendlichen, Sterilisationsoperation ohne Kenntnis der Erziehungsberechtigten u.a.m. In solchen und ähnlich gelagerten Fällen gehört es zur ethischen Verpflichtung des Arztes, sich dieser Forderung zu entziehen, er *muß* also die Behandlung *ablehnen.*

Fachliche Inkompetenz

Die Facharztordnung verlangt vom niedergelassenen Arzt für Kinderkrankheiten Beschränkung auf sein Fachgebiet. Trotzdem kann kein Arzt auf allen Gebieten seines Bezirkes wirklich kompetent sein – wir sprachen schon davon; es wird immer nur ein Mehr oder Weniger der Kompetenz geben. Die obengenannte Forderung der Beschränkung wird aber dann jedesmal zur Farce, wenn Kinderärzte oder andere Fachärzte zum ärztlichen Notdienst herangezogen werden, wie das in Kleinstädten regelmäßig der Fall zu sein pflegt. Das Wissen um die eigene Inkompetenz verpflichtet den Arzt m. E. ethisch bindend, Patienten in lebensgefährdenden Situationen demjenigen Arzt zuzuleiten, der kompetent ist. In dieser Lage des Notdienstes befinden sich Sonntag für Sonntag Tausende von kranken Mitbürgern und ihre Notdienstärzte. Die Lage wird nur dann gemildert, wenn ein Krankenhaus zur Verfügung steht, in das möglichst alle wirklich gefährdeten Patienten ungesäumt aufgenommen werden können – sehr zur Belastung der dort tätigen Kollegen. Anders ist die Situation, wenn ein Kinderarzt als erster zu einem Unfall kommt, oder wenn er sich in ärztlich nicht versorgten Gebieten, zum Beispiel im Hochgebirge oder bei Auslandsfahrten, einem Kranken gegenübersieht, der subjektiv und objektiv ärztlicher Behandlung bedarf. Hier kann sich der Pädiater der Pflicht zur ärztlichen Hilfe nicht entziehen. Und jeder Vernünftige wird in dieser Lage eine fachlich ungenügende Hilfe für besser ansehen als keine. Diese Situationen sind nicht so selten, wie man anzunehmen versucht ist. Daher wird es gut sein, wenn sich jeder Arzt, so speziell sein Fachgebiet auch sein mag, auch in Allgemeinmedizin und Erster Hilfe fortbildet. Das ist seine ärztlich-ethische Verpflichtung.

In diesem Zusammenhang muß der Finger in eine typisch deutsche Wunde gelegt werden. In das Kapitel der relativen ärztlichen Inkompetenz fallen auch so manche durchaus renommierte pädiatrische Kliniken, deren Leiter es nicht übers Herz bringen, einen schwierigen kleinen Patienten in eine andere Spezialklinik zu verlegen, wo einer sitzt, der sich mit der einschlägigen Krankheit besonders intensiv befaßt hat. Auf dem Gebiete der angeborenen Herzfehler wird sich heute keine Kinderklinik anmaßen, die Operationsindikation zu stellen, wenn sie nicht über eine apparativ und fachlich bestausgerüstete kardiologische Abteilung verfügt, sondern das Kind verlegen. Warum dies nicht auch in anderen, weniger offensichtlichen Krankheitsfällen? So muß zwar heute eigentlich jede Kinderklinik mit den zahllosen Vergiftungsunfällen bei Kleinkindern fertig werden, aber auch wirklich mit allen? So gibt es Chlorkohlenwasserstoffverbindungen, Lösungsvermittler für Lacke und Kleber, die akut nur geringe Erscheinungen verursachen, nach Stunden aber zu so schweren Lungen- und Leberveränderungen führen, daß das Leben ernstlich gefährdet ist; daher muß die Überführung sofort mittels Hubschraubers in eine Spezialabteilung erfolgen. Wie verhält sich das bei seltenen angeborenen Stoffwechselkrankheiten, z. B. Ahornsirup-Krankheit? Wie bei Verdacht auf Hirntumor? Wie bei Verdacht auf Hydrops congenitus?

Es gäbe noch viele Beispiele. Wir sind der Meinung, daß die Verlegung von Patienten zwischen den Kinderkliniken in unserem kleinen Lande, insgesamt betrachtet, zu wenig wahrgenommen wird. Es wäre aber unsere ethische Pflicht, jedem Patienten die bestmögliche Behandlung angedeihen zu lassen. Diese kann eben *nicht in jeder Kinderklinik*, und sei sie auf vielen Gebieten noch so leistungsfähig, erfolgen.

Unter welchen Umständen auch immer eine Aufkündigung der Behandlung erfolgen muß oder erfolgen kann, der erstbehandelnde Arzt wird selbstverständlich dafür sorgen, daß keine verhängnisvolle Behandlungslücke entsteht, und er wird die Eltern und meist auch den Hausarzt über die besonderen Gefahren für die Überleitungszeit und eine mögliche Überbrückung aufklären.

Diskussion

Referenten: Bachmann und Olbing

Für den Fall, daß Eltern für ihr Kind eine bestimmte Behandlung wünschen, der Arzt diese aber nicht für sinnvoll hält oder sogar ablehnt, liegen bisher keine eindeutigen juristischen Richtlinien vor (Schreiber).

Ein Arzt, der bei einem Kind eine von dessen Eltern abgelehnte Behandlung für erforderlich hält, kann vom Vormundschaftsgericht keine medizinischen oder ethischen Stellungnahmen oder Entscheidungen erwarten. Die Anrufung des Gerichts erfolgt lediglich, um einen Mißbrauch des Elternrechts feststellen zu lassen. Die Sachentscheidung bei Kindern mit schwerer Mißbildung oder beispielsweise bei einem Kind mit Trisomie 21 und bakterieller Meningitis muß bei Abwägung der Pflicht zur Hilfeleistung einerseits und den Grenzen der Zumutbarkeit für den Patienten und die Eltern andererseits getroffen werden (Olbing, Schreiber).

Eine Aufhebung des Elternrechts durch das Vormundschaftsgericht ist anzustreben, wenn das Leben eines sonst gesunden Kindes durch den Elternwillen gefährdet erscheint (z. B. bei notwendiger Bluttransfusion; in dubio pro vita) (Schreiber).

IV. Grenzen der Therapie bei Kindern

Grenzen der neonatologischen Intensivbehandlung

Volker v. Loewenich

Grenzen der neonatologischen Intensivbehandlung wurden schon häufig festgelegt und dann doch wieder eingerissen: Während der letzten 15 Jahre vertraten verschiedene angesehene Arbeitsgruppen die Ansicht, daß Kinder unter einem bestimmten Geburtsgewicht nicht beatmet werden sollten. Diese Gewichtsgrenze lag zunächst bei 1500 g, dann bei 1200 g [11]. Später wurde sie auf 1000 g erniedrigt und an einigen Orten bis heute dort belassen [15]. Die neonatologische Arbeitsgruppe um Paul Swyer in Toronto plädiert derzeit für eine Grenzziehung bei 700 g [1]. Die Begründung für diese Limitierungen waren entweder klinische Erfahrungen mit schlechten Resultaten [11] oder Erfolgsstatistiken [1]. Gerade die hier aufgeführte Statistik über die Überlebensqualität von Kindern mit weniger als 700 g Geburtsgewicht ist indessen mit Skepsis zu betrachten wegen der notwendigerweise geringen Zahl der Überlebenden.

Wir haben uns im eigenen Hause nie an Gewichtsgrenzen orientiert. Dafür galten und gelten folgende Gründe:

1. Die Verschiebung der zitierten Gewichtsgrenzen zu immer niedrigeren Gewichten belegt deren Relativität und ihre Abhängigkeit vom jeweiligen therapeutischen Standard.
2. Das Gewicht ist ein schlechter Parameter für die Reife. Intrauterin mangelernährte Kinder können in eine Gewichtsgruppe fallen, die wesentlich unreiferen Kindern adäquat ist.
3. Die Festlegung einer Grenze von beispielsweise 1000 g stellt eine Willkür in sich selbst dar, die durch das von uns benutzte metrische System bedingt ist. Warum wählen wir nicht als Grenze 2 pounds, oder 989 g, oder 1019 g? Soll das Kind mit voller oder entleerter Blase ge-

wogen werden, soll der Magen zuvor abgesaugt worden sein oder nicht, soll die Nabelschnur lang oder kurz abgeschnitten sein? Bemerkenswerterweise ist die weltweit meistverwendete Inkubator-Waage nicht einmal eichfähig.

4. Die Prognose Frühgeborener sowohl hinsichtlich der Überlebenswahrscheinlichkeit als auch der Lebensqualität änderte sich in den letzten Jahren im Sinne einer Verbesserung. Diese Verbesserung erfolgte allerdings nicht stetig, wie die Abbildungen 1 und 2 belegen mögen. Derzeit scheinen wir in unserem Hause ein Plateau erreicht zu haben. Gleiches gilt für die Beatmungsletalität, die ungereinigt 1970 bei 84%, 1974 bei 50%, 1977 bei 33% und 1980 bei 30% lag. Aus anderen Häusern wird Vergleichbares berichtet [12].

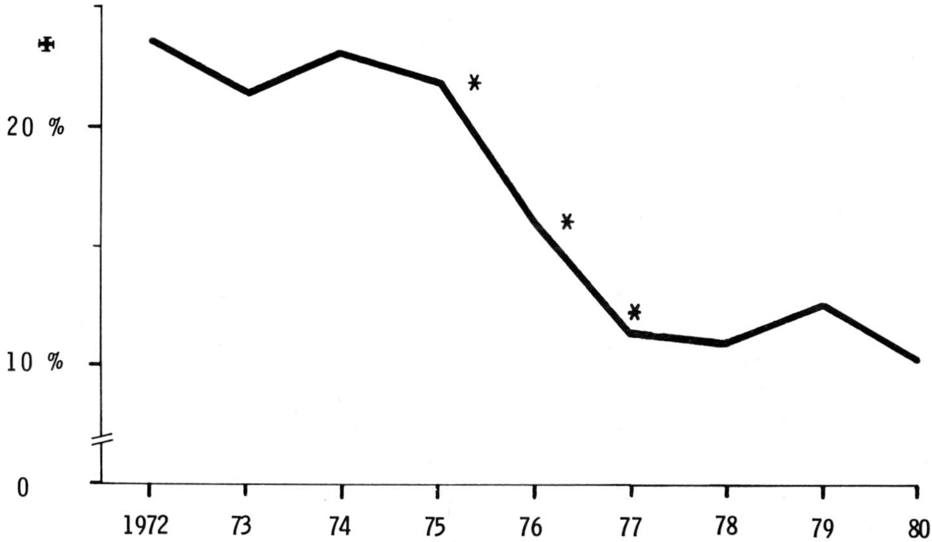

Abb. 1. Sterblichkeit auf der Neugeborenen-Intensivstation der Universitäts-Kinderklinik Frankfurt am Main ab Eröffnung am 1. März 1972. Die Sterblichkeit ist nicht auf die perinatale (1. Lebenswoche) oder frühinfantile (erste 4 Wochen) Sterblichkeit begrenzt dargestellt.

Parallel zur Sterblichkeit ließ sich auch die Spätmorbidität vermindern, insbesondere die neurologische Morbidität. Abbildung 3 faßt in graphischer Form einen Teil der hierzu erschienenen Literatur zusammen. Die in den 60er Jahren umgehende Befürchtung, der Preis für die Senkung der Frühgeborenen-Sterblichkeit sei die Vermehrung zerebral geschädigter Kinder, hat sich glücklicherweise nicht bewahrheitet. Eine genügende Anzahl sorgfältiger Studien widerlegt diese seinerzeit oft als massiven Vorwurf vorgetragene Vermutung. Vielmehr kam es zu einem deutlichen Rückgang der neurologischen Spätmorbidität [6, 7].

Hätte es nicht zahlreiche neonatologische Arbeitsgruppen gegeben, die sich bewußt nicht an Gewichtsgrenzen gehalten hatten, so hätte sich auch die Prognose der sehr kleinen Frühgeborenen nicht verbessern lassen. Wer sich umgekehrt auch weiterhin an Gewichtsgrenzen hält, wird bei Kindern unterhalb des von ihm gesetzten Limits für den Einsatz einer echten Intensivtherapie immer schlechte Ergebnisse erzielen und sich damit im Festhalten an seiner Grenze bestätigt fühlen. Selbstverständlich

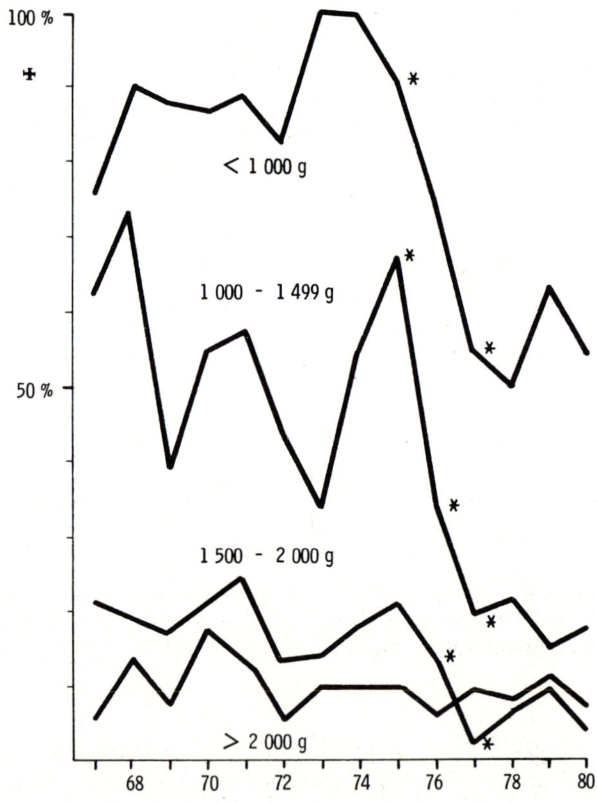

Abb. 2. Sterblichkeit intensivbehandelter Neu- und Frühgeborener, geordnet nach Gewichtsklassen; Sterblichkeit definiert wie in Abbildung 1.
Universitäts-Kinderklinik Frankfurt am Main, 1967–1980.

ist zuzugeben, daß wir irgendwann einmal an eine von der Natur, genauer gesagt von der Organentwicklung gesetzte Grenze stoßen werden. Diese könnte etwa bei 26 oder 25 Gestationswochen p. m. liegen.

Was aber spricht dafür, bei einem Gestationsalter unter 26 Wochen nicht mehr aktiv zu werden? Einmal ist die Festlegung des Gestationsalters sowohl auf Grund der Anamnese mit Unsicherheiten behaftet, als auch auf Grund somatischer Kriterien bei derartig unreifen Kindern nicht mehr mit gebotener Sicherheit festzustellen. Was aber spricht ernsthaft dagegen, zunächst einmal das ganze Spektrum der Intensivtherapie einzusetzen und dann ohne Zeitdruck abzuwarten, ob Erfolg oder Mißerfolg sich abzeichnen? Warum sollten wir dem Mißerfolg durch eigenes Tun oder Unterlassen zuvorkommen wollen (s. hierzu auch [5])? Die Frage nach den Grenzen einer Intensivbehandlung ist gleichbedeutend mit der Frage: Wann soll ich einem Patienten Intensivtherapie vorenthal-

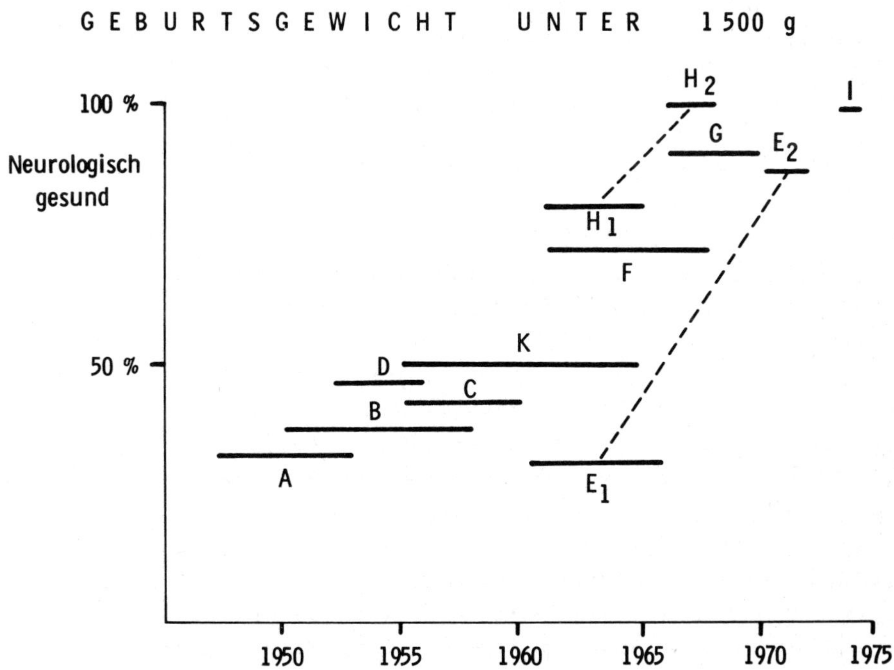

Abb. 3. Neurologische Spätergebnisse bei sehr kleinen Frühgeborenen (Geburtsgewicht 501–1500 g). Die Länge der Balken markiert den Beobachtungszeitraum, ihre Höhe zeigt den Prozentsatz neurologisch gesunder Kinder an. Die Buchstaben stehen für die verschiedenen Untersucher. Nach Bowes et al. [3] modifiziert und ergänzt.

ten bzw. wann und unter welchen Bedingungen soll oder muß ich eine intensivmedizinische Behandlung beenden?

Vor der Besprechung dieses Problems sollen drei Thesen aufgestellt werden:

Thesen zu den Grenzen der Intensivbehandlung

Erste These

Primäres Nichtanwenden einer lebenserhaltenden intensivmedizinischen Maßnahme ist im ethischen Sinne das gleiche wie das Einstellen einer solchen Behandlung. Primäres Nichtanwenden einer lebenserhaltenden Maßnahme gilt als passive Euthanasie oder passive Sterbehilfe im Sinne einer Hilfe zum Sterben, wenn nicht »Sterbenachhilfe«.

Das Einstellen einer lebenserhaltenden Therapie wird hingegen nur dann als passive Sterbehilfe gewertet, wenn es im Sinne des Nicht-Fortsetzens der Behandlung verstanden wird. Eine Unterscheidung zwischen aktivem Beenden einer Behandlung und dem Nicht-Weiterführen der gleichen Behandlung erscheint mir persönlich als eine künstliche Konstruktion. Die Art des Tuns ist die gleiche, der Entschluß zu diesem Vorgehen ist immer etwas Aktives.

Aber auch der Entschluß, von vornherein nicht zu behandeln, setzt gedankliche Aktivität voraus. Aus diesem Grunde soll hier die These aufgestellt werden, daß ein ethischer Unterschied zwischen passiver und aktiver Sterbehilfe nicht besteht. Auch aus juristischer Sicht [4] erscheint diese These mindestens diskussionswürdig. Stehen mir als Therapeuten die Mittel zu einer lebenserhaltenden Behandlung zur Verfügung und beherrsche ich deren Anwendung, so führe ich durch meinen Entschluß, diese Mittel nicht anzuwenden, den Tod des mir anvertrauten Patienten herbei. Hart ausgedrückt: Ich töte durch Unterlassen. Ein Nicht-Realisieren dieser Identität von passiver und aktiver Sterbehilfe dient lediglich der Salvierung des ärztlichen Gewissens [13] und ist damit letzten Endes gefährlich, gefährlich vor allem durch die leise Art, in der der Tod veranlaßt wird: Ich schalte ja nur das Beatmungsgerät ab, und der Patient kann selber weiteratmen, wenn er könnte. Ich kann die Beatmung unterdosieren, und der Patient könnte möglicherweise selbst weiteratmen, ich weiß aber genau, daß er dies nicht kann und sterben wird. Ich kann lebenserhaltende Medikamente absetzen, indem ich fern vom Patienten dies mit dem Bleistift auf dem Verordnungsbogen vermerke. Alles dies ist ein Geben des Todes aus der Entfernung (»remote killing«), ohne eine für jedermann offensichtliche Aggression, die in der gegenwärtigen Rechtsprechung alleine als aktive Sterbehilfe verstanden und als nicht Rechtens abgelehnt wird.

Zweite These

Die heutige Medizin, insbesondere die Intensivmedizin, gibt uns die Macht, einigen Patienten ein Weiterleben aufzuerlegen, das gleichbedeutend ist mit Qual und lebenslangem Siechtum. Nach meiner eigenen Einstellung müssen wir daher den Mut haben, ein dem Patienten unzumutbares Leben auch einmal enden zu lassen, d. h. es zu beenden, s. These 1. Diese Forderung leitet sich her aus der Maxime des »nil nocere« oder »μὴβλάπτειν« (s. den einleitenden Beitrag von H. Schadewaldt), d. h., dem Patienten keinen Schaden zuzufügen. Aber: Dieses Beenden eines Lebens muß immer in dem vollen Bewußtsein geschehen, daß ich den Tod verursache, ihn mindestens veranlasse, und damit letztendlich eben doch das Verbot zu töten übertrete. Ich handle hier im Sinne einer Güterabwägung: Ist das Leben ohne jede Ausnahme in jedem Falle das höchste zu schützende Gut, oder ist es menschlicher, wenn man so will: ein Gebot der Nächstenliebe, anscheinend sinnlose Qualen einem Patienten nicht länger zuzumuten?

Die hier skizzierte Güterabwägung hat rechtsgeschichtliche Parallelen, z. B. im Alten Testament [2]: So ist im Dekalog (2. Mose 20, 2–17) das Verbot zu töten als sogenanntes apodiktisches Recht formuliert, eine Art Grundrecht. Ihm steht zur Seite das kasuistische Recht (2. Mose 21 und 22), das die Notwendigkeit zu töten zulassen oder sogar fordern kann.

Dritte These

Folgende Überlegungen müssen jeder Entscheidung über Fortsetzung oder Einstellung einer Behandlung vorausgehen:

a) Könnte der Patient nach Einstellen intensiv-therapeutischer Maßnahmen eventuell gar nicht sterben, sondern nur um so mehr geschädigt überleben?
b) Werden dem Patienten durch das Einstellen einer lebenserhaltenden Therapie zusätzliche Leiden auferlegt? Ein Beispiel haben wir

hierfür gerade erlebt: Ein Kind mit einer nicht korrigierbaren Mißbildung des Herzens und der großen Gefäße ist vom Beatmungsgerät abhängig. Versuche, die Beatmung zu reduzieren und das Kind schließlich dahin zu bringen, daß es unter Sauerstoff-Anreicherung seiner Einatemluft spontan atmen kann, führten regelmäßig dazu, daß das Kind in einen Sauerstoffmangelzustand und eine hierdurch ausgelöste Panik geriet, die sich durch starke Beruhigungsmittel nicht überspielen ließ.

Besteht in der Beantwortung dieser beiden Fragen nur der leiseste Zweifel, so muß mit allen zu Gebote stehenden Mitteln weiterbehandelt werden. So haben wir uns bei dem oben zitierten Kind auch verhalten, ungeachtet der Ausweglosigkeit seiner Krankheit.

Wann sollte nicht weiterbehandelt werden?

In der Formulierung dieser Frage liegt bereits eine Antwort: Initial sollte fast immer behandelt werden. Die Entscheidung zur Einstellung der Behandlung darf nicht unter Zeitdruck gefällt werden (s. auch im gleichen Sinne [5, 15]). Unter folgenden Umständen halten wir die Weiterführung einer lebenserhaltenden Behandlung für nicht angebracht, wobei immer die Einschränkungen von These 3 gelten:

1. Wenn die Überlebenswahrscheinlichkeit gegen Null geht. Hierher gehören beispielsweise schwere und nicht korrigierbare Mißbildungen wie die Trisomien 13 bzw. 18, oder sehr ausgedehnte und zweifelsfrei inoperable Dysrhaphien sowie unbehandelbare Stoffwechselstörungen, wie beispielsweise das Zellweger-Syndrom.
2. Bei Aussichtslosigkeit, jemals ein kommunikationsfähiges Leben zu führen. Hierher gehören z. B. eine erhebliche Mikrozephalie, aber auch schwerste perinatal erworbene Hirnschädigungen, die noch nicht die Kriterien des dissoziierten Hirntodes erfüllen: Koma über Tage bis Wochen mit einem Elektroenzephalogramm, das nur deshalb die Kriterien des Null-Linien-EEGs nicht erfüllt, weil bei vollständig ausgefallener Grundaktivität noch hin und wieder Krampfwellen registrierbar sind. Hierher gehört nicht der klinisch, und durch Liquordiagnostik gesicherte Befund einer intrakraniellen Blutung ohne die obengenannten Symptome. Abb. 4 zeigt an Hand der Nachuntersuchungen von 43 Kindern, die eine klinisch an Hand erheblicher Symptome diagnostizierte intrakranielle Blutung überlebt hatten, daß nur eine Minderheit von 14% schwere bleibende Schäden davongetragen hatte.

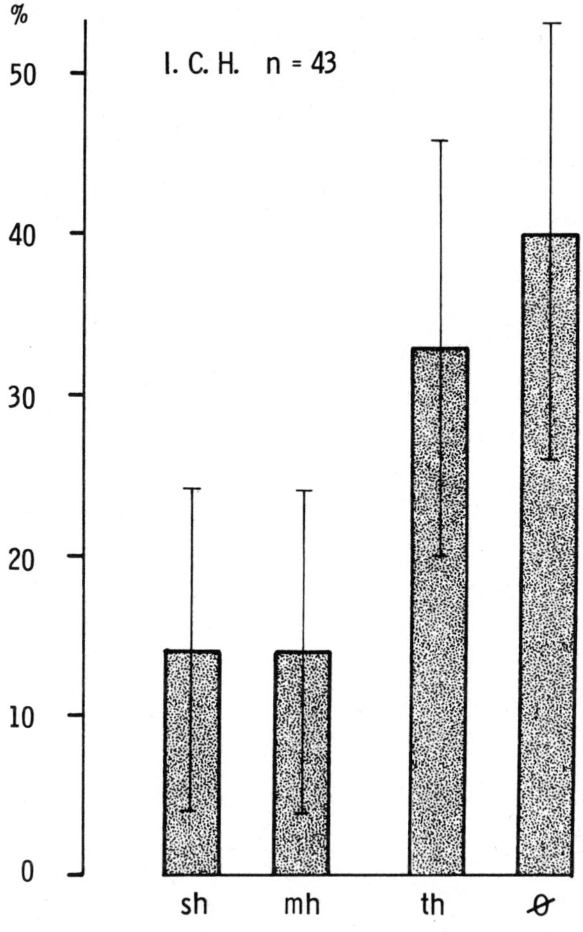

Abb. 4. Neurologische Spätergebnisse bei 43 Neu- und Frühgeborenen, die eine Hirnblutung (I.C.H.) überlebt hatten. Die dicken Balken geben den Prozentsatz, die dünnen den 90 % Vertrauensbereich an. sh = schwere Spätschäden, mh = mäßiggradige Schäden, th = vorübergehende pathologische neurologische Befunde, Ø = keine neurologischen Auffälligkeiten [9].

40% der Kinder hatten bei Nachuntersuchungen nie neurologische Abnormitäten geboten [9].

3. Bei Krankheiten, die unaufhaltsam fortschreiten und bereits schwerste Stadien erreicht haben, wenn der Zustand für den Patienten quälend geworden ist oder wenn bereits erhebliche Einschränkungen zentral-nervöser Funktionen mit Sicherheit vorliegen.

An 2 Kindern mit schwerer bronchopulmonaler Dysplasie mag dies verdeutlicht werden: Kind S., Frühgeborenes mit einem Geburtsgewicht von 820 g und einem schweren Membransyndrom, wird über viele Wochen maschinell beatmet. Die Entwöhnung vom Respirator gelingt, es besteht eine erhebliche bronchopulmonale Dysplasie. Auf Grund eines banalen Infektes wird das Kind wieder beatmungsabhängig und läßt sich nun nicht mehr vom Respirator entwöhnen. Mit einem Jahr werden Sauerstoffkonzentrationen in der Einatemluft von 90% und mehr benötigt bei hohen Beatmungsdrucken.

Kind B., ein extrem unreifes Frühgeborenes und Mangelgeborenes mit einem Geburtsgewicht von 520 g, wird wegen derselben Krankheit beatmet. Nach mehrmonatiger Beatmung, während derer das Kind sein Geburtsgewicht mehr als vervierfacht hat, gelingt die Entwöhnung vom Respirator, es werden jedoch weiterhin inspiratorische Sauerstoffkonzentrationen um 90% benötigt. Es besteht eine schwere bronchopulmonale Dysplasie. Wegen Erlahmens der Atemtätigkeit mit Anstieg der CO_2-Spannung im arteriellen Blut auf Werte über 100 mm Hg muß mehrfach wieder erneut intubiert und kurzfristig beatmet werden. Nachdem das Kind Krampfanfälle entwickelt, wird bei einer erneuten Dekompensation der Spontanatmung entschieden, nicht wieder zu beatmen. Das Kind verstirbt innerhalb weniger Stunden.

Inzwischen kommt Kind S. im Alter von 1 1/2 Jahren mit nur noch 30% Sauerstoff und einer niederfrequenten intermittierenden Positiv-Druckbeatmung aus, obwohl weiterhin Zeichen einer schwersten bronchopulmonalen Dysplasie bestehen. Das Kind hat Kontakt zu seinen Betreuern, versucht Aufmerksamkeit zu erregen und spielt mit einer Puppe. Die Eltern fordern verblümt, aber nichtsdestoweniger dringend, die Einstellung der Therapie, da von den behandelnden Ärzten niemand davon überzeugt sei, das Kind werde einmal vom Respirator zu entwöhnen sein. Wer aber bringt es über sich, bei einem Kind, das einen ansieht, den Respirator abzustellen? Wurde die Enscheidung bei Kind B. deshalb anders gestellt, weil dieses Kind zu einer Kommunikation noch weitaus weniger fähig war? War die Entscheidung bei Kind B. richtig?

Es scheint so, als fiele die Entscheidung zur Einstellung einer Therapie bei sehr kleinen und unreifen Frühgeborenen leichter, einfach nur deswegen, weil eine Interaktion mit diesen Kindern schwieriger ist. In diesem Zusammenhang sei auf den Beitrag von K. Betke in der Diskussion zum Schwangerschaftsabbruch bei diesem Symposion verwiesen, in dem er vorschlägt, bei pränatal diagnostizierten inkurablen Veränderungen lieber zu abortieren, als bei dem geborenen Kind vor der Frage zu stehen, ob Sterbehilfe geleistet werden soll oder nicht, eine m. E. nur zu gut verständliche Forderung.

Auch dem Kinderarzt ist es nicht angeboren, die diskreten Signale zu verstehen, die schon ein sehr unreifes Frühgeborenes auszusenden in der Lage ist. Auch diese Kinder reagieren, sofern sie nicht zu krank dazu sind, auf Schmerz, auch diese Kinder lassen sich durch liebevolle taktile Zuwendung beruhigen. Diese Art der Kommunikation mit dem Patienten muß erst erlernt und erfahren werden. Umgekehrt habe ich die Erfahrung gemacht, daß gerade besonders sensible junge Mitarbeiter oft in vehementer Weise die Forderung nach Einstellen lebenserhaltender Maßnahmen erheben. Hierbei bekomme ich mit Regelmäßigkeit das Argument zu hören, man sehe doch, daß aus diesem Kind »nichts werde«. Dieses Argument entsprang niemals echter Erfahrung, wie man sie sich an Hand von Longitudinalstudien erwerben kann, vielmehr waren diese Kollegen tief beeindruckt von der Hinfälligkeit, mitunter auch von dem unästhetischen Aspekt dieser Patienten. In ihnen den ernstzunehmenden Mitmenschen zu erblicken, gelingt nicht sofort und nicht ohne Mühe. Gehört es aber nicht zu unseren ärztlichen und pflegerischen Aufgaben, auch den Anblick des schwerstkranken Patienten zu ertragen? Die psychische Belastbarkeit der Behandelnden wurde in der Tat in die Diskussion um die Sterbehilfe mit einbezogen [8, 10]. Ich persönlich bin der Meinung, daß dieses Argument fehl am Platze ist, wenn es um Weiterleben oder Sterben eines Dritten geht. Die Hoffnungslosigkeit der Prognose darf nicht verwechselt werden mit der Hoffnungslosigkeit des Behandelnden oder, bei älteren Patienten, der Hoffnungslosigkeit des Patienten [14].

Die Entscheidung über Weiterbehandlung oder Sterbenlassen des Patienten kann nach meiner Meinung nicht generalisiert werden, sie muß vielmehr stets am Einzelfall erarbeitet werden. Gewiß schließt dieses Vorgehen die Gefahr ein, daß eine solche Entscheidung immer zu einem gewissen Grade subjektiv und von noch frisch in Erinnerung stehenden Erlebnissen beeinflußt sein wird.

Die Entscheidung zur oder gegen die Sterbehilfe muß ausnahmslos in dem Bewußtsein getroffen werden, daß diese Entscheidung falsch sein kann, und in voller Klarheit darüber, daß nach dem Tode des Patienten weder eine Korrektur mehr möglich sein wird noch in der Regel eine Kritik der Entscheidung stattfindet.

Überlebt hingegen ein Patient schwer geschädigt, insbesondere mit Schäden seiner zentral-nervösen Funktionen, so kann dieser Patient dem Arzt immer wieder als lebender Vorwurf begegnen.

Ist der Patient hingegen durch unser Tun oder Unterlassen gestorben, so können wir als Behandelnde in dem nicht widerlegbaren Gefühl weiterleben, uns richtig verhalten zu haben. Hierin sehe ich eine der größten Gefahren einer wie auch immer gehandhabten Sterbehilfe.

Literatur

[1]Bennet-Britton, St., P.M. Fitzhardinge: Is intensive care justified for infants weighing less than 801 g at birth? Ped. Res. 14, 590, Abstr. No. 989 (1980).

[2]Böckle, Fr.: Persönliche Mitteilung Tegernsee, 22. Februar 1981.

[3]Bowes, W. A., M. Halgrimson, M. A. Simon: Results of the intensive perinatal management of very low birthweight infants (501–1500g). In: Preterm Labor. Proc. of the 5th study group of the Royal Coll. of Obstetricians and Gynaecologists, 5.–6. Okt. 1977, S. 331–355, London 1977.

[4]Eser, A.: Sterbehilfe und Euthanasie in rechtlicher Sicht. Hier: Abschnitt »Gründe für eine Neuregulierung des § 216 StGB«. In: Eid, V. (Hrsg.): Euthanasie oder soll man auf Verlangen töten? S. 49–53. Grünewald, Mainz 1975.

[5] Freeman, J. M., M. C. Rogers: On Death, Dying, and Decisions. Pediatrics 66, 637–638 (1980).

[6] Hagberg, B., G. Hagberg, J. Olow: The changing panorama of cerebral palsy in Sweden 1954–1970. I. Analysis of general changes. Acta paed. scand. 64, 187–192 (1975).

[7] Hohenauer, L., F. Wilk: Entwicklung von Mortalität und Morbidität von Risikoneugeborenen seit Errichtung einer Intensivneonatologie. Vortrag 7. Symposion über pädiatrische Intensivmedizin, Graz, 8.–9. Mai 1981. Reihe INA, Thieme, Stuttgart ca. 1982 (im Druck).

[8] Jonsen, A. R., R. H. Phibbs, W. H. Tooley, M. J. Garland: Critical issues in newborn intensive care: A conference report and policy proposal (»Sonoma Conference«). Pediatrics 55, 756–768 (1975).

[9] v. Loewenich, V., C. Birkle: Survivors of intracranial hemorrhage (I.C.H.). J. perinat. Med., 9, Suppl. 1, 154–157 (1981).

[10] Marshall, R. E., Ch. Kasman: Burnout in the Neonatal Intensive Care Unit. Pediatrics 65, 1161–1165 (1980).

[11] Salle, B., M. André, Mme Cret, Ph. Richard, B. Longin, M. Losman, M. Fournis, V. Macabeo, P. Monnet: La maladie des membranes hyalines chez le nouveau-né. Expérience d'un centre de pathologie néo-natale. Pédiatrie 27, 27–36 (1972).

[12] Stopfkuchen, H.: Analyse und Wertung der pädiatrischen Intensivmedizin. Kinderarzt 11, 1029–1035 (1980).

[13] Thielicke, H.: Leben mit dem Tod, S. 135. J. C. B. Mohr, Tübingen 1980.

[14] Walter, F.: Die Euthanasie und die Heiligkeit des Lebens. Die Lebensvernichtung im Dienste der Medizin und Eugenik nach christlicher und monistischer Ethik. S. 106. München 1935.

[15] Zürcher Kinderspital (Universitäts-Kinderklinik Zürich): Ethische Kommission: Betreffend Reanimation des Neugeborenen. Haus-Mitteilung 1972.

Grenzen chirurgischer Therapie beim multipel geschädigten Kind

Hermann Mildenberger

Grenzen ärztlichen Handelns zu definieren bedeutet, diejenigen Faktoren zu suchen, die jenseits dieser Grenze liegen, die also dem ärztlichen Handeln die Grenzschranken setzen; es gilt, diese limitierenden Faktoren auf ihre Gültigkeit zu prüfen, ihre Relevanz zu klären.

Ich sehe solche limitierenden Faktoren in drei Bereichen:

1. *In der technischen Machbarkeit.* Daß dem ärztlichen Handeln hier Grenzen gesetzt sind, ist ebenso eindeutig wie die Tatsache, daß es keinen Fortschritt in der Medizin gegeben hätte, wenn diese Grenzen je als feststehend akzeptiert worden wären. Der Arzt als Macher: er hat den Auftrag, die Grenzpflöcke des Machbaren immer weiter vorzuschieben, zu versuchen, das doch zu machen, was bisher zu machen nicht möglich war. Erkenntnisdrang, Neugier, die Lust am Experimentieren, etwas zu schaffen und fertigzubringen, um sich darin selber zu erleben: Sie merken, daß ich bewußt etwas provozierend formuliere, wo es doch auf diesem Symposion um eine ärztlich-moralische Haltung geht.
2. *In der wirtschaftlichen Möglichkeit.* Wahrscheinlich haben frühere Generationen hier ein mehr individuelles, kein grundsätzliches Problem gesehen. Heute stoßen wir uns schmerzhaft an dieser Grenze: technisch Machbares wird zunehmend vereitelt, weil es finanziell nicht mehr tragbar ist. Wenn nicht mehr alles, was an medizinischer Versorgung möglich wäre, bezahlt werden kann, so erhebt sich zwangsläufig die Frage, was Priorität hat. Hier greift das Problem über die Medizin hinaus in moralische, in politische, in soziologische Bereiche.
3. *In der moralischen Durchführbarkeit.* Ich bin hier an dem Punkt angelangt, wo die Limitierung ärztlichen Handelns am schwierigsten zu definieren ist, wo aber eine Klärung des Standortes am nötigsten wäre. Meine weiteren Ausführungen zu dem mir gestellten Thema sollen gänzlich diesem dritten Faktor gewidmet sein.

Multiple Mißbildungen eines Kindes: ich habe versucht, mir konkret vorzustellen, was es hier alles gibt.

Eine Patientengruppe, Beispiel die Trisomie 18, hat keine reelle

Chance eines längeren Überlebens, mit und ohne Korrekturversuch der einen oder anderen Mißbildung (z. B. einer Zwerchfellücke). Solche Kinder auf ihren nahen Tod hin zu pflegen ist alles, was wir tun können und tun sollen.

Eine zweite Patientengruppe weist die Kombination verschiedener Mißbildungen auf, die jede einzeln für sich chirurgisch zu korrigieren ist. Hier Schritt für Schritt operativ einzugreifen, ist eine Herausforderung für jeden Kinderchirurgen und oft eminent befriedigend für die Kinder, für ihre Eltern und für den Chirurgen selbst. Ein Knabe kam mit einer Atresie der Speiseröhre und des Mastdarmes zur Welt: er hat die Chance, ein ganz normales Leben führen zu können. In einer dritten Gruppe will ich zwei Krankheitsbilder zusammenfassen, die häufig sind und die Not machen:

a) den Morbus Down; und
b) die Meningomyelocele.

Man spricht heute von Morbus Down oder von der Trisomie 21; frühere Ärztegenerationen nannten das Krankheitsbild »mongoloide Idiotie«. Neben dem Schwachsinn kommen hier meist multiple Mißbildungen vor: Herzfehler, Undurchgängigkeit von Speiseröhre, Zwölffingerdarm und Mastdarm, Mißbildungen der Harnwege, eine Dickdarmaganglionie und manches andere: jedes für sich chirurgisch korrigierbar, nicht korrigierbar jedoch der Schwachsinn.

Bei der Meningomyelocele liegt, in verschiedener Ausprägung, eine Mißbildung des unteren Rückenmarkes vor, durch die zahlreiche Organe und Organsysteme in Mitleidenschaft gezogen sind; Entwicklung eines Hydrocephalus, Lähmungen von Blase und Mastdarm mit konsekutiver Harn- und Stuhlinkontinenz, aufsteigende Harnwegs- und Niereninfektionen, Lähmung der Beine, Wirbelsäulenverkrümmungen und oft auch Intelligenzdefekte, um nur die häufigsten zu nennen.

Welche Aufgaben entstehen für die Eltern eines solchen Kindes! Jahrelang hat die Mutter tagein tagaus für die Belange dieses Kindes zu sorgen, ihr sind die zahllosen Arzt- und Klinikskonsultationen aufgetragen, die Übungstherapien, die Transportprobleme, die Besuche des immer wieder neu operierten Kindes in neurochirurgischen, orthopädischen, urologischen Kliniken. Diese Mutter sorgt nur noch für ihr behindertes Kind; sie vernachlässigt zwangsläufig die gesunden Geschwister, den Mann, sich selbst. Es entstehen Probleme für die Ehe, für den Zusammenhalt der Familie, Aggressionen, Haßgefühle: Probleme, die den behandelnden Ärzten oft verborgen bleiben.

Ich zitiere aus einer Arbeit von Lorber (Monatsschrift für Kinderheilkunde 126, 9–13 (1978)): »Es bestehen heute genügend Hinweise für den unglücklichen Einfluß, den schwerstbehinderte Kinder auf ihre Familien ausüben; ein großer Prozentsatz der Mütter nimmt Beruhigungsmittel ein; Familien zerbrechen, und einige Eltern begehen sogar Selbstmord. Junge Eltern altern infolge der immerwährenden Angst und der wiederkehrenden Krisen frühzeitig. Die Erziehung und die Schulerfolge der gesunden Geschwister leiden. Das Schlimmste jedoch: viele potentiell normale Leben gehen durch die Rettung eines schwerstbehinderten Kindes verloren, weil die Eltern davor zurückscheuen, weitere Kinder zu haben. Die Kinder werden nicht gezeugt aus Angst, sie könnten wieder eine Spina bifida haben. Etliche Eltern glauben auch, daß sie den gesunden Kindern keine adäquate Sorge zuteil werden lassen könnten, weil ihre Zeit vollkommen durch das behinderte Kind aufgesogen wird.« Soweit Lorber.

Diese Sequenz kann entstehen aus der Entscheidung, ein solches Kind zu operieren und damit am Leben zu erhalten. Zachary stellte das Problem sehr klar dar, indem er die drei Möglichkeiten der ärztlichen Entscheidung aufzeigte:

1. Das Kind soll getötet werden.
2. Dem Kind soll geholfen werden zu sterben:
   a) indem man es nicht einmal ernährt
   b) indem man Komplikationen nicht behandelt, z. B. im Falle einer Superinfektion keine Antibiotika gibt.
3. Dem Kind soll geholfen werden zu leben.

Alle drei Entscheidungsmöglichkeiten werden als »Hilfe« angeboten. Hilfe zu geben, ist seit alters der ärztliche Auftrag; diese Hilfe als Mensch (nicht als Institution) dem Mitmenschen zu geben, ist unsere ärztliche Möglichkeit. Dieser Mitmensch ist der Patient; aber, wohlgemerkt: auch seine Mutter, sein Vater, seine Geschwister. Und es *kann* diese Hilfe sein, eine Behandlung zu versagen. Was aber sind die Kriterien, die die ärztliche Entscheidung bestimmen?

Ich will versuchen, zunächst mögliche Hilfen und Helfer für eine solche ärztliche Entscheidung aufzuzeigen.

1. Da ist die Religion, ich meine die christliche Glaubenslehre mit dem lapidaren Gebot »Du sollst nicht töten«.
   Dabei macht es, meine ich, keinen prinzipiellen Unterschied, ob dieses Töten aktiv, durch eine überlegte Handlung, oder passiv, durch Zurückhalten einer Handlung, welche den Tod aufzuhalten imstande wäre, geschieht. Eine solche Unterscheidung würde ich als unehrlich empfinden. Sie versucht, den Konflikt abzuwälzen auf ein Abstrak-

tum, z. B. den »natürlichen Ablauf« eines Krankheitsgeschehens, oder auf den Willen Gottes, der sein unumstößliches Gebot gegeben hat, der den Arzt, der sich daran hält, dann auch exkulpieren wird. Dies ist aber ein Gott, der durch die Kirche, also durch Menschen so interpretiert wird. Wie wenig ein solcher Gott heute geglaubt und damit als Autorität akzeptiert wird, das mögen Theologen besser beurteilen können. Das mosaische Gebot aber unreflektiert als Maxime ärztlichen Handelns anzuerkennen, diese Zeiten (wenn es sie je gegeben hat) sind ein für allemal vorbei.
2. Der Staat als Autorität. Er hat bestimmte Normen des Verhaltens, Regeln, die das Zusammenleben der Menschen ermöglichen, für Rechtens erklärt und wacht über ihre Einhaltung mit seinen Machtmitteln. Zwar gehört das Tötungsverbot zu diesen Normen, aber bis in die jüngste Zeit nehmen zivilisierte Staaten das Tötungsrecht für sich in Anspruch. Wir erlebten es bitter genug, wie gestern Recht war, was heute Unrecht ist, wie zu allen Zeiten die Juristen für ein Absolutes ausgegeben haben, was nur ein zeitgebundenes Relatives gewesen ist. So scheidet auch der Staat als moralische Autorität, als Richtschnur für ärztliches Handeln, aus.
3. Das Gewissen als Autorität. Auch hier ist uns kein Endgültiges angeboten. Das Gewissen ist erwachsen aus einer langen kulturellen Tradition, aus der Erziehung im Elternhaus, in der Schule, in der Kirche, es ist gereift im Erleben des Einzelnen. Aber es ist milieubedingt, dem Zeitgeist verhaftet und daher mit Mißtrauen zu beurteilen.

Nun sollen aber diese ein wenig resignierten Gedanken und Beurteilungen das Kind nicht mit dem Bade ausschütten. Die christliche Morallehre bietet ärztlichem Handeln eine gewichtige Stütze. Die Nächstenliebe, das Gebot der Hilfe von Mensch zu Mensch in einer vielleicht sogar recht unreflektierten Weise, wie in der Geschichte vom barmherzigen Samariter, stellt ein Regulativ von hoher sittlicher Bedeutung dar. Die Lehre von der Gnade vermag den handelnden Menschen, der in einer Konfliktsituation sich selber schuldig sprechen muß, gleichgültig wie er sich konkret entscheidet, vor Resignation oder Zynismus zu bewahren. Und auch die Rechtsprechung vermag durchaus regulierend einzuwirken, wenn sie einer Freiheit des ärztlichen Handelns mit Nachdruck die Freiheit des Patienten, für sich selbst zu entscheiden, gegenüberstellt und an die Qualität ärztlicher Entscheidungen strenge Maßstäbe anlegt. Schließlich ist auch dem Gewissen ein hoher Wert beizumessen, weil es zur Reflexion anregt und Routine zu blockieren vermag.

Es bleibt aber dabei, daß die aufgezeigte Entscheidung eine ärztliche ist, die dem Arzt weder der Theologe noch der Jurist abnehmen kann. Um so wichtiger ist es, daß der Mediziner sich darüber klar wird, nach welchen Kriterien er seine Entscheidungen trifft.

Als ein solches Kriterium ist das Leben zu nennen, also der Auftrag, Leben zu retten, Leben zu erhalten. Nirgendwo wird dem Schutz des individuellen Lebens, der Hilfe zum Leben ein solch hoher, fast absoluter Wert eingeräumt wie im ärztlichen Bereich. Ist aber das Leben wirklich ein so hohes Gut? Um dieser Frage nachzugehen, will ich ein wenig über die Medizin hinaus andere Bereiche betrachten, z. B.:

a) Welchen Stellenwert nimmt das individuelle Leben in der Natur ein? Diese Frage ist legitim, wenn wir akzeptieren, daß auch der Mensch ein Stück Natur ist. Die Frage ist kurz zu beantworten: dieser Stellenwert ist kein hoher. Viele Nachkommen setzt der Schmetterling in die Welt, aber nur wenige erleben das Falterstadium.
b) Welchen Stellenwert erkennt die christliche Lehre dem individuellen Leben zu? Mir fällt bei dieser Frage zunächst Christi Opfertod ein; oder der hohe sittliche Wert, der dem Tod der Märtyrer beigemessen wird. Mir fällt aber auch das Inquisitionsgericht ein, das unzählige Menschen getötet hat, um deren Seelenheil zu retten. Ganz offenbar kennt die christliche Religion also Werte, die sie höher einschätzt als das Leben.
c) Auch im säkularen Bewußtsein sehe ich Hinweise dafür, daß das Leben nicht immer als des Menschen höchstes Gut verstanden wurde und wird. Beispiele: der Soldatentod, der Tyrannenmord. Steigen wir etwas tiefer: Der Ruf nach der Todesstrafe ist auch heute noch in unserer Bevölkerung weit verbreitet (Taximörder; Terroristen!). Die unbestreitbare Tatsache, daß die Zahl der Verkehrstoten durch eine Geschwindigkeitsbegrenzung reduziert werden könnte, hat den Gesetzgeber bis heute nicht dazu bewogen, eine solche einzuführen.

Der Mediziner aber billigt dem individuellen Leben höchsten Stellenwert zu. Freilich ist dies zutiefst der ärztliche Auftrag, dem wir alle uns verpflichtet fühlen, hinter dem man sich aber auch so gut verstecken kann, seine Feigheit, seine Unfähigkeit, klare Entscheidungen zu treffen, verbergen kann. Denn den Preis unserer sittlich so einwandfreien Haltung, den oft sehr bitteren Preis, haben nicht wir Ärzte, sondern unsere Patienten, ihre Mütter und Väter, ihre Geschwister zu bezahlen.

Ich komme zum Schluß. Wir Ärzte müssen es lernen, bescheiden und barmherzig zu sein.

Bescheidenheit heißt hier: herunterzusteigen vom hohen Roß der großartigen sittlichen Ansprüche in die konfliktreiche Wirklichkeit des

Alltages, in dem wir tatsächlich stehen, bereit sein, Zweifel an der Richtigkeit einer Entscheidung zu ertragen und uns der Kritik auszusetzen.

Barmherzigkeit heißt hier: den Konflikt nicht zu Markte zu tragen oder ihn, formaljuristisch zu Recht, unseren Patienten oder vielmehr ihren Eltern aufzubürden, sondern ihn mit sich selber auszumachen, unseren Beruf zu erfüllen als Hilfe eines Menschen für den anderen Menschen, die Medizin human, menschlich darzubieten. Und dies ist eine säkulare, weltliche, wirkliche Aufgabe, nicht eine, die nach Gott, nach einem Ethos, nach einem moralischen Imperativ, nach einer abstrakten Rechtsnorm sich zu richten hat.

Literatur

Bettex, M.: »Indikationen und Kontraindikationen in der Behandlung der Meningomyelozele und des Hydrozephalus«. Z. Kinderchir. 27, 120–124 (1979).

Dorner, S.: »Adolescents with spina bifida. How they see their situation«. Arch. Dis. Child. 51, 439–444 (1976).

Lorber, J.: »Der Rückschlag des Pendels bei der Behandlung der Myelomeningocele«. Mschr. Kinderheilk. 126, 9–13 (1978).

Grenzen der konservativen Therapie bei Kindern mit infauster Prognose

Johannes Brodehl

Definitionen

Infauste Prognose = aussichtslose Prognose einer Erkrankung, die nach ärztlichem Wissen zum Tode führt und keine Chance auf Besserung zuläßt.

Konservative Therapie = medikamentöse und unterstützende Behandlung, einschließlich der Intensivmedizin mit künstlicher Beatmung und künstlicher Niere, jedoch unter Ausschluß von chirurgischen Eingriffen.

Thesen

1. zur Beurteilung einer Prognose als *infaust*
a) Die ärztliche Beurteilung einer infausten Prognose setzt eine exakte Diagnose und das Wissen um den »natürlichen« Verlauf der Erkrankung mit all seinen möglichen Ausnahmen voraus.
b) Die Aussage »infaust« ist ein hochqualifiziertes ärztliches Gutachten und darf nur von dem erfahrensten Arzt ausgesprochen werden.
c) Der Arzt muß die Grenzen seiner Urteilsfähigkeit erkennen und im Zweifelsfalle pro reo entscheiden.
d) Die Prognose »infaust« bezieht sich in der Regel auf einen relativ kurzen, überschaubaren Zeitabschnitt.
e) Die Prognose »infaust« schließt die Aussage ein, daß die Krankheit progredient verläuft, also nicht stationär ist.
2. zur Beurteilung des Wertes des Lebens
a) Der Wert des Lebens wird primär subjektiv beurteilt und verschließt sich weitgehend einer objektiven Erfassung durch den Arzt, vor allem bei Kindern und Schwachsinnigen.
b) Bei ständiger tiefer Bewußtlosigkeit ist die Abschätzung des »Lebenswertes« unmöglich.
c) Hoffnung ist das wichtigste Kriterium eines lebenswerten Lebens. Solange Leben besteht, gibt es auch Hoffnung, sie kann jedoch durch unbeeinflußbare Schmerzen, Leiden und Ängste zerstört werden.
d) Therapeutische Maßnahmen dürfen nicht nur nach ihrer Machbarkeit beurteilt werden, sondern auch nach der Zumutbarkeit für die leidenden Patienten im Hinblick auf den Wert des fortgesetzten Lebens.
3. zur Ethik des ärztlichen Handelns
a) Die eigentliche Aufgabe des Arztes liegt darin, Leben zu verlängern.
b) Diese Verpflichtung besteht besonders gegenüber Kindern und Unmündigen, die dem Arzt anvertraut sind.
c) Wenn die Prognose infaust ist, das Leiden progredient und der Wert des Lebens durch Schmerz, Leiden und Angst zerstört ist, kann die ethische Verpflichtung des Arztes darin bestehen, die konservative Therapie außer Pflege und Schmerzlinderung einzustellen bzw. nicht zu beginnen und den Patienten dem natürlichen Verlauf der Erkrankung zu überlassen.
d) Diese Entscheidung darf nur in Übereinstimmung mit den Eltern oder Erziehungsberechtigten getroffen werden.

Definitionen

Durch die Entwicklung der modernen, technisierten und apparativen Medizin haben viele Begriffe einen Wandel ihrer ursprünglichen Bedeutung erfahren. Dies gilt auch für das Schlagwort der »konservativen Therapie«. Früher war der Begriff relativ klar definiert: Alles, was nicht durch das Messer des Chirurgen behandelt werden mußte, gehörte zur konservativen Therapie. Das Nichtkonservative war das Chirurgische! In der modernen Medizin hat sich ein Wandel vollzogen, der dadurch gekennzeichnet ist, daß die chirurgische Behandlung vielfach eine Durchgangsstation für den Patienten darstellt, vor die und hinter die die Intensivmedizin mit künstlicher Beatmung, künstlicher Niere und künstlichem Herzschrittmacher geschaltet ist. Ist diese Intensivmedizin noch eine konservative Therapie, da sie von »konservativen Ärzten«, also Nicht-Chirurgen, durchgeführt wird? Gehören intravenöse Dauertropfinfusionen zur Aufrechterhaltung des Wasser- und Elektrolythaushaltes, medikamentöse Dauersubstitution zur Aufrechterhaltung des Blutdrukkes, Infusion von Gerinnungsfaktoren zur Aufrechterhaltung der Blutgerinnung oder die parenterale Ernährung, bei der alle Nahrungsbestandteile über die Vene verabreicht werden, noch zur konservativen Therapie? Hier fällt es schwer, mit den altüberkommenen Begriffen klare Trennlinien zu ziehen. Für das heutige Referat scheint mir die Einbeziehung der Intensivmedizin in die konservative Therapie angebracht zu sein, da dieses Gebiet jenseits des Neugeborenenalters sonst im Programm nicht angesprochen ist, aber unbedingt diskutiert werden muß. Ich definiere daher die konservative Therapie für die heutige Diskussion als eine »medikamentöse und unterstützende Behandlung, einschließlich der intensiven Medizin, wie die künstliche Beatmung und künstliche Niere, aber unter Ausschluß von größeren chirurgischen Maßnahmen«.

Der zweite Begriff meines Themas, die »infauste Prognose«, bedarf ebenfalls einer Definition. »Infaust« heißt unglücklich oder aussichtslos. Der Ausdruck »infauste Prognose einer Erkrankung« beinhaltet, daß diese Erkrankung nach bestem Wissen der Ärzte sicher zum Tode führt und keine Chance auf Besserung oder Stabilisierung hat. Ein Patient mit infauster Prognose ist verloren. Wie sicher solch eine Beurteilung sein kann, muß später noch diskutiert werden. Zunächst will ich versuchen, anhand von 3 klinischen Beispielen die Problematik des eben Gesagten zu verdeutlichen, ohne den Versuch zu unternehmen, diese Einzelschicksale zu kommentieren.

1. Krankengeschichte

Eberhard I. wurde uns im Alter von 16 Jahren mit akuten Verwirrtheitszuständen überwiesen. Eine Verständigung mit ihm war fast nicht möglich, er war offensichtlich taubstumm und erschien geistig retardiert. Körperlich war er fast altersentsprechend entwickelt. Er war das uneheliche Kind einer damals 16jährigen Mutter, seinen Vater hatte er nie kennengelernt. Seit dem 4. Lebensjahr habe sich eine hochgradige Schwerhörigkeit manifestiert, so daß er ab dem 7. Lebensjahr in einer Gehörlosenschule auf Sonderschulniveau erzogen wurde. Im 3. Lebensjahr sei außerdem eine Nierenentzündung bemerkt worden, die aber keine Behandlung erfuhr. Jetzt hatte der Junge offensichtlich weitfortgeschrittene Schrumpfnieren, denn seine akute Erkrankung war durch schwere Blutdruckerhöhung und Harnvergiftung ausgelöst worden. Das Leben des Jungen war damit akut bedroht, wenn nicht eine Behandlung mit der künstlichen Niere eingeleitet werden sollte. Die Entscheidung dazu mußte kurzfristig fallen. Eine sprachliche Kommunikation mit dem 16jährigen Patienten war nicht möglich, auch das Schriftverständnis war so gering, daß es nicht zur Kommunikation reichte. Es wurde versucht, durch Gespräche mit der Mutter, die leider nur selten und widerstrebend in die Klinik kam, mit früheren Pflegepersonen, Psychologen und Ärzten Klarheit über die geistig-emotionale und psychosoziale Situation des Jungen zu erhalten. Dies gelang in der kurzen Zeit, die noch zur Verfügung stand, nicht ausreichend. Trotzdem – oder gerade deshalb – wurde dann zur Abwendung einer akuten Lebensgefahr die Behandlung mit der künstlichen Niere begonnen.

Die Dialysebehandlung gestaltete sich bei dem Jungen sehr schwierig. Der Patient gewann kein Einsehen in die ärztlichen Maßnahmen, so daß ständig Katastrophen, wie Abriß der Blutschläuche und damit Verbluten, Verunreinigungen und Diätfehler, zu befürchten waren. Daher war es fast wie eine Erlösung, als sich 6 Wochen nach Dialysebeginn die Gelegenheit zu einer Nierentransplantation ergab. Es konnte eine Leichen-Niere übertragen werden, die sofort eine gute Funktion aufnahm, so daß der Junge von der Dialysebehandlung befreit wurde. Hatte sich damit das Schicksal des Jungen entscheidend gebessert?

Der Junge wurde zunächst in seine Familie zurückgegeben. Dort kam es bald zu großen Schwierigkeiten. Er war unberechenbar und nahm seine Medikamente, die zur Unterdrückung einer Abstoßungsreaktion ständig erforderlich sind, nicht. Er bedrohte seine Mutter und die Stiefgeschwister, so daß er für die Familie zunehmend unerträglich wurde.

Deshalb erfolgte eine Einweisung in eine jugendpsychiatrische Klinik. Von dort aus gelang es in Zusammenarbeit mit uns, ihn bei Pflegeeltern in der Nähe einer Gehörlosenschule unterzubringen. Aber auch dort setzten sich die Schwierigkeiten fort. Der Junge war hochgradig umtriebig, blieb nachts gelegentlich weg, kaufte sich z. B. ein Fahrrad und fuhr damit von Hannover nach Northeim, wobei er einen Verkehrsunfall verursachte. Ein weiteres Mal überstieg er eine geschlossene Eisenbahnschranke und konnte nur in letzter Sekunde vor dem herannahenden Zug zurückgerissen werden.

Die Funktion der transplantierten Niere blieb trotz unregelmäßiger Medikamenteneinnahme ein gutes Jahr lang ausgezeichnet, nur bestand ständig eine Blutdruckerhöhung. Um die Jahreswende 75/76 erfolgte eine schwere Abstoßungsreaktion der transplantierten Niere, die erst zu spät entdeckt und behandelt werden konnte. Dadurch erfuhr die Niere einen schweren Funktionsverlust. Noch einmal konnte der Patient in seine Familie entlassen werden. Dort trat eine weitere schwere Abstoßungsreaktion auf, die wiederum nicht rechtzeitig genug erkannt wurde, so daß er bereits im Zustand einer Harnvergiftung war, als er in unserer Klinik aufgenommen wurde. Wieder standen wir vor der Frage, ob eine Dialysebehandlung begonnen werden sollte oder nicht. Nach Beratung mit Mutter, Psychologen, Beschäftigungstherapeuten, Ärzten und Pflegepersonen kamen wir zu dem Entschluß, daß bei diesem Jungen keine weitere Behandlung mehr gerechtfertigt ist, so daß er am 31.1.1976 in Urämie verstarb.

2. Krankengeschichte

Am 22.9.1975 wurde uns der 15 Monate alte Thorsten N. aus einer auswärtigen Kinderklinik überwiesen. Das Kind war 3 Tage vorher akut mit blutigen Durchfällen und Erbrechen erkrankt, war dann in eine tiefe Bewußtlosigkeit gefallen und hatte pausenlos tonisch-klonisch gekrampft. Wegen Verdachts auf eine Darmverschlingung wurde eine Bauchoperation vorgenommen, die eine schwere Dickdarmentzündung ergab. Nach der Operation krampfte der Junge weiter, und die Urinproduktion versiegte. In diesem Zustand wurde das Kind wegen akuter Harnvergiftung zu uns überwiesen. Bei der Aufnahme war das Kind tief bewußtlos, krampfte ständig, reagierte selbst auf starke Schmerzreize nicht und hatte starre und nichtreagierende Pupillen. Im Elektroenzephalogramm fand sich eine starke Amplitudendepression als Zeichen einer ausgedehnten Hirnfunktionsstörung. Da das Nierenversagen fortgeschritten war, wurde eine Behandlung mit der künstlichen Niere begonnen. Das Kind war zu diesem Zeitpunkt so schwer geschädigt, daß ihm kaum eine Chance auf eine Erholung seiner zerebralen Funktionen gegeben wurde. Es waren insgesamt 7 Hämodialysebehandlungen erforderlich, bis sich die Nierenfunktion wieder einstellte. Am Ende dieser Periode zeigte das EEG weiterhin schwere generalisierte Hirnfunktionsstörungen, und die Pupillen reagierten noch immer nicht. Als das Kind 2 Monate später nach Hause entlassen wurde, war es blind und konnte nur mit Unterstützung aufrechtgehalten werden. Die Prognose für eine Erholung der psychomotorischen Funktion war zu diesem Zeitpunkt noch immer sehr dubiös. Wie groß war unser Erstaunen, als der Junge 6 Monate später frei laufend und sich mit eigener Sehkraft klar orientierend zur ambulanten Untersuchung vorgestellt wurde. In der Zwischenzeit hat er sich weiter so gut erholt, daß er mit 6 Jahren in eine Vorschule eingeschult werden konnte.

3. Krankengeschichte

Brigitte W. war 9 Jahre alt und litt an einer unklaren Muskelerkrankung. Sie hatte eine 2 Jahre ältere Schwester, die offensichtlich das gleiche Leiden hat. Mit 3 Jahren war bei beiden eine Rückgratverkrümmung im Thoraxbereich aufgefallen, die sich trotz Behandlungsversuchen langsam verschlechterte. Seit dem Alter von 5 Jahren mußte Brigitte ein orthopädisches Korsett tragen. Ein Aufrichten aus Rückenlage war ihr nur über die Bauchlage möglich. Die muskuläre Schwäche war vorwiegend im Bekken- und Rumpfbereich ausgeprägt, die Extremitätenmuskulatur zeigte dagegen weitgehend normale grobe Kraft. Das Kind konnte zur Schule gehen und kam dort auch recht gut mit. Wegen der hochgradigen Wirbelsäulenverkrümmung kam es aber zu zunehmender Atemnot. Deswegen wurde es im August 1980 erstmalig in unserer Klinik vorgestellt. Es bestand eine starke Einschränkung in der Lungenventilation und ein chronischer Sauerstoffmangel. Zur genauen Diagnose der Muskelerkrankung wurde eine Muskelbiopsie entnommen, die den Verdacht auf einen Mangel an Typ II-Fasern ergab. Daraus ließ sich leider keine genaue Prognose des weiteren Leidens ablesen. Im Dezember 1980 bekam das Mädchen eine schwere Erkältung und dabei zunehmende Atemnot. In diesem Zustand wurde es wieder bei uns aufgenommen. Eine intensive physikalische Behandlung schien zunächst eine Besserung zu ergeben, danach verschlechterte sich aber der Zustand des Kindes sehr rasch. Es entwikkelte sich neben dem O_2-Mangel eine CO_2-Vergiftung. Jetzt mußte entschieden werden, ob eine Intubation und künstliche Beatmung gerechtfertigt ist oder nicht, die nach aller Wahrscheinlichkeit in eine Dauerbeatmung einmünden würde. In einem langen gemeinsamen Gespräch mit den Eltern wurde entschieden, daß diese Behandlung nicht durchgeführt werden sollte, so daß das Kind am 19. 12. 1980 an Ateminsuffizienz verstarb.

Die infauste Prognose

Die Beispiele zeigen, wie schwierig es ist, eine Prognose als infaust zu bezeichnen. Voraussetzung für jede Prognose ist die exakte Diagnose. Erst bei Vorliegen einer Diagnose kann die Vorhersage des Krankheitsverlaufes entweder auf dem Boden eigener Erfahrung mit gleichartigen Erkrankungen erfolgen oder – bei seltenen Erkrankungen – aus den Angaben der Literatur, wobei die Wertigkeit der Literaturzitate mitzubeurteilen ist. Es muß also beides vorhanden sein, die exakte Diagnose und das Wissen um den »natürlichen« Verlauf der Erkrankung, wobei hinzugefügt werden muß, daß der »natürliche Verlauf« selbstverständlich den durch die derzeitige Therapie beeinflußbaren Verlauf beinhaltet.

Das ärztliche Bemühen geht daher primär um die exakte Diagnose. Ohne eine solche Diagnose kann die Angabe einer infausten Prognose ein leichtfertiges Urteil sein. Dies sei den Kritikern gesagt, die das Streben nach exakter Diagnose auch bei schwerkranken Kindern nur als wissenschaftliche Neugierde oder ärztliche Selbstbestätigung bewerten wollen und das »Nichtbelästigen« des kranken Kindes zur obersten Maxime erheben. Solange die diagnostischen Prozeduren die Leiden der Kinder nicht unzumutbar vergrößern, ist der Versuch einer genauen Diagnose unbedingt indiziert, weil die therapeutischen und prognostischen Konsequenzen so schwerwiegend sind.

Die Aussage »infaust« darf nur von dem Arzt mit der größten Erfahrung gestellt werden. Dies ist nicht automatisch der Chefarzt oder Abteilungsleiter, auch wenn dieser die ärztliche Verantwortung trägt. Gerade in unserer Zeit der starken Spezialisierung, auch innerhalb der Pädiatrie, benötigen wir die Spezialkenntnisse aus den verschiedensten Teilgebieten. Der darin Erfahrenste soll das ausschlaggebende Urteil haben, das dann in die Beratung mit dem verantwortlichen Arzt einfließen und zum Consensus führen sollte.

Neben den Kenntnissen über die Krankheit und den Krankheitsverlauf muß sich der Arzt auch über die Grenzen seiner Urteilsfähigkeit bewußt sein. Die biologische Variabilität gilt auch im medizinischen Bereich. Der besonnene Arzt erkennt daher die Grenzen seiner Aussagefähigkeit und wird im Zweifelsfall – dies ist mein persönliches Credo – pro reo, d. h. für den günstigeren Verlauf, für die Fortsetzung des Lebens plädieren.

Der Arzt sollte sich ferner darüber im klaren sein, daß sich eine infauste Prognose nur auf einen relativ kurzen, überschaubaren Zeitabschnitt beziehen kann. Nicht, daß wir hoffen sollten, daß in der Zwischenzeit neue Mittel oder Techniken erfunden werden, um die jetzt unheilbare Erkrankung beherrschen zu können, wie es in Romanen oder Filmen so schön dargestellt wird. Das ist unrealistisch. Die zeitliche Begrenzung unserer Prognose resultiert vielmehr aus der Erkenntnis, daß das ärztliche Tun überhaupt nur darin besteht, das Leben zu verlängern. Wir werden ja geboren, um zu sterben. Wenn es uns also gelingt, das Ende eines Lebens z. B. um 1 Jahr hinauszuzögern, haben wir dann das Recht, diese Verlängerung nicht zu versuchen? Daher bedarf die Aussage »infaust« des Zusatzes der zeitlichen Dimension und sollte sich nur auf einen relativ kurzen Zeitabschnitt beziehen, den zu überblicken wir uns noch getrauen können. Diese Erkenntnis schließt auch die Aussage ein, daß die zu prognostizierende Erkrankung nicht stationär ist, sondern progredient verläuft. Eine progrediente Krankheit zerstört den lebenden Organismus, wie z. B. eine Krebszelle es tut, die nicht mehr auf die Therapie anspricht, oder die progrediente Anhäufung von Stoffwechselprodukten, die nicht eliminiert werden können. Eine Prognose infaust zu nennen, stellt also eine der schwierigsten Aussagen eines Arztes dar. Es entspricht einem fachlichen Gutachten, das auf dem Boden einer exakten Diagnose, mit dem Wissen um den Verlauf, der eigenen Unzulänglichkeit in der Beurteilung und der zeitlichen Begrenzung der Aussage abgegeben werden kann, und beinhaltet, daß das Leiden progredient und unaufhaltsam verläuft.

Der Wert des Lebens

Die zweite Kategorie, die im Zusammenhang mit der Thematik diskutiert werden muß, ist der Wert des Lebens. Im Gegensatz zur Prognose verschließt sich dieses Kriterium weitgehend einer objektiven Beurteilung durch den Arzt. Der Wert eines Lebens ist primär nur subjektiv zu erfassen: es auszudrücken, bedarf es der Selbsterkenntnis und der Verbalisation durch den Patienten. Dies ist bei Kindern und Geistigretardierten nicht oder nur sehr begrenzt möglich. Bei ihnen bleibt nur die Interpretation von Lebensäußerungen, aus denen der Lebenswert erahnt werden kann. Bei Bewußtlosen verschließt sich diese Beurteilung vollkommen.

Wie kann man überhaupt den Wert des Lebens, den Wert zu leben oder die Lebenswertigkeit, definieren? Welche Kriterien gelten für das Leben, wenn sie dem Kriterium »Tod« gegenübergestellt werden? Tod bedeutet das Endgültige, das Abgeschlossene, das Irreversible. Solange Leben vorhanden ist, ist das Irreversible noch nicht eingetreten. Es besteht noch Hoffnung, daß sich das Irreversible hinausschieben läßt. Hoffnung erscheint mir daher ein, vielleicht sogar *das* stärkste Kriterium eines Lebens und einer Lebenswertigkeit zu sein. Solange noch Hoffnung besteht, ist das Leben nicht verloren. Dabei kann Hoffnung ganz ungezielt und vage sein und braucht nicht nur Hoffnung auf Genesung oder Schmerzfreiheit zu bedeuten. Erst wenn die Hoffnung ausgelöscht ist und Hoffnungslosigkeit dominiert, geht der Lebenswert verloren.

Es gibt sicher viele Prozesse, die Hoffnung zerstören können. Ich nenne nur unbeherrschbare Schmerzen, Ekel vor dem eigenen Körper, unendliche Verlassenheit und existentielle Angst. Sind diese permanent und überwältigend und besteht keine auch nur geringste Hoffnung, sie wieder abzubauen, dann herrscht Auswegslosigkeit, die den Wert eines Lebens untergraben kann und das Ende des Lebens herbeisehnen läßt.

Auch bei der Anwendung therapeutischer Maßnahmen darf nicht nur von ihrer Machbarkeit ausgegangen werden. Gerade in der modernen Medizin ist ja sehr vieles machbar geworden. Bei diesen Behandlungen muß neben der Frage nach der Anwendbarkeit auch die der Zumutbarkeit gestellt werden. Dies gilt nicht nur für die chirurgische Therapie, sondern auch für die konservative Therapie, wie wir sie hier definiert haben. Therapiemaßnahmen dürfen bei Patienten nicht das Maß ihrer Leiden erhöhen. Dann werden diese Maßnahmen unmenschlich, denn sie erhöhen den Leidensdruck und führen zur Verzweiflung, die wiederum das Ende jeglicher Hoffnung ist.

Die Grenzen der Therapie

Wo liegen die Grenzen der Therapie, die der Kinderarzt nicht überschreiten soll? Dies ist im allgemeinen nur sehr schwer zu bestimmen und wird in praxi nur im Einzelfall zu entscheiden sein. Primär ist der Arzt ja aufgerufen, Leben zu erhalten. Er muß sich darüber im klaren sein, daß dies nur bedeuten kann, Leben zu verlängern, denn das Ende alles Lebendigen ist immer der Tod. Unter diesem Aspekt muß die Tätigkeit der Kinderärzte besonders verantwortungsvoll und lohnend erscheinen; denn wenn es ihnen möglich ist, ein Kind vom Tode zu retten, so ist ihnen damit gelungen, dem Kind im Vergleich zu Erwachsenen eine viel längere Überlebenszeit zu schenken. Die ärztliche Verpflichtung, Leben zu erhalten, besteht also besonders stark bei Kindern und Unmündigen, die dem Arzt anvertraut sind.

Wenn das Leben aber lebensunwert geworden ist, wie wir es oben zu definieren versucht haben, kann es dann noch die ärztliche Verpflichtung sein, auch dieses Leben um jeden Preis zu verlängern? Werden dadurch nicht Schmerz, Leiden und Angst prolongiert, die das weitere Leben nicht nur sinnlos, sondern unerträglich machen? Wenn zu diesem Zeitpunkt die Prognose wie oben definiert infaust ist und absolute Hoffnungslosigkeit vorherrscht, sollte die ärztliche Verpflichtung darin bestehen, dieses Leben nicht künstlich weiter zu verlängern. Alle Maßnahmen, die die restlichen Lebensfunktionen erleichtern, sollten angewandt werden, d. h. medikamentöse Schmerzbehandlungen und pflegerische Maßnahmen. Jedoch intensivmedizinische Maßnahmen und gezielte medikamentöse Behandlungen sollten dann abgesetzt werden, so daß der Patient dem natürlichen Verlauf seiner Erkrankung überlassen werden kann. Eine aktive Maßnahme allerdings zur Verkürzung solch eines Lebens kann ich auch in diesem Zustand keineswegs bejahen.

Da Kinder unmündig sind und nicht nur rechtlich, sondern auch soziologisch und biologisch von ihren Eltern abhängig sind, sollten solche Entscheidungen nur nach Rücksprache und in Übereinstimmung mit den Eltern oder den Erziehungsberechtigten gefällt werden. Bei älteren Kindern kann es durchaus der Fall sein, daß man dies auch mit ihnen durchsprechen kann, was sicher zu einer der schwersten Aufgaben des Kinderarztes gehört. Die Grenzen der Therapie sind dann erreicht, wenn die Prognose infaust und der Wert des Lebens durch Hoffnungslosigkeit zerstört ist, so daß es die menschliche Verpflichtung des Arztes gebietet, dieses Leben nicht durch intensive Behandlungsmaßnahmen zu verlängern.

Diskussion

Referenten: Bachmann, Enders, Ehrich, Müller, Olbing

Böckle: Die Stellungnahme von Herrn Betke und die anschließende Diskussion hierzu zeigen die Spannung zwischen individualethischen und sozialethischen Gesichtspunkten. Wir müssen einen Weg finden, beides miteinander in erträglicher Form zusammenzubringen, sonst kommen wir zum inhumanen Krankenhaus. Es muß Grenzen geben, die wir nicht überschreiten können, andererseits muß die Möglichkeit zur humanen Entfaltung gewahrt werden. Herr Brodehl hat in sehr beeindruckender Form die Frage aufgeworfen, was das Überleben lebenswert macht. Das Überleben in biologischem Sinn ist der Güter höchstes nicht. Derjenige, der für sich selbst handelt, aber auch Eltern, die für ihr Kind handeln müssen, haben nach dem Prinzip der Dignität auch das Recht zu sagen, ich wünsche, daß zum Beispiel nicht mehr weiter dialysiert wird.

Herr von Loewenich, wir müssen die Unterschiede zwischen Rechtsprechung und Ethik berücksichtigen. Der Richter kann über das Innere nicht entscheiden. Im Gegensatz hierzu ist für die ethische Beurteilung der Handlungsweise eines Arztes dessen Intention entscheidend. Die Absicht des Arztes muß es sein, Leben so lange zu erhalten, wie noch Hoffnung möglich ist. Dieser Intention dürfen willentliches Unterlassen und willentliches Tun des Arztes nicht widersprechen. Ich nehme als Beispiel zur Verdeutlichung die extrauterine Schwangerschaft mit dem Fundamentalkonflikt zwischen Mutter und Kind. Die Hände in den Schoß legen, nichts zu tun und zu sagen: »Ich mache mir die Hände nicht schmutzig, der liebe Gott wird schon helfen« heißt, eventuell den Tod beider in Kauf nehmen. Der erste von Herrn Brodehl geschilderte Patient liefert ein gutes Beispiel für den großen Unterschied zwischen der juristischen und der ethischen Bewertung der Situation. Da Sie, Herr Eser, als Jurist die Ordnung von außen her bestimmen müssen, brauchen Sie von außen greifbare Kriterien und müssen am Unterschied von aktiv und passiv festhalten. Aber dieser Unterschied bestimmt die Sittlichkeit einer Sache in sich nicht. Sittlich ist die Unterlassung nichts anderes als das Tun; beidem liegt dieselbe innere Intention zugrunde. Herr Mildenberger hat meines Erachtens nicht subjektivistisch gedacht und geurteilt, Herr Eser. Er hat objektive Kriterien genannt. Diese sind zwar nicht immer leicht definierbar, trotzdem müssen wir versuchen, eine Güterordnung aufzustellen, um eine Güterabwägung durchführen zu können. Das haben alle drei Referenten meines Erachtens getan.

Zum Schluß möchte ich auf die Frage von Schuld und Gnade zu sprechen kommen. Herr von Loewenich sagte, »ich weiß nachher nie ganz genau, ob ich richtig oder falsch gehandelt habe«. Lieber Herr von Loewenich, so darf das nicht sein, sonst handeln Sie wie der Esel, der zwischen zwei Heuhaufen verhungert. Sie müssen irgendwo entscheiden nach der jetzt und hier möglichen Einsicht. Wenn Sie dieser vermeintlich besseren Einsicht gefolgt sind, dann haben Sie ethisch richtig gehandelt.

Hübner: Hinter der Frage, ob Erhaltung und Verlängerung des Lebens absolutes Ziel des Arztes sein muß, steht die Frage nach einem humanen Begriff von Leben. Ziel kann nicht die Erhaltung von Leben im naturwissenschaftlichen Sinne um jeden Preis sein. Es geht vielmehr um menschliches Leben. Menschliches Leben ist Leben in Gemeinschaft. Darum erhebt sich für den Arzt die Frage, ob im Einzelfall ein gemeinschaftsfähiges Leben erhalten oder wiederhergestellt werden kann. Der Arzt hat für ein gutes Leben zu sorgen. Wo ein gutes Leben in Gemeinschaft nicht mehr möglich ist, muß Leben nicht künstlich in rein naturwissenschaftlichem Sinn erhalten werden.

Olbing: Herr Mildenberger, Sie haben unter den unsere Entscheidung mitbeeinflussenden Faktoren auch finanzielle Begrenzungen genannt. Das ist sicher grundsätzlich richtig. Nach meiner Erfahrung ist das aber heute in der Einzelentscheidung dem individuellen Patienten gegenüber kein ins Gewicht fallender Faktor. In welcher deutschen Klinik kommt es heute vor, daß man einem Patienten eine erfolgversprechende und sinnvolle Behandlung wegen fehlender finanzieller Mittel vorenthalten muß?

Im Referat von Herrn Mildenberger und in der Stellungnahme von Herrn Betke wurden Kliniken erwähnt, in denen Patienten mit infauster Prognose als Hilfe zum Sterben die Ernährung vorenthalten wird. Ich weiß, daß Sie beide ein solches Vorgehen nicht gutheißen wollen. Meines Erachtens müssen wir das aber zur Vermeidung von Mißverständnissen auch ausdrücklich sagen. Ich halte es für notwendig, einem Patienten auch beim Verzicht auf jede weitere aktive Behandlung eine optimale Grundpflege angedeihen zu lassen, und das heißt Ernährung, Beseitigung oder zumindest so weit wie möglich Linderung von Schmerzen, Körperpflege und liebevolle Zuwendung.

Nun zur Frage, ob in einer Klinik immer alles medizinisch Mögliche zur Lebenserhaltung und -verlängerung getan werden muß. Herr Betke, ich habe mit Eltern andere Erfahrungen gemacht als Sie. Nach meiner Erfahrung erwarten Eltern, daß die Klinik das medizinisch Mögliche nur dort tut, wo es auch sinnvoll ist. Bei infauster Prognose erwarten Eltern auch vom Arzt in einer Klinik eine gewissenhafte Abwägung zwischen sinnvoll und nicht mehr sinnvoll; sie wünschen, daß sie in diese Überlegungen und in die damit verbundene Güterabwägung in individuell angemessener und liebevoller Weise einbezogen werden; dabei wäre es nach meiner Meinung feige, die letzte Entscheidung auf die Eltern abzuwälzen.

Herr Betke, Sie haben als zweite Begründung für Ihren Standpunkt darauf verwiesen, daß nicht alle Ärzte in der Lage sind, eine Güterabwägung vorzunehmen; Sie wären zwar grundsätzlich bereit, kompetenten Ärzten wie unseren drei Referenten eine solche Güterabwägung zuzugestehen. Weil aber viele Ärzte weniger kompetent sind und weil eine eindeutige Unterscheidung zwischen genügend und ungenügend kompetenten Ärzten nicht möglich ist, verlangen Sie, daß in jedem Fall grundsätzlich alles medizinisch Mögliche getan wird. Mir scheint, es wird gefährlich, wenn wir unter bestimmten Voraussetzungen erlaubte Entscheidungen wegen der Möglichkeit des Irrtums grundsätzlich in den Bann tun. Müßten wir dann nicht beispielsweise sehr gefährliche Operationen oder auch die von Ihnen geschilderten lebensgefährdenden, in einem Teil der Fälle aber auch lebensrettenden modernen Behandlungsmöglichkeiten bei onkologischen Krankheiten verbieten, weil sie in inkompetenter Hand mehr schaden als nützen? Zum Beruf des Arztes gehört auch die Pflicht zur Übernahme von Risiken. Gehört hierzu nicht auch das Risiko, nach gewissenhaftem Abwägen die ethisch falsche Entscheidung zu treffen?

Schaefer: Bei der Güterabwägung wurde die Schwierigkeit der Normierung vielleicht nicht scharf genug gesehen. Denken Sie z. B. an Konfliktfälle, in denen der Vorteil der Eltern gegen die Vorteile des Kindes abzuwägen ist; noch schwieriger wird es, wenn gesellschaftliche Vorteile gegen persönliche Vorteile abzuwägen sind. Wir müssen hinnehmen, daß im Einzelfall eine Unentscheidbarkeit vorliegen kann. Je schwieriger die Einzelentscheidung ist, desto wichtiger wird die Grundhaltung des Arztes. Die Schwierigkeit in unserer derzeitigen Situation besteht darin, daß das Vertrauen in die Grundhaltung des Arztes in weiten Kreisen der Bevölkerung erloschen ist. Um so wichtiger ist es, daß wir der Öffentlichkeit und den Medien klarmachen, wie sehr eine Vertrauen zerstörende Kritik am Arzt letzten Endes einzig und allein auf dem Rücken der Patienten ausgetragen wird. Die Patienten haben unter dieser weitverbreiteten bewußten Destruktion des ärztlichen Prestiges am meisten zu leiden. Das bedeutet nicht, Biestereien von Ärzten zu verteidigen. Aber ich glaube, daß man mit aller Energie gegen eine systematische Destruktion des Arztbildes angehen muß, weil sonst die Fragen, die wir hier behandelt haben, auf der gesellschaftlichen Ebene vollkommen unlösbar werden. Die Mehrzahl der Ärzte begegnet ihren Patienten liebevoll und ehrlich und verdient Vertrauen.

Seidler: Ich empfehle, die Begriffe »lebenswert« und »lebensunwert« zu streichen. Sie sind aus der Geschichte unseres Volkes mit Ereignissen verknüpft, von denen wir uns distanzieren wollen.

Ich halte eine Differenzierung zwischen dem Arzt in der Praxis und dem Arzt als Klinikchef für fatal. Eine solche Trennung begünstigt die falsche Vorstellung, ein Arzt dürfe Erfüllungsgehilfe einer Institution oder einer Wissenschaftsideologie werden.

Ärzte, die zur Güterabwägung im Einzelfall ausreichend fähig sind, können nur in Kliniken heranwachsen, in denen man den Konflikt zuläßt und das Dilemma sichtbar macht. Das als junger Arzt miterleben, ist die einzige Art und Weise, wie man gewissensfähig und erfahren werden kann. Theoretisch lehren kann man das sicher nicht, aber man muß den Konflikt da zulassen, wo er tatsächlich vorhanden ist, und ihn nicht qua institutio oder qua Wissenschaftsideologie einfach als nicht existent erklären.

Ich möchte Herrn Mildenbergers Hinweis auf finanzielle Begrenzung unterstützen. Der zukünftige Fortschritt der Medizin wird auf weiten Strecken apparativer Natur sein, und wir werden zunehmend erleben, daß wir zu wenig Apparate haben. Das Gespenst der Selektion wird wachsen und uns in den nächsten Jahrzehnten intensiv beschäftigen. Dafür sollten wir uns vorbereiten.

Eigler: Die materiellen Voraussetzungen der Hilfe für den Kranken wurden bisher nur unter dem Aspekt des Geldes diskutiert. Nach meiner Meinung müssen wir hier auch an die Bereitschaft der Gesellschaft denken, Pflege von Kranken und Alten zu übernehmen. Hier gibt es schon jetzt einen empfindlichen Mangel mit schwerwiegenden Auswirkungen auf die Qualität der Krankenversorgung.

Hübner: Ich möchte noch einmal auf die Begriffe »lebenswert« und »lebensunwert« eingehen. Über die Belastung aus der deutschen Geschichte hinaus liegt hier auch eine Schwierigkeit im Wertbegriff selbst, der aus der ökonomischen Theorie des vorigen Jahrhunderts stammt; denken wir nur an den Sozialdarwinismus. Bei der Entscheidung im Einzelfall sollte der Arzt sich nicht an den Begriffen »lebenswert« und »lebensunwert« orientieren, sondern an der Frage, ob Hoffnung auf ein menschliches Leben besteht, in dem ein Liebesverhältnis möglich sein wird, oder ob es nicht vielleicht ein Akt der Liebe ist, sterben zu lassen.

Ewerbeck: In unserer Diskussion sind klare Antithesen vertreten worden. Einmal wurde gesagt, Ärzte, zumindest Ärzte in Kliniken, müßten unter allen Umständen Leben erhalten, aktive oder passive Euthanasie sei nicht erlaubt. Andererseits wurde der Standpunkt vertreten, in bestimmten Situationen sei es ein Gebot der Menschlichkeit, daß der Arzt nicht alle ihm zur Verfügung stehenden Mittel einsetzt. Ich möchte den Begriff Nächstenliebe aufgreifen, den Herr Mildenberger benutzt hat. Liebe Deinen Nächsten wie Dich selbst. Und das bedeutet für unsere Arbeit als Arzt: Verhalte Dich so, wie Du selbst eines Tages behandelt werden möchtest. Für Kinderärzte kann das auch heißen: Verhalte Dich so, wie Du Dein eigenes Kind behandeln würdest. Jeder von uns denkt in mancher Stunde seines Lebens insgeheim: Gott schenke mir eines Tages einen tüchtigen, aber auch barmherzigen Arzt.

V. Transplantation und Explantation von Organen bei Kindern

Rechtliche Aspekte der Organtransplantation bei Kindern

Hans-Ludwig Schreiber

Die Transplantation von Organen im Kindesalter wirft viele medizinische und ärztlich-ethische Probleme auf. Zwar hat sich z. B. die Nierentransplantation auch bei Kindern zu einer klinisch anerkannten Behandlungsmethode mit hohem Erfolgsgrad entwickelt. Bei einer im Durchschnitt z. Zt. fünfjährigen Funktionsdauer von ca. 50% der transplantierten Leichen- und ca. 80% der Verwandtennieren [10] bringen aber die absehbare Erforderlichkeit einer Retransplantation bzw. einer Rückkehr zur Dialyse in noch jungem Lebensalter ebenso wie die weitere Behandlung zur Immunsuppression erhebliche Probleme für das Kind und seine Angehörigen mit sich, die bei der Indikation zur Transplantation bedacht werden müssen. In weit höherem Maße gilt das für die Lebertransplantation, die sich heute noch im Stadium des Heilversuches befindet und ihre Rechtfertigung in der sonst ausweglosen Situation des Organempfängers findet.

Besondere rechtliche Fragen wirft die Transplantation im Kindesalter vor allem hinsichtlich der Einwilligung zur Implantation und Organentnahme auf. In ihnen spiegeln sich die genannten ethischen Probleme wider.

Rechtliche Probleme beim Organempfänger

Für den Organempfänger stellt die Implantation einen Heileingriff dar. Für sie gelten daher die allgemeinen Grundsätze über die Einwilligung in Heileingriffe bei Minderjährigen. Nach in der Rechtsprechung und in der rechtswissenschaftlichen Literatur ganz überwiegender, m. E. zutreffender Ansicht bestimmt sich die Einwilligungsfähigkeit hier nicht nach der Geschäftsfähigkeit im zivilrechtlichen Sinne. Denn bei der Einwilligung in die Operation handelt es sich nicht um eine rechtsgeschäftliche Willenserklärung, sondern um die Gestattung bzw. Ermächtigung zur Vornahme tatsächlicher Handlungen, die in den Rechtskreis des Gestattenden eingreifen [5]. Bei höchstpersönlichen, aus dem allgemeinen Persönlichkeitsrecht abgeleiteten Rechtsgütern wie der Körperintegrität wäre es verfehlt, wenn man die vor allem im Verkehrsinteresse erfolgte Standardisierung rechtlicher Handlungsfähigkeit im Zivilrecht bei heute 18 Jahren hierher übertragen würde [12]. Vielmehr kommt es auf die Einsichts- und Urteilsfähigkeit des Minderjährigen an, darauf, ob er in der Lage ist, Bedeutung und Tragweite des an ihm vorzunehmenden Eingriffs zu erfassen. Das hängt einerseits von seiner »geistigen und sittlichen Reife«, andererseits von der Bedeutung, der Schwere und Dringlichkeit des Eingriffs ab. Das sind freilich keine scharfkantigen Kriterien. Das Recht kann hier nicht weiter generalisieren, wie es von Ärzten einerseits oft kritisiert und andererseits gewünscht wird, weil man genau wissen will, woran man ist. Ob die Einwilligung des Minderjährigen ausreicht oder ob zusätzlich die der Eltern eingeholt werden muß, hängt danach von einer Reihe von Faktoren des Einzelfalles ab, wie Schwere und Dringlichkeit des Eingriffs, Einsichtsfähigkeit des Kindes, Erreichbarkeit der Eltern. Eine eigene Einwilligungsfähigkeit soll grundsätzlich bei Minderjährigen unter 14 Jahren nicht in Betracht kommen.

Angesichts der Risiken einer Organtransplantation kommen Einwilligung und Aufklärung bei dieser Operation besondere Bedeutung zu. Nicht als ob, wie es heute manchmal scheint, von der Einwilligung allein oder in erster Linie die Zulässigkeit eines Eingriffs abhinge. Seine primäre Rechtfertigung findet er vielmehr in der ärztlichen Indikation und der verantwortlichen Entscheidung des Arztes, ihn seinem Patienten zuzumuten. Die Einwilligung bildet die Grenze für die Zulässigkeit ärztlichen Handelns.

Bei einer Organübertragung wird in aller Regel die Zustimmung des Minderjährigen allein angesichts der Schwere und der möglichen Folgen des Eingriffs nicht ausreichen. Man wird eine eingehende Besprechung des Arztes mit den Eltern unter Abwägung aller Chancen und Risiken verlangen müssen, aufgrund deren dann die Einwilligung abzugeben wäre. Zweifelhaft ist, wann und wieweit der Minderjährige selbst an diesen Erörterungen zu beteiligen ist. Nicht nur für die Organtransplantation ist es eine noch weitgehend ungeklärte Frage, wann neben den Eltern auch ein Minderjähriger um seine Einwilligung zu einer Operation gefragt werden soll. Meines Erachtens muß man auch Minderjährige – ausgenommen freilich Kleinkinder – ihrer Altersstufe entsprechend über weittragende Eingriffe informieren, insbesondere dann, wenn ihre Mitwirkung bei einer schwierigen und belastenden postoperativen Therapie erforderlich ist. Danach sollte bei Organtransplantationen angesichts der Bedeutung des Eingriffs auch ein nicht allein zustimmungsfähiger Minderjähriger – ausgenommen auch hier wohl kleine Kinder – seinem Alter und seinem Fassungsvermögen entsprechend informiert und um seine Zustimmung gebeten werden. Zweifelhaft ist, was zu geschehen hat, wenn der Minderjährige seine Einwilligung verweigert. Geschieht das aus offensichtlich unvernünftigen, verfehlten Gründen, so dürfte allein die Zustimmung der Eltern ausreichen, deren Personensorgerecht vorgeht. Das gilt um so weniger, je einsichts- und handlungsfähiger der Minderjährige und je näher er an der Volljährigkeitsgrenze ist. Gerade bei Transplantationen sollte der Arzt sich besonders um die Mitwirkung des Minderjährigen selbst intensiv bemühen, da die Transplantation ohne diese Mitwirkung kaum längerfristigen Erfolg verspricht.

Verweigern die Eltern mißbräuchlich ihre Einwilligung, so hat das Vormundschaftsgericht die zur Abwendung der dem Wohl des Minderjährigen drohenden Gefahren erforderlichen Maßregeln zu treffen. Es kann die Einwilligung zur Operation gegebenenfalls gegen den Willen der Eltern erteilen oder einen Pfleger für diese Entscheidung bestellen. Maßstab für die Beurteilung ist das »Wohl« des Kindes. Es ist nicht einfach zu bestimmen, wann bei den derzeitigen Erfolgsaussichten und Risiken eine Transplantationsverweigerung der Eltern das Wohl des Kindes verletzt und einen Mißbrauch des Sorgerechts darstellt. Bei der Nierentransplantation könnte das in gewissen Konstellationen heute schon der Fall sein, da sie bereits als klinisch erprobtes Heilverfahren gelten kann, nicht dagegen wohl bei der Lebertransplantation. Liegt eine so hohe Dringlichkeit vor, daß die Entscheidung des Vormundschaftsgerichts auch telefonisch nicht eingeholt werden kann, so hat der Arzt nach den Grundsätzen der mutmaßlichen Einwilligung selbst zu entscheiden. Bei Transplantationen dürfte das aber nur sehr selten der Fall sein.

Rechtliche Probleme beim Organspender

Hinsichtlich der Einwilligung in die Organentnahme nach dem Tode des Spenders durch die Angehörigen gelten bei Kindern keine Besonderheiten. Die Eltern des Toten bzw. die sonst Sorgeberechtigten können in die Explantation einwilligen. Diese Befugnis ist durch die Minderjährigkeit des Spenders nicht beschränkt.

Zweifelhaft ist dagegen, ob der Minderjährige selbst zu Lebzeiten in eine Organentnahme nach seinem Tode einwilligen kann. Praktisch hängt davon ab, ob ein Spenderausweis, der bei einem minderjährigen Verstorbenen gefunden wird, eine Explantation ohne zusätzliche Befragung der Eltern rechtfertigt.

Nicht wirksam wäre die Spendererklärung, wenn für sie Geschäftsfähigkeit nach zivilrechtlichen Maßstäben verlangt würde. Das sollte m. E. hier ebensowenig geschehen, wie beim Heileingriff. Vielmehr sollte wie bei diesem auf die Einsichtsfähigkeit abgestellt werden. Die bei der Implantation gemachten Einschränkungen gelten hier nicht, eine Zustimmung der Eltern ist nicht erforderlich, da hinsichtlich der Verfügung über den eigenen Körper nach dem Tode ähnliche Risiken wie bei der Einwilligung in eine Implantation nicht bestehen. Als gedankliche Stützen für diese Lösung können Bestimmungen des geltenden Rechts entsprechend herangezogen werden. Einmal ist es die Testierfähigkeit, die nach § 2229 Abs. 1 BGB mit 16 Jahren beginnt. Wer über sein Vermögen von Todes wegen verfügen kann, sollte auch über eine Organentnahme nach seinem Tode entscheiden dürfen. § 2247 Abs. 4 BGB, wonach ein Minderjähriger kein eigenhändiges Testament errichten kann, dürfte der Analogie nicht entgegenstehen. Denn die Gründe, die zum Schutze Minderjähriger das eigenhändige Testament verbieten, dürften hier nicht gelten.

Weiter liegt eine Analogie zu § 5 des Gesetzes über die Feuerbestattung nahe, wonach ein Minderjähriger von 16 Jahren an die Art seiner Bestattung bestimmen kann. Daß Jugendliche in diesem Alter selten sich näher mit dem eigenen Tode beschäftigen, sollte m. E. die Wirksamkeit einer Spendeerklärung nicht hindern. Es schließt nicht aus, daß ein Jugendlicher sich ernsthaft zur Hilfe mit einer Organspende nach dem etwaigen Tode bereiterklärt.

Spenderausweise von mindestens 16jährigen sollten daher generell auch ohne elterliche Zustimmung als wirksam angesehen werden. Bei jüngeren Spendern käme es auf die im Einzelfall nachzuprüfende Einsichtsfähigkeit an. Sie dürfte schwer nachzuweisen sein, weshalb sich in solchen Fällen empfiehlt, auf die Einwilligung der Eltern zur Explantation zurückzugreifen.

Lebendspende durch Minderjährige?

Sehr schwierig zu beurteilen ist die Frage, ob Lebendspenden von Organen durch Minderjährige zulässig sind. Da die Explantation von Organen in der Regel einen besonders schwerwiegenden, mit hohen Folgerisiken behafteten Eingriff darstellt, sind an die Einsichtsfähigkeit des Einwilligenden vor dem Hintergrund einer lebenslangen Gefährdung bzw. Beeinträchtigung hohe Anforderungen zu stellen. Im Gegensatz zur Implantation bedeutet die Organentnahme beim Lebenden einen fremdnützigen Eingriff, der für den Körper und die Gesundheit des Spenders nicht förderlich ist und keinen Heileingriff darstellt.

Die überwiegende Meinung verneint daher die Einwilligungsfähigkeit eines Minderjährigen in eine Lebendspende. Ebenso entscheiden die meisten ausländischen Transplantationsgesetze [3]. Auch die Dienstanweisung des Niedersächsischen Kultusministers vom 11.6.1974 geht davon aus, daß Minderjährige in der Regel in die Organentnahme nicht wirksam einwilligen können. Nur in Ausnahmefällen dürfe man annehmen, daß sie die geistige und sittliche Reife besitzen, um die Bedeutung und Tragweite eines solchen Eingriffs tatsächlich ermessen zu können. Auch in solchen Fällen solle deshalb in der Regel zusätzlich die Einwilligung der gesetzlichen Vertreter eingeholt werden [4].

Erhebliche Bedenken bestehen aber, ob die Sorgeberechtigten in der Lage sind, an Stelle ihrer Kinder bzw. neben ihnen einzuwilligen. Nach § 1627 BGB haben die Eltern das Sorgerecht zum Wohl des Kindes auszuüben. Die Organentnahme führt beim Spender aber lediglich zu einer erheblichen Belastung und Gefährdung seiner Gesundheit. Andererseits bietet medizinisch gerade die Übertragung zu den Geschwistern, zum Beispiel zwischen eineiigen Zwillingen, die besten Erfolgsaussichten. Trotzdem wird man in Übereinstimmung mit der in der juristischen Literatur ganz überwiegenden Meinung bei einer Organentnahme, z. B. einer Nierenspende, den Eltern die Befugnis versagen müssen, für ihre Kinder die Einwilligung zu erklären [3]. Die Eltern, denen die Sorge für beide Kinder obliegt, geraten in einen m. E. unauflösbaren Interessenkonflikt. Er kann nicht durch die Bestellung eines Pflegers für das zur Spende vorgesehene Kind gelöst werden. Denn auch der an die Stelle der Eltern tretende Pfleger hätte nach dem Gesetz ausschließlich die Interessen seines Pfleglings zu wahren und müßte pflichtgemäß die Einwilligung zur Organspende verweigern [2].

Dieses Ergebnis kann als unbefriedigend, ja als unerträgliche Härte empfunden werden: Der Minderjährige selbst kann noch nicht wirksam einwilligen, den Eltern ist die Vertretung ihres Kindes zur Rettung eines Geschwisters versagt. Zu denken wäre daran, zur Entlastung der Eltern eine neutrale Instanz einzuschalten, etwa das Vormundschaftsgericht, die Gesundheitsbehörde oder eine Ärztekommission. Diesen Weg gehen einige ausländische Gesetze, z. B. in Schweden, Norwegen und Frankreich [3]. In Amerika hat ein Gericht die Spende unter jungen Geschwistern mit dem Argument gerechtfertigt, der gesunde Bruder müsse spenden dürfen, weil das für sein eigenes künftiges Wohl wesentlich sei, um den Verlust seines kranken Bruders zu vermeiden. Andere Länder, wie z. B. Italien, Venezuela und die DDR, verbieten dagegen generell die Organspende durch Minderjährige.

Meines Erachtens sollte es trotz der damit evtl. verbundenen schweren gesundheitlichen Nachteile durch Wegfall einer besonders aussichtsreichen Transplantationsmöglichkeit bei der prinzipiellen Unzulässigkeit der Organspende durch Minderjährige bleiben. Der Minderjährige selbst kann die Risiken für sein Leben nicht zuverlässig beurteilen, den Eltern darf man die Last einer Entscheidung auch unter Einschaltung einer öffentlichen Instanz nicht auferlegen. Man darf sie m. E. im Hinblick auf beide Kinder gar nicht in die Situation geraten lassen, die Einwilligung entweder zu verweigern oder zu gewähren.

Anders als die Organspende könnte die Knochenmarktransplantation zwischen Minderjährigen zu beurteilen sein, über die Pichlmayr [9] berichtet. Sie kommt bei einer aplastischen Anämie, akuten Leukämieformen und schweren, kombinierten Immundefekten in Betracht und ist offenbar eindeutig konventionellen Behandlungsmethoden überlegen. Für den Erfolg ist aber nun gerade die Übertragung von Knochenmark eines HLA-identischen Geschwisters heute absolute Voraussetzung [11]. Nach den Mitteilungen Pichlmayrs ist die Knochenmarkentnahme ein weitestgehend ungefährlicher Eingriff, der, anders als etwa die Nierentransplantation, keine bleibenden Auswirkungen und Gefahren hat. Denn das Knochenmark regeneriert sich wieder. Hier wird man m. E. bei hoher therapeutischer Bedeutung und über das normale Eingriffsrisiko nicht hinausgehenden Gefahren wohl den Eltern die Möglichkeit der Einwilligung geben dürfen. Denn eine Gefahr für die Gesundheit des einen Kindes wird man hinnehmen dürfen, wenn sie gering ist und auf der anderen Seite zur auch für das gesunde Kind wesentlichen Rettung seines Geschwisters führen kann.

Literatur

[1]Baron, C. H., Botsford, M., Cole, G. F.: Live organ and tissue transplants from miner donors in Massachusetts. Boston University Law Review, p. 159 ff. (1975).
[2]Vgl. u. a. von Bubnoff: Rechtsfragen zur homologen Organtransplantation, S. 65 ff (S. 69). Goltdammers Archiv, 1968.
[3]Carstens, Th.: Das Recht der Organtransplantation mit eingehenden Nachweisen, S. 30 ff, 1978.
[4]Dienstanweisung für die mit Organtransplantationen befaßten Ärzte in den Kliniken der Universität Göttingen und der Medizinischen Hochschule Hannover. Niedersächsisches Ministerialblatt, 1269 (1974).
[5] So die grundlegende *Entscheidung* des Bundesgerichtshofs vom 5.12.1958. Entscheidungen des Bundesgerichtshofs in Zivilsachen, Bd. 29, 33 ff. (1958).
[6] Fost, N.: Children as renal donors. New Engl. J. Med. 363 ff; 1361 ff. (1977).
[7] Zum Ganzen [5] mit weiteren Nachweisen *Gitter*, In: Münchner Kommentar zum Bürgerlichen Gesetzbuch (1980), Vor § 104, Randnote 94, (1980).
[8] Guttmann, R. D.: Medical progress. Renal transplantation. New Engl. J. Med. 975 ff., 1038 ff. (1970).
[9] Pichlmayr: Organtransplantationen bei Kindern. (Hrsg.): Probleme der Transplantation anderer Organe als der Niere, speziell der Leber, in diesem Band, S. 239 ff.
[10] Pichlmayr, R. et al.: Nierentransplantation im Kindesalter. Med. Klin. (1981).
[11] Robertson, J. A.: Organ donations by incompetents and the substituted judgement doctrine. Columbia Law Rev. 76, 48 ff. (1976).
[12] Schönke-Schröder-Lenckner: Kommentar zum Strafgesetzbuch, 20. Auflage (1980), Vorbemerkungen vor §§ 32 ff, Randnote 40.
[13] Storb, R.: Decrease of the graft rejection rate and improvement in survival after marrow transplantation for severe aplastic anemia. Transpl. Proc., 196–201 (1979).

Nierentransplantation bei Kindern: Ethische Probleme aus der Sicht des Chirurgen

F. W. Eigler

Die medizinische Begründung für eine Nierentransplantation schon beim Kind leitet sich aus der Tatsache ab, daß ein chronisches Nierenversagen auch im frühen Lebensalter auftreten kann. Sowohl angeborene (ca. 45%) wie erworbene (ca. 55%) Nierenveränderungen führen dazu [2]. Das Problem wird besonders gravierend, wenn beim Kleinkind zunächst ein akutes, also reversibles Nierenversagen angenommen, eine entsprechende Behandlung begonnen wurde und sich allmählich herausstellt, daß es sich um einen irreversiblen Zustand handelt. Dem Abbruch der Behandlung stehen dann erhebliche Bedenken entgegen. So erklärt es sich, daß auch schon bei sehr kleinen Kindern (um 2 Jahre) eine Transplantation diskutiert und auch durchgeführt wird.

Indikationsstellung und Gespräche mit Patienten und Eltern

Während beim Kleinkind die methodischen Probleme einer Dialysebehandlung (normalerweise Peritonealdialyse) für eine baldige Transplantation sprechen, begründen für das ältere Kind die Abhängigkeit von den regelmäßig wiederkehrenden Hämodialysezeiten und der damit zusammenhängende völlig geänderte Lebensrhythmus die Indikation zur Transplantation. Darüber hinaus belastet beim Kind die besondere Therapieform die ganze Familie, mindestens aber einen Elternteil zeitlich und auch psychisch erheblich. Medizinisch dringlich wird die Indikation, wenn Probleme bei der Durchführung der Dialyse, insbesondere wegen Shuntschwierigkeiten, auftreten.

Als allgemein weitgehend akzeptiert darf deshalb gelten, daß bei Fehlen von Kontraindikationen (nicht behebbare chronische Infekte, maligne Erkrankungen) die Dialyse nur als Überbrückungshilfe bis zur Transplantation angesehen wird.

Damit fällt im Prinzip die Entscheidung zur Transplantation schon mit dem bewußten Beginn einer Dialysebehandlung bei einer chronischen Niereninsuffizienz. Man könnte es sich deshalb mit der Transplantationsindikation leichtmachen. In jedem Einzelfall wird man aber die Entscheidung neu zu treffen haben.

Fordert schon die Dialysebehandlung das ständige Gespräch mit Motivation der Kinder je nach ihrem geistig-seelischen Entwicklungsstand, so ist selbstverständlich, daß auch die Frage der Transplantation nicht über ihre Köpfe hinweg entschieden werden kann – nicht zuletzt wegen der möglichen Nebenwirkungen der notwendigen Immunsuppression. Je jünger das Kind jedoch ist, um so mehr muß an seiner Stelle – wie auch sonst bei therapeutischen Eingriffen – mit den Eltern das weitere Vorgehen besprochen werden. Die ganze Problematik des aufklärenden Gesprächs mit Kindern und Jugendlichen wird aus Untersuchungen von Korsch u. Mitarb. [4] deutlich. Die Autoren fanden im großen Dialyse- und Transplantationsprogramm für Kinder in Los Angeles, daß 14 von

80 Adoleszenten mit funktionierendem Nierentransplantat die verordnete Dauertherapie heimlich nicht befolgten, mit dem teilweisen Effekt des Organverlustes. Dabei überwogen unter den »Verweigerern« die Mädchen mit 12 von 43 weit gegenüber den Jungen mit 2 von 37. Zweifellos waren ein Motiv für die Mädchen die cushingoiden Wirkungen der notwendigen Cortisontherapie.

Wichtig für die aufklärenden Gespräche ist auch die Tatsache, daß die bisherigen Langzeitergebnisse der Nierentransplantation nicht erlauben, von einer wirklichen Heilung zu sprechen. Je nach Voraussetzungen der Transplantation ist mit einer Nierenfunktion nach 5 Jahren in 40 - 50% bei Leichennieren und in 70 - 80% bei Transplantationen von Organen Verwandter zu rechnen [2, 3, 7]. Wie bei allen Heilversuchen, bei denen schmerzhafte Phasen und Komplikationsmöglichkeiten nicht als einmaliges Ereignis anzunehmen sind und die nicht als weitgehend sicherer Weg zu einer Restitutio ad integrum führen, besteht das Problem, daß dem Kind etwas zugemutet wird, das es selbst überhaupt nicht, die Eltern nur schwer abwägen können.

So kann z. B. ein 18-jähriger bewußt die Probleme der Transplantation auf sich nehmen, damit er für seine Berufsausbildung mehr Freiheit als bei der Dialyse gewinnt, ohne daß er beim Scheitern der Transplantation in eine ihm fremde Situation zurückkommt. Die Funktionszeiten der transplantierten Niere von in seinem speziellen Fall nur 3 Jahren kann Wesentliches in seiner Lebens- und Berufsentwicklung bedeuten. Dieselbe Zeit oder auch gar 5 Jahre für ein zur Transplantationszeit etwa 3-oder 4-jähriges Kind verlängern das Leben zwar auch um sehr entscheidende Lebensphasen, dennoch ist im Falle eines neuerlichen Nierenversagens das Kind immer noch nicht in einen Zustand hineingewachsen, der ihm eine möglichst freie und vernünftige Mitentscheidung über das weitere Vorgehen in der Behandlung ermöglicht. Die mit der chronischen Niereninsuffizienz verbundenen Wachstumsstörungen werden während der Dialysebehandlung nicht wesentlich beseitigt. Auch nach Nierentransplantation kann nicht prinzipiell eine Verbesserung erwartet werden, in Abhängigkeit von der notwendigen Cortisondosis ist aber eine bessere Chance gegeben [2]. Je jünger deshalb die Kinder sind, um so dringlicher die Indikation zur Transplantation.

Dabei ist gerade für kleinere Kinder sehr wesentlich, daß die inzwischen für die Betreuung im sog. Dauerdialyseprogramm erreichten Verbesserungen durch Beschäftigungstherapeuten und besondere Zuwendung der Behandelnden den Kindern auch nach Transplantation weiter zugute kommen. Daraus ergibt sich die Forderung, Nierentransplantationen nur in enger Zusammenarbeit mit einer speziellen, für die Dialysebehandlung eingerichteten Abteilung für Kindernephrologie durchzuführen, wie wir es z. B. erfreulicherweise in Essen praktizieren können.

Bejaht man prinzipiell die Notwendigkeit von Nierentransplantationen auch bei Kindern, stellt sich zunächst die Frage nach der Zahl der so zu Versorgenden. Dabei spielt natürlich die Definition, was unter »Kind« zu verstehen ist, eine Rolle. Normalerweise gilt das 15. Lebensjahr als Grenze. Aus verschiedenen Gründen werden in pädiatrisch-nephrologischen Zentren tatsächlich oft auch ältere Kranke behandelt. Nicht selten wird die Meinung vertreten, daß der Zeitpunkt des Auftretens des chronischen Nierenversagens die Zuordnung zum Bereich der Kinder bzw. Erwachsenen in den Dialyseprogrammen bestimmt. Die Ausweitung der Betreuung über das 15. Lebensjahr hinaus wird dadurch verständlich, daß die chronische Niereninsuffizienz sehr häufig eine Retardierung in somatischer und psychischer Hinsicht bewirkt.

Bezogen auf das 15. Lebensjahr muß man mit einem Auftreten einer chronischen terminalen Niereninsuffizienz bei 1 – 3 Kindern auf 1 Mio. Einwohner rechnen [8]. Das sind etwa 5 – 10% der zu versorgenden Erwachsenen. Selbstverständlich sind die Relationen in Abhängigkeit von der Geburtenrate zu sehen.

Diese Zahlen bedeuten, daß in der Bundesrepublik Deutschland jährlich etwa 100 – 200 Transplantationen bei Kindern durchzuführen wären. Ein Teil der dafür notwendigen Organe kann dank der Paarigkeit der Nieren unter bestimmten Voraussetzungen von Lebenden entnommen werden.

Organspende von Lebenden

Prinzipiell lassen sich Organe Erwachsener auch in Kinder einpflanzen, bis zum Alter von 3 Jahren in typischer Position, bei jüngeren evtl. in die Bauchhöhle.

Damit ergibt sich das ethische Problem der *Organspende vom Lebenden.* Für den Spender handelt es sich hier nicht um einen Heileingriff im eigentlichen Sinne, der – juristisch betrachtet – bei Zustimmung durch den Betroffenen den Arzt vom Vorwurf der Körperverletzung freistellt. Allerdings ist der Begriff des Heileingriffes in diesem Zusammenhang schon erweitert worden unter Hinweis darauf, daß der zum Spenden Bereite einen seelischen Schaden erleiden würde, wenn er an der Spende gehindert wird.

In der Regel kann die Motivation zur Organspende unterstellt werden, wenn Eltern für ihre Kinder spenden wollen. Die Motive und Zwänge für oder gegen den Entschluß zur Organspende können sehr unterschiedlich sein. Das eine Extrem betrifft etwa eine türkische Kurdenmutter, die ihren Entschluß dem Sinne nach so zusammenfaßte: Dies ist Fleisch von meinem Fleisch, und solange es diesem Fleisch schlecht geht und ich ihm mit meinem Fleisch helfen kann, es aber nicht darf, geht es meinem Fleisch auch nicht gut; – auf der anderen Seite das Verhalten der Mutter, die eine bevorstehende Organspende unter Hinweis auf den erst noch zu erwerbenden Führerschein ein weiteres Mal hinausschob.

Das Problem für den Arzt besteht darin, sich zu vergewissern, daß die Spende wirklich freiwillig erfolgt. Diese Frage sollte natürlich weitgehend geklärt werden, ehe speziellere Untersuchungen beim Spender durchgeführt werden. Die Groborientierung mit Ausschluß etwaiger Nierenerkrankungen liegt im Interesse des möglichen Spenders selbst und kann deshalb schon früh erfolgen. Dem Spendewilligen muß erklärt werden, daß er bis hin zum eigentlichen Operationstermin das Recht behält, von der Spende zurückzutreten. Bisher schien uns – mehr theoretisch als praktisch – für den Spendewilligen der Hinweis wichtig, daß wir eine etwaige Revision seines Entschlusses nach außen hin mit medizinischen Gründen würden rechtfertigen wollen. Kürzlich hat Frau Korsch [4] mitgeteilt, daß bei den großen Erfahrungen in Los Angeles angesichts des großen Teams der Betreuenden für die Kinder eine endgültige Verheimlichung der wahren Ablehnungsgründe nicht möglich sei. Deshalb wird dort der Versuch nicht mehr gemacht. Ich meine allerdings, daß gerade im Zusammenhang mit der Freiwilligkeit einer Organspende das Möglichste getan werden sollte, den Spender vor den Schwierigkeiten zu schützen, die ihm zusätzlich durch seine mögliche Bereitschaft erwachsen können.

Da wir mit Ausnahme eineiiger Zwillinge einen Langzeiterfolg nicht über 70 – 80% zusichern können, halten wir im übrigen die primäre Lebendspende für problematisch. Wir schlagen deshalb zunächst vor, eine Organtransplantation vom Verstorbenen zu versuchen. Sollte die Wartezeit zu lang werden oder eine Leichennierentransplantation nicht zum Erfolg führen, würden wir auf die Spende des Angehörigen zurückgreifen.

Ein besonderes Problem ergibt sich, wenn eine Spende vom Geschwister sinnvoll und möglich erscheint, das in Frage kommende Kind aber nicht volljährig ist. Es stellt sich dann die Frage, bis zu welchem Alter der Entschluß zur Organspende wirklich angenommen werden darf. Bei den derzeitig allgemeinen Anschauungen dürfte man bis zum Alter von

16 Jahren herunter keine Bedenken haben müssen, wobei u. E. aber der mögliche Erfolg für den Empfänger jeweils in die Entscheidung mit einbezogen werden sollte. Weitaus problematischer gestaltet sich die Situation bei jüngeren Kindern, wenn die Transplantation unter eineiigen Zwillingen möglich und damit ein langfristiger Erfolg zu erhoffen ist. Murray [5] hat über seine Erfahrungen bei der ersten erfolgreichen Organtransplantation von 1954 zwischen eineiigen Zwillingen berichtet und auf die Probleme für die behandelnden Ärzte hingewiesen. Eine allgemein gültige Regel läßt sich für diese Situation sicher nicht aufstellen. Vorstellbar bleibt eine Diskrepanz zwischen juristischer Beurteilung und ärztlich ethischer Entscheidung.

Wegen des Organmangels sind Überlegungen angestellt worden, ob die Spende nächststehender, nicht verwandter Angehöriger oder nach Typisierung nicht geeigneter Verwandter doch angenommen werden könnte für einen über Computer gesteuerten »Ringtausch« von Organen. Auf einem Symposion, das kürzlich in Fügen stattgefunden hat, waren die versammelten, mit der Transplantation befaßten Kollegen einhellig der Meinung, daß dabei unübersehbare Schwierigkeiten hinsichtlich der zeitlichen Abstimmung und der mit Sicherheit zu erwartenden unterschiedlichen Ergebnisse entstehen würden.

Im gleichen Sinne sind auch Organspenden von Lebenden, die überhaupt keine Beziehung zum Empfänger haben, nicht zu akzeptieren: Tatsächlich ist im Beginn der Transplantationsära die Transplantation von Nieren durchgeführt worden, die Strafgefangene unter der Motivation einer Wiedergutmachung gespendet hatten. Dieses Vorgehen ist aus prinzipiellen Gründen verlassen worden, weil es nicht möglich ist, einen Menschen, dessen Freiheitsrechte so entscheidend eingeengt worden sind, in einem speziellen Sektor gewissermaßen wieder »frei« zu stellen [9]. Interessanterweise wird aber das Angebot auch in Deutschland aus Gefängnissen immer wieder einmal gemacht.

Eine weitere Motivation geht von materiellen Interessen aus. In materielle Not Geratene wenden sich unter Hinweis auf die enormen, zu sparenden Dialysekosten gelegentlich an uns in der Hoffnung, ihre materielle Situation durch eine großzügige Entlohnung ihrer etwaigen Organspende verbessern zu können. Es sollte aber aus prinzipiellen Gründen heraus die Spende von Gewebe unentgeltlich erfolgen als eine wirkliche Hilfeleistung den Notleidenden gegenüber ohne jeden Anspruch auf einmalige oder fortlaufende Zahlung.

Organspende von Verstorbenen

Danach bleibt auch für die Transplantation beim Kind die *Organentnahme* beim eben *Verstorbenen* sicher das wichtigste Problem. Erfreulich ist dabei die Aufgeschlossenheit der Bevölkerung. Die praktischen Schwierigkeiten resultieren derzeit mehr aus dem Bereich der Motivation der Ärzte, die mit möglichen Organspendern zu tun haben, und dem sich aus der Organentnahme ergebenden finanziellen Problem. Dank des Einsatzes des Kuratoriums für Heimdialyse zeichnet sich dafür aber eine Lösung ab.

Wenn möglich, sind altersentsprechende Organe zu bevorzugen. Für die Entnahme solcher Organe bei Kindern gelten grundsätzlich dieselben Kriterien wie beim Erwachsenen: Der Tod muß von 2 Ärzten, die unabhängig vom Transplantationsteam sind, festgestellt werden. Da für die *Sofortfunktion* der Niere die Entnahme bei *intaktem Kreislauf* wünschenswert ist, bedeutet hier Todesfeststellung die Diagnose des Hirntodes. Der Tod des Individuums wird mit dem Ausfall sämtlicher Hirnfunktionen gleichgesetzt.

Dabei scheint es wichtig, darauf hinzuweisen, daß der Zeitpunkt des so definierten Todes praktisch nicht, wohl aber die Tatsache des bereits eingetretenen Todes mit Sicherheit zu erkennen ist. Da in der Öffentlichkeit gerade über diese Frage offenbar immer erneut Beunruhigung entsteht, möchte ich diesen Punkt stärker hervorheben und klar feststellen, daß Organe – und dies gilt prinzipiell – nicht von Sterbenden, sondern nur von Toten entnommen werden dürfen. Die Tatsache, daß die lebenswichtigen Organe – die Niere sei trotz der Dialysemöglichkeit hinzugezählt – nur eine kurze Überlebenszeit außerhalb des Organismus bzw. bei Herzstillstand haben und von einem Kreislaufzusammenbruch im Organismus geschädigt werden, macht gerade zur Voraussetzung, daß bis zur endgültigen Klärung der Situation eine optimale Versorgung des möglichen Spenders erfolgt. Die Vorstellung, daß therapeutische Bemühungen etwa vorzeitig eingestellt würden, um Organe gewinnen zu können, ist also von der Sache her eindeutig zu widerlegen. Es bleibt auch für die mit dieser Situation Vertrauten nach wie vor eine schwere Aufgabe, die Organe bei einem Toten während noch funktionierenden Kreislaufes zu entnehmen. Die offenbar tief in uns liegende »Lebensanschauung« muß durch die rational eindeutig erfaßbare Todesfeststellung und die ethische Forderung nach Hilfe für einen der Hilfe Bedürftigen überwunden werden.

Gegenüber diesen Fragen im Grenzbereich des eben eingetretenen

Todes tritt das Problem der Organentnahme vom Toten überhaupt zurück. Daß es zumindest aus religiöser Sicht kein ernsthaftes Problem gewesen ist, zeigt die schöne Legende aus dem Mittelalter, wo Cosmas und Damian einem ihnen treu ergebenen Küster mit einem Beinkrebs das Bein eines Mohren transplantiert haben. Die Vielzahl von inzwischen aufgefundenen Darstellungen in der Malerei weist auf die Beliebtheit und doch wohl Unanstößigkeit des Dargestellten hin.

Christliche Ethik sollte ja geradezu den einzelnen dazu verpflichten, die Einwilligung zur Organentnahme nach dem Tode zu geben im Sinne des Dienstes am Nächsten ohne wirklichen Schaden für sich selbst. Dabei dürfte die immer wieder einmal auftauchende Vorstellung, man müsse am jüngsten Tage in körperlicher Integrität auferstehen können und unter Berufung auf das Gebot »Liebe Deinen Nächsten wie *Dich selbst*« die Organspende dann verweigern, nicht dem christlichen Selbstverständnis entsprechen. Zu den verschiedenen religiösen Anschauungen und ihrem prinzipiellen Konsens mit den hier vorgetragenen Thesen haben im übrigen Veith u. Mitarb. ausführlich Stellung genommen [10].

Es scheint uns aber in der gegenwärtigen Situation geradezu ein Gebot zu sein, die Angehörigen um Einwilligung zur Organspende zu bitten. Während wir in der Anfangsphase Bedenken gegenüber dem Ansinnen aufklärender Gespräche angesichts des Todes geäußert haben, lehrt die Erfahrung, daß sogar eine positive Wirkung von einem solchen Gespräch ausgehen kann. In einer Zeit mit Diskussion um mehr Menschlichkeit im Krankenhaus sollten wir in dieser schwierigen Phase für die Nächststehenden das Gespräch suchen und ihm nicht ausweichen.

Die Transplantation lebenswichtiger Organe stellt die Ärzte vor ein Problem, das in dieser Form bisher nicht bekannt war: Das Schicksal zweier Individuen wird ganz körperlich miteinander verknüpft, zum Teil (beim toten Spender) über weite Entfernungen ohne jede Kenntnis voneinander. Dabei treten scheinbar neue ethische Probleme auf, die sich aber auf allgemeine Prinzipien zurückführen lassen. Unter dem Gesichtspunkt der Hilfe für den Nächsten müssen die Probleme in jedem Einzelfall neu überdacht werden, aber auch ohne besondere Gesetzgebung lassen sich in der gegenwärtigen Situation notwendige Lösungen finden.

Literatur

[1] Eigler, F. W.: Bedeutung der Nierentransplantation. Langenbecks Arch. Chir. 352, 69 (1980).
[2] Fine, R. N.: Transplantation in Children. In: Morris, P. J. (ed.): Kidney Transplantation, Principles and Practice, p. 353. London, New York 1979.
[3] Jakubowski, H. D., K. Pistor, E. Schaller, F. W. Eigler: Nierentransplantation bei Schul- und Kleinkindern. 19 .
[4] Korsch, B. M., R. N. Fine, V. F. Negrete, Noncompliance in Children with Renal Transplants. Pediatrics 61, 872 (1978).
[5] Murray, J. E.: Organ Transplantation: The Practical Possibilities. In: Wolstenholme, G. E. W., M. O'Connor (eds.): Ethics in Medical Progress: with special reference to transplantation, (p. 55.), London 1966.
[6] Murray, J. E.: Ethics in Transplantation. Transplantation Proceedings 11, 1145 (1979).
[7] Offner, G., M. Brandis, J. Brodehl, H. P. Krohn, R. Pichlmayr, G. Tidow: Nierentransplantation bei Kindern in Hannover 1970-1977. Dtsch. med. Wschr. 104, 393 (1979).
[8] Pistor, K.: Persönliche Mitteilung.
[9] Starzl, T. E.: Diskussion zu 5.
[10] Veith, F. J., J. M. Fein, M. D. Tendler, R. M. Veatch, M. A. Kleiman, G. Kalkines: Brain Death. I. A Status Report of Medical and Ethical Considerations and II. A Status Report of Legal Considerations. J. Amer. med. Ass. 238, 1651 and 1744 (1977).

Organtransplantationen bei Kindern – Probleme der Transplantation anderer Organe als der Niere, speziell der Leber

R. Pichlmayr, Ch. Brölsch, M. Burdelski, P. Neuhaus

Die Vornahme einer Nierentransplantation im Kindesalter (s. Referat Eigler) darf heute schon als weithin anerkannte Behandlungsmethode gelten. Ein im Durchschnitt hoher Rehabilitationsgrad und eine Transplantatfunktions-Fünfjahresquote von ca. 50% bei Leichenorgantransplantation bzw. von 80% bei Verwandtenorgantransplantation [1] berechtigen trotz anerkannt hoher Problematik einer solchen Maßnahme im Kindesalter zu dieser Feststellung.

Dies gilt nicht für die Transplantation anderer Organe und Organsysteme, die – wie meist auch im Erwachsenenalter – einen Rettungsversuch im individuellen Fall (juristisch wohl als Behandlungsversuch zu bezeichnen) mit oft nur geringer Erfolgsaussicht darstellt. Gerade im Kindesalter muß ein solcher Behandlungsversuch gravierende menschlich-ärztliche, »ethische« Probleme aufwerfen, die im folgenden anhand der medizinischen Gegebenheiten aufgezeigt werden sollen.

Arten der Organtransplantationen im Kindesalter *(Tabelle 1)*

Zunächst zur Frage, welche Organe außer der Niere im Kindesalter transplantiert werden können bzw. derzeit werden. Es handelt sich im wesentlichen um die gleichen, wie im Erwachsenenalter mit erkrankungsbezogener Häufigkeitsverteilung. Die immunologisch meist unproblematischen und damit hoch erfolgreichen Transplantationen von Hornhaut und Gehörknöchelchen kommen in Einzelfällen auch im Kindesalter zur Anwendung und bieten dann keine spezifische Problematik. Ein wichtiges Gebiet wäre die Transplantation des endokrinen Pankreas entweder in Form der Pankreasgesamtorgantransplantation oder der Pankreasinselzelltransplantation beim juvenilen, speziell frühkindlichen Diabetes mellitus. Hierdurch ließen sich wahrscheinlich die so gravierenden Sekundärschäden vaskulärer Art – genannt seien die hierauf beruhende Erblindung und das Nierenversagen – verhüten. Ob dies alternativ durch eine minicomputergesteuerte, der Normalregulation adaptierte Insulinzufuhr möglich werden wird, ist noch unklar. Derzeit sind jedoch einerseits die Ergebnisse der Pankreastransplantation noch minimal, anderer-

Tabelle 1. **Organtransplantationen im Kindesalter.**

Organ	Wertung
Hornhaut Gehörknöchelchen	Selten erforderlich; hohe Erfolgsquote
Niere	Klinische Behandlungsmethode
Pankreas	Theoretisch hohe Bedeutung; derzeit noch weitgehend erfolglos
Lunge Herz	Derzeit klinisch nicht erfolgreich Beim Kind kaum Indikation
Knochenmark	Bedeutsam; Voraussetzung: HLA-identische Geschwister
Leber	Bedeutsam; Einzelerfolge

seits ist durch Insulingabe Lebenserhaltung – wenngleich nicht Verhütung von Sekundärkomplikationen – möglich, so daß eine Pankreastransplantation im Kindesalter kaum Berechtigung hat. Sie könnte eventuell – wohl nur bei älteren Kindern – in Kombination von Nieren- und Pankreastransplantation bei Nierenversagen auf dem Boden eines juvenilen Diabetes individuell indiziert sein.

Eine Lungentransplantation kommt heute klinisch generell nicht, eine Herztransplantation wohl kaum im Kindesalter in Betracht.

Bedeutung haben im Kindesalter die Knochenmark- und die Lebertransplantation, von denen im folgenden die Knochenmarktransplantation überblickmäßig, die Lebertransplantation etwas detaillierter betrachtet werden soll.

Knochenmarktransplantation *(Tabelle 2)*

Wie beim Erwachsenen kommen als Indikationsgebiete eine aplastische Anämie sowie akute Leukämieformen in Betracht, zusätzlich im Kindesalter schwere kombinierte Immundefekte [4]. Statistisch sind die Ergebnisse in den Indikationsgebieten I und III eindeutig denen einer konventionellen Behandlung überlegen; dies nicht nur in bezug auf Remissionsquoten, sondern auch auf echte Heilungszahlen (etwa 50% bei aplastischer Anämie, etwa 20% bei Leukämie). Auch Kinder mit sonst nicht behandelbaren, schweren Formen von kombinierten Immundefekten können in Einzelfällen durch Knochenmarktransplantation langfristig erfolgreich, zum Teil wohl dauerhaft, behandelt werden.

Damit erscheint eine Knochenmarktransplantation beim Kind prinzi-

Tabelle 2. **Indikationsgebiete zur Knochenmarktransplantation beim Kind.**

Gebiete		**Ergebnisse**
I	Aplastische Anämie	Deutlich höhere Überlebenschancen als bei konventioneller Behandlung (ca. 50% Heilung)
II	Schwere kombinierte Immundefekte	Überleben der sonst tödlichen Erkrankung in Einzelfällen
III	Akute Leukämieformen	Verbesserung der Heilungsaussichten (ca. 20% Heilung)

Voraussetzung: Verfügbarkeit von Knochenmark eines HLA-identischen Geschwisters

piell gerechtfertigt; hohe Komplikationsrate, Folgen der immunsuppressiven Dauertherapie und häufig auch lange Hospitalisationszeiten sind allerdings zur Zeit unvermeidlich und entsprechend zu bedenken. Eine spezifische Problematik der Knochenmarktransplantation ist, daß für den Erfolg zumindest heute noch die Übertragung von Knochenmark eines HLA-identischen Geschwisters absolute Voraussetzung ist. Sofern ein solches Geschwister minderjährig ist, können sich auch juristische Fragen ergeben. Freilich ist die Knochenmarkentnahme ein weitestgehend ungefährlicher Eingriff und hat keine bleibenden Auswirkungen.

Derzeit werden Knochenmarktransplantationen bei Kindern vor allem in den USA (Seattle), in der Schweiz (Basel) und in Deutschland in Tübingen, Ulm und München durchgeführt. Insgesamt dürfte ihr zunehmend höhere Bedeutung zukommen.

Lebertransplantation

Allgemeines

Die Grundproblematik der Lebertransplantation beruht auf zwei Tatsachen:

a) Für die in Betracht kommenden tödlichen Erkrankungen existiert keine Behandlungsalternative.
b) Die Erfolge der Lebertransplantation betreffen vor allem einzelne Patienten mit erheblicher Lebensverlängerung, vielleicht Heilung und guter Rehabilitation, während die Gesamtergebnisse, also die Aussichten für die Mehrzahl der Patienten trotz heute feststellbarer Verbesserungen unbefriedigend und meist nur kurzfristig sind.

ad a) Es ist bekannt, daß ein langfristiger technischer Ersatz der komplexen Leberfunktion – im Gegensatz zu den Dialyseverfahren beim Nierenversagen – nicht existent und nicht absehbar ist. Irreversible progrediente Lebererkrankungen, vor allem also Zirrhosen und nicht operable Malignome der Leber, für die es heute keine erfolgversprechende konservative Therapie gibt, können potentiell nur durch eine Lebertransplantation behandelt und im günstigsten Falle geheilt werden.

ad b) Als Beispiel für hervorragende Einzelerfolge bei statistisch im Mittel noch geringer Erfolgshöhe seien aus dem eigenen Krankengut von jetzt 27 Lebertransplantationen die Ergebnisse der 15 Tumorpatienten angeführt (Tabelle 3): Bei vertretbarer Operations- bzw. Frühletalität (5 von 15 = 33%) erlebte die Mehrzahl der Patienten infolge Tumorrezidivs das zweite Jahr nach der Transplantation nicht, während eine Patientin nun bereits über 5 Jahre in sehr guter Gesundheit, voll rehabilitiert, in ihrer Familie mit Ehemann und 3 Kindern lebt. Damit darf man wohl argumentieren, daß diese Maßnahme – nochmals: die einzige Behandlungsmöglichkeit – berechtigt ist. Auch der individuell eventuell hohe Wert einer nur geringen Lebensverlängerung von etwa einem Jahr – meist beschwerdearm und in guter Verfassung – ist zumindest mitzuberücksichtigen. Für zukünftige Indikationsstellungen auf diesem Gebiet ist zu bedenken, daß bei 6 der 15 Patienten zum Zeitpunkt der Transplantation bereits Lymphknotenmetastasen bzw. ein extrahepatischer Tumorbefall vorhanden und somit Heilung kaum noch möglich war.

Lebertransplantation beim Kind

Die Bedeutung der Lebertransplantation beim Kind muß sich sowohl an dem unter bestmöglicher konventioneller Behandlung erreichbaren Verlauf der Erkrankung wie auch an den Ergebnissen, speziell auch dem Rehabilitationsgrad nach Transplantation orientieren.

1. Potentielle Indikationsgebiete zur Lebertransplantation im Kindesalter

Konservativ nicht ausreichend behandelbare, letztlich tödliche Lebererkrankungen beim Kind gehören vor allem in folgende Hauptkategorien:

Tabelle 3. **Aktuelle Ergebnisse der Lebertransplantation bei nicht resezierbaren Lebermalignomen.**

1975–1981 N = 15

Insgesamt	Frühletalität (3 Monate)	Überleben 3–6 Monate	6–12 Monate	über 12 Monate
15	5 (30%)	4	3	1
Derzeit lebend:	N = 5	1	1	1

Stand: Februar 1981

Medizinische Hochschule Hannover,
Klinik für Abdominal- und Transplantationschirurgie

1. Leberzirrhose auf dem Boden einer intrahepatischen oder extrahepatischen Gallengangsatresie
2. Leberzirrhose auf dem Boden einer neonatalen Hepatitis (besonders Zytomegalieinfektion)
3. maligne Lebertumoren und
4. leberbedingte Stoffwechselstörungen.

Die größte Bedeutung kommt derzeit den Leberzirrhosen, vor allem denen bei Gallengangsatresien zu, bei denen eine entsprechende Operation (hepatoportoenterale Anastomose oder ähnliches) nicht oder nicht erfolgreich durchgeführt ist.

2. Verlauf der Erkrankungen

Gemeinsames Merkmal der mit progressiver Leberinsuffizienz einhergehenden Lebererkrankungen im Kindesalter, vor allem der Leberzirrhose, ist die langfristige und starke objektive sowie subjektive Beeinträchtigung der Kinder. Sie sind meist von Geburt aus krank. Subjektiv besonders belastend ist dabei der häufig auch medikamentös, das heißt mit höheren Dosen von Luminal kaum zu behandelnde Juckreiz. Sehr bald, das heißt schon im ersten oder zweiten Lebensjahr, in günstigen Fällen etwas später, stellt sich ein körperlicher und geistiger Entwicklungsrückstand bis Entwicklungsstillstand ein. An Komplikationen drohen vor allem Ösophagusvarizenblutungen. Mit fortschreitender Parenchymveränderung treten als prognostisch ungünstiges Kriterium Dekompensationserscheinungen mit Aszites auf, deren Frequenz – partielle Reversibilität unter Behandlung vorausgesetzt – zunehmend häufiger wird. Eine hohe Hospitalisationsquote ist die Folge.

Der Spontanverlauf von frühkindlichen Zirrhoseerkrankungen geht auch aus den Beobachtungsergebnissen von zur Zeit 17 in den letzten Jahren behandelten Kindern (Dr. Burdelski) hervor (Tabelle 4). Die Lebenserwartung gerade der Kinder mit Leberzirrhose auf dem Boden einer Gallengangsatresie ist somit auf wenige krankheitsgeprägte Jahre begrenzt.

3. Medizinische Probleme der Lebertransplantation beim Kind

Die Hauptprobleme der Lebertransplantation im Kindesalter betreffen:

a) Zeitpunkt der Transplantation in Relation zur Erkrankungsschwere und zum Alter des Kindes

b) die Verfügbarkeit einer entsprechend kleinen kindlichen Spenderleber zum geeigneten Indikationszeitpunkt
c) technische Schwierigkeiten, vor allem nach Voroperationen sowie bei portaler Hypertension
d) postoperativ – bei erfolgreichem Verlauf – die Gefahren der Langzeitimmunsuppression besonders auch bezüglich des Wachstums.

ad a) Die Frage nach dem geeigneten Zeitpunkt der Lebertransplantation ist, wie beim Erwachsenen, so auch beim Kind schwierig zu beantworten. Frühzeitige Indikationsstellung in noch gutem Allgemeinzustand zur Prophylaxe von schweren Störungen ist selbst bei dem letztlich tödlichen Spontanverlauf der Erkrankung wegen der heute noch geringen Erfolgshöhe der Transplantation nicht berechtigt; eine besonders späte, nach zahlreichen Komplikationen erfolgende Indikation ist andererseits nicht mehr aussichtsreich. Sicher wird man bei der heute eher zögernden Indikationsstellung einen Teil der Patienten an interkurrenten Komplikationen, besonders einer Ösophagusvarizenblutung oder einer akuten Leberdekompensation verlieren. In etwa können die Indikationskriterien wie in Tabelle 5 dargestellt zusammengefaßt werden, wobei die gemeinsame Wertung der Einzelparameter entscheidend ist. Hinzuweisen ist dabei darauf, daß die spontane Progression der Erkrankung prospektiv oft sehr schwer abzuschätzen ist.

ad b) Die Verfügbarkeit eines entsprechend kleinen Spenderorgans von einem wegen der Dystrophie des Empfängers noch jüngeren verstor-

Tabelle 4. **Spontanverlauf bei Kindern mit Leberzirrhose** (Beobachtung 1975–1980, M. Burdelski).

	Gallengangsatresie	Neonatale Hapatitis
Gesamt N	11	6
Verstorben	5 (1.–5. Lj.)	3
Stat. Aufenthalte (ca. 2–4 Wochen)	1–2–3 x jährlich	
Lebend	6	3
Befried. AZ	1	3
Schlechter AZ	5*	-

* Zur Zeit potentielle Transplantationskandidaten

Medizinische Hochschule Hannover.
Zentrum für Kinderheilkunde und Humangenetik

Tabelle 5. **Kriterien für den Indikationszeitpunkt zur Lebertransplantation**

1. Manifestwerden und Fortschreiten von Dekompensationszeichen; Z.n. akuter Dekompensation
2. Erhebliche subjektive Beeinträchtigung (Juckreiz, Medikamente, Hospitalisierung)
3. Dystrophie
4. Alter nicht unter 2–3 Jahren (?)

benen Kind zum gewählten Indikationszeitpunkt stellt ein großes Problem dar. Es erfordert eine breite Zusammenarbeit vieler Kinderkliniken bzw. entsprechender Institutionen. Da im Gegensatz zu Nieren ein in Relation zum Empfängersitus größeres Organ, etwa von einem Erwachsenen, nicht verwendet werden kann, ist die Organentnahme von verstorbenen Kindern, das heißt auch die Einwilligung der Eltern hierzu mit der gesamten Problematik, unabdingbare Voraussetzung einer Lebertransplantation im Kindesalter.

ad c) Auch beim Kind kann vor allem infolge portaler Hypertension und Voroperationen eine Lebertransplantation technisch außerordentlich schwierig sein. Doch beeinflußt dieser Gesichtspunkt die Indikation und auch die Ergebnisse – adäquate Erfahrung vorausgesetzt – am wenigsten.

ad d) Die Notwendigkeit einer immunsuppressiven Dauertherapie zur Zeit mit Glukokortikoiden und Azathioprin mit allen obligaten Folgen und potentiellen Gefahren ist gerade für die Situation im Kindesalter problematisch. Immerhin haben die größeren Erfahrungen bei der Nierentransplantation mit etwa gleicher Immunsuppression gezeigt, daß eine weitere Entwicklung der Kinder und ein hoher Rehabilitationsgrad hierunter durchaus möglich bzw. in den erfolgreichen Fällen üblich ist.

Anmerkung:

Durch ein von der Stiftung Volkswagenwerk gefördertes gemeinsames Forschungsprogramm zwischen dem Primatenzentrum in Rijswijk und der Medizinischen Hochschule Hannover sollen Verbesserungen im Punkt d) durch genauere Analyse der noch weitgehend unklaren immunologischen Situation einer Lebertransplantation, daneben auch von Punkt c) ermöglicht werden.

Derzeitige Ergebnisse

Eine für die Beurteilung der Ergebnisse relevante Zahl von Lebertransplantationen beim Kind wurde von der Gruppe Starzl in Denver durch-

Tabelle 6. **Ergebnisse der Lebertransplantation bei Kindern** (Th. E. Starzl, 1980)

N = 61 Gesamt		Zirrhose N = 58,	Tumor N = 3
1 Jahr überleben	:	21 (34%)	1
2 Jahre überleben	:	15	-
3 Jahre überleben	:	12	
3 Jahre - 8 Jahre	:	10	

Längste Überlebenszeit z. Zt. 9 Jahre

geführt (Tabelle 6). Zu berücksichtigen ist, daß derzeitige Ergebnisse infolge kontinuierlicher Verbesserungen besonders der Technik günstiger liegen dürften, als es den Gesamtergebnissen der vergangenen Jahre entspricht. Immerhin gilt jedoch auch hier das eingangs Gesagte, daß gute Ergebnisse mehr einige wenige Patienten als die Gesamtgruppe der Patienten betreffen. Bei einem »Kind« liegt die Transplantation jetzt 9 Jahre erfolgreich zurück. Der Rehabilitationsgrad der Kinder wird bei einem Transplantationserfolg als überwiegend gut beschrieben, Schulbesuch ist meist möglich, ein gewisses Größenwachstum üblich. Sicher ist aber andererseits bei den ungünstig verlaufenden Fällen eine hohe Hospitalisationsfrequenz mit allen Belastungen zu bedenken.

Eigenes Krankengut

Bei klarer Zurückhaltung in den letzten Jahren einer Lebertransplantation im Kindesalter gegenüber – wegen der geschilderten Problematik – haben wir uns in letzter Zeit auch unter dem Eindruck vieler ungünstiger Verläufe bei konservativem Vorgehen und dem hohen Grad der subjektiven Beeinträchtigung der Kinder zur Indikation zur Lebertransplantation in einzelnen Fällen entschlossen. Insgesamt wurden bisher 4 Transplantationen im Kindesalter durchgeführt (Tabelle 7), bei 3 weiteren ist

Tabelle 7. **Lebertransplantation im Kindesalter 1978–1981**

1.	VI.	1978	S.B.	Leberzirrhose bei Gallengangsatresie	gest. nach 1½ Monaten (Sepsis)
2.	V.	1980	S.H.	Heptatozelluläres Karzinom	lebend nach 9 Monaten. Symptomfrei
3.	I.	1981	C.P.	Leberzirrhose bei Gallengangsatresie	
4.	I.	1981	H.R.	Leberzirrhose bei Gallengangsatresie	

die Transplantation baldmöglichst geplant. Eine größere Zahl weiterer Kinder ist unter konservativem Vorgehen in noch befriedigendem Zustand; eine Transplantation soll gegebenenfalls zu späterer Zeit erwogen werden.

Bei 3 Kindern lag eine Zirrhose auf dem Boden einer Gallengangsatresie, einmal ein hepatozelluläres Karzinom vor. Günstig ist bisher der Verlauf bei dem 13jährigen Kind mit ausgedehntem hepatozellulären Karzinom, das nach erfolgloser Chemotherapie in bereits sehr schlechtem und subjektiv belasteten Zustand vor jetzt 11 Monaten transplantiert wurde und derzeit klinisch rezidivfrei und in sehr gutem Allgemeinzustand lebt und als voll rehabilitiert bezeichnet werden darf.

Schlußfolgerungen

Therapeutische Maßnahmen, die nur eine Lebensverlängerung bewirken können, sind sicher im Kindesalter von besonderer Problematik. Nach bisherigen Ergebnissen gehören auch Organtransplantationen im Kindesalter, vor allem die der Leber, mehr zu diesen lebensverlängernden als zu den eigentlich heilenden Verfahren. Freilich gilt dies auch für eine große Zahl anderer, heute im Kindesalter üblicher konservativer und operativer Behandlungsmaßnahmen, speziell in der Tumortherapie. Dies entbindet jedoch nicht davon, immer wieder sowohl prinzipiell wie besonders individuell die Verantwortung der Indikationsstellung zu einer Transplantation zu bedenken. So sehr auch die Eltern mit in den Entscheidungsprozeß einzubeziehen sind, so müssen sie doch zunächst informiert werden und muß ihnen der Eingriff entweder mehr empfohlen oder mehr davon abgeraten werden. Für die Transplantation einer Niere wird der Rat heute einheitlich meist positiv ausfallen. Ähnliches kann für bestimmte Indikationen der Knochenmarktransplantation gelten. Für die Lebertransplantation kann man derzeit wohl noch keine generelle Empfehlung geben. Beide Entscheidungen, die zumindest geringe Chance auf deutliche Lebensverlängerung oder in Einzelfällen gar Heilung bei sonst infauster Prognose und schwerem Krankheitsbild zu nutzen einerseits, wie auch der Verzicht hierauf unter Berücksichtigung der geringen Erfolgshöhe und zusätzlicher großer Belastung im ungünstigen Fall andererseits, erscheinen voll berechtigt und werden auch vertreten.

Von seiten der Eltern wird im allgemeinen die Vornahme einer Transplantation sehr erhofft und darauf gedrängt. Dies dürfte sowohl Ausdruck des Wunsches der Eltern sein, für ihr Kind das Letzte zu versuchen, als auch Zeichen des Leidens der Kinder unter konventioneller Behandlung über ungewisse Zeit, aber mit dem sicheren Wissen um die Unheilbarkeit dieser Erkrankung.

Diesem großen Problem der Indikationsstellung sind alle anderen Schwierigkeiten, zum Beispiel die der Organbeschaffung oder der Operationstechnik, untergeordnet und zumindest im Prinzip leichter lösbar. Wesentlich erleichtert würde – und wird hoffentlich – die Indikationsstellung, wenn die heute infolge technischer Fortschritte erreichbare Verbesserung der Frühergebnisse mit Hilfe besserer Methoden der Langzeitbeeinflussung der immunologischen Situation auch eine Verbesserung der Langzeitergebnisse brächte. Man darf wohl mit gewisser Berechtigung eine solche Entwicklung erhoffen.

Literatur

[1] Pichlmayr, R., G. Offner, J. Brodehl, G. Tidow: Nierentransplantation im Kindesalter. Med. Klin. (im Druck) (1981).

[2] Starzl, T. E.: Liver transplantation. Z. Gastroenterol. 16, 725-738 (1978).

[3] Starzl, T. E., L. I. Kolp, G. P. J. Schröter, J. Hood, C. G. Halgrimson, K. A. Porter, R. Weil: The quality of life after liver transplantation. Transpl. Proc. 11, 252-256 (1979).

[4] Storb, R. (for the Seattle Marrow Transplant Team): Decrease of the graft rejection rate and improvement in survival after marrow transplantation for severe aplastic anemia. Transpl. Proc. 11, 196-201 (1979).

Diskussion

Referenten: Ehrich und Olbing

In einigen Zentren wird eine Dialysebehandlung bei Kindern mit terminaler chronischer Niereninsuffizienz aus folgenden Gründen auch ohne Einwilligung in eine spätere Nierentransplantation begonnen:

1. Viele Patienten sind auch mit der Dauerdialyse gut zu rehabilitieren.
2. Nicht selten reift die Bereitschaft zur Transplantation während der Dialysebehandlung (Olbing).

Von mehreren Sprechern wurde bekräftigt, daß eine Nierentransplantation gegen den Willen von Eltern und Kind nicht erzwungen werden kann, weil ein Erfolg nur bei intensiver und zuverlässiger Mitarbeit zu erwarten ist und in der Dauerdialyse eine in vielen Fällen befriedigende alternative Behandlungsmaßnahme zur Verfügung steht. Die relativen und absoluten Kontraindikationen der Nierentransplantation haben sich in den letzten Jahren kontinuierlich verändert und werden auch heute von den verschiedenen Zentren nicht einheitlich formuliert. Olbing gab folgenden kurzen Überblick über die in der Essener Kinderklinik derzeit gültigen Kontraindikationen (formuliert in Zusammenarbeit mit Pistor):

1. Körperlicher Entwicklungsstand:
   Absolute Kontraindikation: 1. und 2. Lebensjahr; Relative Kontraindikation: bis zum Ende des 4. Lebensjahres (Behandlungsbeginn nur bei Aussicht auf rasche Transplantation und dringendem Behandlungswunsch besonders kooperationsfähiger und einsichtiger Eltern).
2. Kooperationsfähigkeit von Patient und Eltern:
   Bei Oligophrenie ist eine ausreichende Kooperationsfähigkeit in vielen Fällen nicht zu erwarten.
   Zu warnen ist vor der Gefahr einer Fehlbeurteilung der geistigen Fähigkeiten eines Kindes mit chronischer Urämie (Fehldiagnose einer Oligophrenie).
3. Zweitkrankheiten des Kindes:
   Absolute Kontraindikationen: Zweitkrankheiten mit mutmaßlich infauster Prognose (z. B. Duchennesche Muskeldystrophie, inoperabler Herzfehler, inoperabler Hirntumor).
   Relative Kontraindikationen: Zweitkrankheiten mit überwiegend ungünstiger Prognose, z. B. akute myeloische Leukose, Neuroblastom, chronische juvenile Arthritis mit schweren Deformierungen und medikamentös nicht beherrschbaren starken Schmerzen.
   Keine Einschränkung der Indikation zur aktiven Behandlung: Zweitkrankheiten mit heute befriedigenden Heilungschancen, z. B. akute lymphatische Leukose, Wilms-Tumor Stadien I und II, Myelomeningozele ohne stärkere zerebrale Schädigung, Blindheit und Taubheit ohne zerebrale Schädigung, Morbus Down ohne schweres Vitium, Amyloidose, Zystinose.
   Kontrovers sind die Auffassungen bei Patienten mit Oxalose. Bei Kindern mit schwer behandelbarem Diabetes mellitus könnte die im Stadium der Erforschung und vorsichtigen klinischen Erprobung befindliche Transplantation von Niere und einem Teil des Pankreas en bloc die Prognose bessern.
   Bei Kindern mit relativen Kontraindikationen spielen Kooperationsfähigkeit und -bereitschaft von Kind und Eltern im Einzelfall eine sehr wichtige Rolle.

Bemühungen um eine *Verkürzung* der derzeit 17 Monate langen mittleren *Wartezeit* bei Kindern auf eine Nierentransplantation sind ein ethisches Postulat. Geeignete Schritte hierzu sind:

1. Förderung der Bereitschaft von Ärzten und Krankenhäusern zur Gewinnung von Spendernieren (Motivation, Kostenerstattung für die Krankenhäuser).
2. Ausweitung der Kapazitäten (bessere Ausstattung der vorhandenen, Einrichtung neuer Zentren).
3. Förderung der Motivation der Bürger zur Organspende (Eigler, Olbing).

Die Auffassungen zur Lebendorganspende waren geringfügig unterschiedlich. Pichlmayr und Olbing halten eine Lebendspende aufgrund der besseren Prognose bereits bei Ersttransplantationen für indiziert, Eigler empfiehlt sie in der Regel erst nach gescheiterter Transplantation einer Leichenniere. Olbing wies darauf hin, daß nach Fehlschlag einer Leichennierentransplantation die Gefahr des Mißerfolgs auch einer verwandten Transplantation infolge zytotoxischer Antikörper vergrößert sein kann.

Einigkeit bestand in der Bestätigung der grundsätzlichen Vertretbarkeit einer Lebendorganspende, aber der Ablehnung einer Lebendspende von Gefangenen und gegen Entgelt.

Bevor bei einem Toten eine Niere für die Transplantation entnommen werden kann, durchläuft er die Stadien der Todesgefahr und des Sterbens. Die ethischen Probleme der ärztlichen Betreuung in diesen Phasen sind verschieden. Zur Organspende bereite Patienten in Todesgefahr und während des Sterbens haben Anspruch auf die gleiche ärztliche Betreuung und Schonung wie andere Patienten (Olbing). Bei absolut infauster Prognose kann unter Umständen schon im Stadium der Todesgefahr oder des Sterbens mit den Angehörigen über eine Einwilligung zur Nierenentnahme nach sicher eingetretenem Tod verhandelt werden (Eigler, Brodehl).

VI. Ethik und Humanität

Ethische Probleme bei der Psychotherapie von Kindern und Eltern

Peter Strunk

Als Psychotherapie wird die Behandlung von seelischen Erkrankungen mit psychischen Mitteln verstanden. Diese umfaßt ein breites Spektrum von Interventionsmöglichkeiten: So kommen bei der Behandlung von kindlichen Verhaltensstörungen in Betracht

a) die Beratung – Erziehungsberatung – der Eltern, wobei erzieherische Fehlhaltungen, belastende Momente für das Kind aufgezeigt und über das Bewußtsein eine Verbesserung der Haltung der Eltern erreicht werden soll.
b) Die Psychotherapie des Kindes mit begleitenden Elternberatungen,
c) die Psychotherapie eines der Eltern oder beider Eltern – Ehepaartherapie – oder Familientherapie, die alle für das Kind bedeutsamen Bezugspersonen in der Familie umfaßt,
d) die Trennung von Eltern und Kind bei allen Formen der stationären Psychotherapie bei Klinik- oder Heimunterbringung, mit unterschiedlicher Intensität der begleitenden Betreuung auch der Eltern.

Diese Aufzählung ist zu ergänzen durch die unterschiedliche theoretische Fundierung der angewandten Interventionsformen durch Tiefenpsychologie, Kommunikationstheorie, Lerntheorie sowie durch eine Vielzahl von Behandlungstechniken: Psychodrama, Themenzentrierte Interaktion, Gestalttherapie, Autogenes Training, Konzentrative Bewegungstherapie, Nicht-direktive Gruppentherapie sowie andere gestaltende Therapieformen mit Musik, Malen, Sandkastenspielen. Die Wahl des Behandlungsverfahrens hängt von der Indikation, d. h. von der Gewichtung pathogener Beziehungsstrukturen im Einzelfall ab. Aber dies ist keineswegs allein ausschlaggebend, sondern auch die Ausbildung des Therapeuten in einem der genannten Verfahren.

Grundlegende ethische Forderungen in der Psychotherapie von Kindern

Die grundlegenden ethischen Forderungen
a) einer sorgfältigen Ausbildung des Therapeuten hinsichtlich der Indikationsstellung,
b) einer genügenden Erfahrung in der Therapie,
c) hinreichender Kontrolle der eigenen Arbeit,

sind wie in jedem anderen Bereich ärztlicher Tätigkeit zu stellen, um diagnostische und therapeutische Fehler zu vermeiden und den Arzt zu selbstkritischem, verantwortungsbewußtem Handeln zu erziehen. Die ethische Forderung nach fachlichem Können ließe sich als Selbstverständlichkeit übergehen, wenn nicht folgende Beobachtungen Sorge bereiten:

1. Offensichtlich als *Modeerscheinung* ist ein *Wildwuchs in der Anwendung dieser* ursprünglich *therapeutischen Verfahren* sowohl als Freizeitangebot mit Zeitungsannoncen als auch in einer Reihe von Institutionen zu finden, die sich, ohne gleichzeitig therapeutische Verantwortung zu übernehmen, an die Bedürfnisse besserer Lebensbewältigung und Kommunikation durch Selbsterfahrung etc. wenden, aber auch der Verbesserung der Beeinflussungsmöglichkeiten anderer nutzbar gemacht werden, die letztlich als Manipulation zu wirtschaftlichen, (pseudo-) religiösen und politischen Zwecken dient.
2. Es besteht eine zunehmende *Tendenz von Kinderkliniken, verhaltensgestörte Kinder zur Diagnostik aufzunehmen*, während in der Kinderpsychiatrie immer mehr davon abgesehen wird; dies geschieht nicht nur aus Mangel an Betten, sondern aus der Einsicht, daß die Differentialdiagnostik und die Indikationsstellung für die unterschiedlichen Behandlungsformen bei Verhaltensstörungen nur in Ausnahmefällen mit Hilfe der zusätzlichen Belastung des Kindes mit einem Klinikaufenthalt durchzuführen ist.
3. Die derzeit vorhandene Tendenz, psychohygienische Gesichtspunkte in allen die Arzt-Patient-Beziehung betreffenden Bereichen zu beachten, löst offensichtlich eine Gegenbewegung bei einem Teil der davon betroffenen Ärzte aus, die sich in ihrer als »natürlich« empfundenen Zuwendungsbereitschaft zum kranken Kind in Frage gestellt fühlen und ihrerseits die Frage stellen, ob es nicht einen *Bereich von un-*

vermeidlichen Belastungen auch im Leben eines Kindes und auch durch einen Krankenhausaufenthalt gibt, den zu erleben *letztlich der Stärkung der Persönlichkeitsentwicklung des Kindes* dient und einer ausgeprägten Verweichlichung entgegenwirkt. Die Fortführung dieses Dialogs halte ich für eine wichtige ethische Aufgabe, die unmittelbar den Bereich des ärztlichen Könnens berührt, ebenso wie

4. die *Empfehlung größerer Zurückhaltung gegenüber erzieherischen Ratschlägen in der kinderärztlichen Praxis,* solange nicht Grundzüge der Entwicklungspsychologie, der Psychopathologie des Kindesalters und der Beratung der Eltern fester in der Ausbildung des Kinderarztes verankert sind, so daß es nicht mehr so leicht zu Empfehlungen dieser Art kommt: »Schließen sie doch ruhig mal das Kinderzimmer ab, wenn das Kind nachts immer zu ihnen ins Bett kommt« – oder: »Eine Ohrfeige zur rechten Zeit hat noch niemandem geschadet«. Die *Forderung nach* intensiverer *Berücksichtigung psychodynamischer Zusammenhänge*, die zu Verhaltensstörungen führen, hat m. E. etwas mit der ethischen Forderung nach ärztlichem Können in diesem Bereich zu tun.
5. Wie bereits erwähnt, ist die *Auswahl eines psychotherapeutischen Verfahrens* nicht nur von der Indikation, sondern von der Ausbildung des Therapeuten abhängig. Diese kann nur eines oder wenige Verfahren umfassen. Dies ist unter dem Gesichtspunkt der fachlichen Qualifikation zweifellos richtig, es ist besser eine Methode gut zu beherrschen, als mit mehreren zu dilettieren. Ein nicht zu unterschätzendes ethisches Problem entsteht aber daraus, daß der Vielfalt der möglichen Techniken die Einseitigkeit des regionalen Angebotes gegenübersteht. Höchstens in wenigen Großstädten stehen ausreichende Wahlmöglichkeiten für den Patienten zur Verfügung. So wird z. B. in einer von der öffentlichen Hand finanzierten Erziehungsberatungsstelle familientherapeutisch gearbeitet und gefordert – »dies ist das Instrument, mit dem wir arbeiten können« –, daß beim Erstgespräch die ganze Familie anwesend ist. Das scheitert z. B. an der Ablehnung des Vaters, so daß es noch nicht einmal zur Diagnostik der Verhaltensstörung des Kindes kommt. Das heißt, aus der erlernten Behandlungsmethode resultiert die *Selektion des Hilfsangebotes* auf einer öffentlich geförderten Ebene, was ethisch nicht unbedenklich erscheint: Das Prinzip, wenigen gut, anderen dagegen gar nicht zu helfen, ist ein ethisches Problem, das die Diskussion zwischen Psychotherapeuten und Psychiatern seit langem bewegt und besonders kraß zutage tritt, wenn regional keine alternativen Hilfsmöglichkeiten zur Verfügung stehen.

»Technische« Probleme

Bei den Überlegungen und Gesprächen zu diesem Referat wurde mir zunehmend deutlich, daß die meisten für den psychotherapeutischen Laien – z. B. für den interessierten Arzt, Pädagogen oder Theologen – als ethisches Problem betrachteten Besonderheiten der Arzt-Patienten-Beziehung in der Psychotherapie für den Therapeuten selbst und seine Ausbilder keine ethischen Fragen darstellen. Sie sind vielmehr für den Therapeuten technische Probleme, die die Dimension »gut – verwerflich« gar nicht berühren, sondern in der Dimension »gut« im Sinne von »hilfreich«, »fachlich indiziert« diskutiert und lehrbar sind. Dies betrifft eine Fülle von Fragen, für die hier nur stellvertretend erwähnt werden:

1. Wie weit soll die Initiative für die stationäre Aufnahme einer Pubertätsmagersucht vom Arzt ausgehen, wenn damit die Verantwortung für diesen Schritt von dem Patienten und seiner Familie an den Arzt delegiert wird?
2. Soll eine Kindertherapie ohne vorherige Bearbeitung von Widerständen seitens der Eltern begonnen werden? Wenn dies nicht geschieht, handelt es sich nicht um die ethische Entscheidung, den Patienten seiner Pein zu überlassen, sondern um die fachliche Erkenntnis, daß anderes therapeutisch nicht hilfreich ist.
3. Es wird als eine fachlich zu diskutierende Frage angesehen, wenn der Therapeut eine Behandlung zwar für indiziert und notwendig hält, es aber ablehnt, diese selbst zu übernehmen, weil er sich, was die Intensität und zu erwartende Dauer anbetrifft, in seiner Einsatzbereitschaft überfordert fühlt. Gerade dies muß vom therapeutischen Laien als Herausforderung empfunden werden, zumal häufig offenkundig ist, daß andere Therapeuten eine ähnliche Haltung einnehmen und die Konsequenz eintritt, daß der Patient von anderen, oft weniger qualifizierten Therapeuten übernommen wird, die sich des Ausmaßes des therapeutischen Anspruchs, den der Patient stellt, nicht bewußt sind und das Kind unter Umständen Schaden erleidet.
4. Wie hat sich der Therapeut zu verhalten, wenn eine Mutter durch die Trennung von ihrer magersüchtigen Tochter seelisch zu dekompensieren droht, ihr eigener Anteil an der Beziehungsstörung offenkundig und sie selbst behandlungsbedürftig wird?
5. Wann und wie weit ist es vertretbar, eine Magersüchtige zu sedieren und ihr eine Sondenernährung aufzuzwingen?
6. Wann muß ein suizidaler Jugendlicher in eine geschlossene Abtei-

lung aufgenommen werden, um ihn letztlich unter Anwendung von Gewalt von seinem Vorhaben abzuhalten?
7. Wie hat ein Therapeut mit den Informationsbedürfnissen der Eltern unter der Behandlung eines Jugendlichen umzugehen, wenn er Gefährdungen seines Patienten durch Sucht- oder Selbstmordtendenzen erkennt?
8. Wie hat er sich zu verhalten, wenn eine Ehe unter der Ehepaartherapie zu scheitern droht? und
9. dann, wenn er den Eltern ihr Recht auf Erziehung absprechen muß, um dem Kind noch helfen zu können?

Nicht die ethischen Fragen, die in der Medizin immer dann auftauchen, wenn der Patient nicht in der Lage ist, die Verantwortung für sich selbst ganz oder allein zu tragen, oder wenn er vom Arzt dazu für unfähig erklärt wird, nicht die sittlichen Fragen der Grenzüberschreitung sowohl in der Unterlassung, als auch im Zugriff bestimmen das Verhalten des Therapeuten in solchen Situationen, sondern sein Sachverstand, zu dem auch seine Selbsteinschätzung gehört. Es erscheint mir deshalb auch nicht sinnvoll, bei derartigen Entscheidungen von situativer Ethik zu sprechen, sondern von technischen Problemen der Behandlung von seelisch kranken Kindern und deren Familien. Die ärztliche Ethik in diesen Entscheidungsprozessen ist auf einer viel grundsätzlicheren Ebene angesiedelt, die Seidler als elementare Konstanten ärztlicher Handlungsanweisungen aus allen Kulturen herausgearbeitet hat: Das Wohl des Kranken, Leben zu erhalten, dem Kranken nicht zu schaden, die Würde des Menschen zu achten und vertrauenswürdig zu sein. Hierbei ist der Begriff des Kranken gleichzusetzen mit dem der Familie, denn auch die Eltern sind unsere Patienten.

Erziehungsziele, Wertsetzungen und psychotherapeutische Aufgaben

Die besondere Empfindsamkeit der Öffentlichkeit für ethische Probleme in der Psychotherapie von Kindern und Jugendlichen beruht m. E. auch nicht auf einer begründbaren Kritik an den getroffenen sachlichen Entscheidungen, obwohl sich viele Menschen in Fragen seelischen Krankseins für wesentlich kompetenter halten als etwa in Fragen der sogenannten Organmedizin. Eine wichtige Wurzel hat die Empfindsamkeit darin, daß die persönliche Führung des Patienten, die immer Bestandteil der Arzt-Patienten-Beziehung ist oder zumindest sein sollte, in der Psychotherapie ganz im Vordergrund zu stehen scheint und deren Bedeutung dadurch verstärkt wird, daß beim Kind stärker als beim Erwachsenen das Moment der Erziehung hinzukommt. Damit stellt sich zwangsläufig die Frage nach den Erziehungszielen, letztlich die Frage nach den Vorstellungen vom seelisch gesunden Menschen, die Eltern und Therapeuten mehr oder weniger reflektieren und die therapeutischen Ziele mitbestimmen. Darüber herrscht aber wohl heute weniger Übereinstimmung als wir uns das in traditionsgebundenen Gesellschaften vorstellen.

Am Beispiel der Psychoanalyse läßt sich diese Problematik recht gut aufzeigen. Schon früh wurden hier diese Probleme erkannt, stellt doch die Psychoanalyse eine Untersuchungsmethode dar, mit deren Hilfe die Determinanten verantwortlichen, partnerbezogenen Handelns, also des reifen, ethisch relevanten Verhaltens in der individuellen Lebensgeschichte aufgezeigt werden können. Stets bemüht sich der Analytiker, die seelischen, familiären Bedingungen zu erkennen, unter denen abweichendes Verhalten entstanden ist, und führt dieses darauf zurück, wie weit es dem einzelnen in der Kindheit gelungen ist oder versagt blieb, eigene Bedürfnisse, die letztlich biologisch fundierten Triebe, mit den von der Umwelt, der Familie und dem sozialen Hintergrund vermittelten moralischen Forderungen und Idealbildungen in Einklang zu bringen und damit die Fähigkeit zu Selbstbestimmung und Verantwortung zu gewinnen.

Erikson spricht hier am deutlichsten von »Hoffnung, Willen, Zielstrebigkeit und Tüchtigkeit als den Ansätzen der Tugend, die in der Kindheit entwickelt werden; von der Treue als der Tugend der Jugend; von Liebe, Fürsorge und Weisheit als den zentralen Tugenden des Erwachsenenlebens.« (S. 103). Die Befähigung dazu ist nach psychoanalytischer Auffassung etwa bei den Neurosen dadurch beeinträchtigt, daß es dem Ich, als der steuernden und die Umweltbezüge vermittelnden Instanz, nur unzureichend gelingt, dem starken Druck seines Über-Ichs – bewußt: seines Gewissens – standzuhalten und zu einer akzeptablen Form der Befriedigung triebhafter Bedürfnisse zu finden, so daß es zur Entwicklung von Symptomen kommt.

Ein oberflächliches, aber einleuchtendes Beispiel: Der fünfjährige Sohn eines sehr differenzierten, pädagogisch geschulten und überkorrekten Ehepaares entwickelt ein autistisches Syndrom. In der Wunschprobe äußert das Kind: »Ich wünsche mir, daß ich keine Kriegssachen haben kann« und als zweiten Wunsch »Ich wünsche mir keine Panzer aus Lego, die sind übel«. Die erhebliche Angst-Aggressions-Problematik dieses Kindes wird in diesen Äußerungen deutlich. Die Eltern hatten es innerhalb eines insgesamt moralisierenden Erziehungsstiles nicht für vertretbar gehalten, dem Jungen Waffen bzw. Kriegsspielzeug zu schenken.

Die psychotherapeutischen Aufgaben, die sich bei diesen Kindern stellen, liegen noch im individuellen Bereich, sozusagen im Vorfeld moralischen Verhaltens. Die integrativen Fähigkeiten sind so weit zu stärken, daß das Kind in die Lage versetzt wird, mit seinen hier »aggressiven« sprich: Durchsetzungsbedürfnissen, ohne pathologische Ängste entwikkeln zu müssen, umzugehen, damit es sich überhaupt in den gesellschaftlich vorgegebenen Rahmen zu integrieren vermag. »Die Selbstlenkung wird hier also ganz unpathetisch verstanden, als Kennzeichen eines humanen Lebens in der bürgerlichen Durchschnittlichkeit.« (Schulz, S. 687)

Diese Auffassung ließe sich von Eltern u. a. beruhigt zur Kenntnis nehmen, wenn nicht ein Teil moderner Psychoanalytiker die gewonnenen Erkenntnisse über die Ontogenese moralischen Verhaltens auch auf der kulturellen Ebene anwenden und damit kritisch zu den Wertsetzungen in der gegenwärtigen Gesellschaft Stellung nehmen würden. So fehlt es nicht an auch politisch relevanten Veröffentlichungen zu kulturellen, sozialen, gesellschaftlichen Problemen (H. E. Richter, A. Mitscherlich, z. B.), die im Gegensatz zum traditionellen Selbstverständnis vieler Menschen stehen – allerdings häufiger unter dem Eindruck der Anomie des modernen Zusammenlebens erfolgen. Dieses gesellschaftskritische Moment findet seinen extremsten Ausdruck in der Position, daß nicht der einzelne oder seine Eltern krank seien, sondern die Gesellschaft als Ganzes, und daß der einzelne dazu befähigt werden muß, diese Gesellschaft zu verändern. Auch werden Ansätze zu einer neuen, einer psychoanalytisch orientierten Ethik publiziert (Fromm, Neumann).

Damit stellt sich für die hilfesuchenden Eltern ein nicht zu unterschätzendes Problem: die Angst, daß ihr Kind zu Haltungen geführt wird, die sie selbst nicht zu akzeptieren vermögen. Schwerwiegend sind solche Ängste von Eltern eines Jugendlichen, der etwa in der altersentsprechenden Individuationsproblematik eine psychotherapeutische Behandlung braucht. Sie lassen sich nur dadurch mildern, daß der Psychotherapeut seine eigene Haltung zu artikulieren vermag und seine therapeutischen Ziele in den vorbereitenden Gesprächen definiert. In der ideologisch gefärbten Diskussion wird auch zu leicht übersehen, daß Selbstbestimmung, Arbeits- und Beziehungsfähigkeit nach psychoanalytischer Auffassung die Reife eines Menschen bewirken, eine Auffassung, die dem klassischen abendländischen Menschenbild weitgehend entspricht. Schließlich ist zu beachten, daß die Beeinflussungsmöglichkeiten bei einem Jugendlichen in einem derartigen Stadium der Entwicklung von diesem dadurch relativiert werden, daß er sehr wach gegenüber der Fremdbestimmung durch die ältere Generation, also auch durch einen Therapeuten ist.

Dies ändert aber nichts an der Notwendigkeit einer ethisch orientierten Standortbestimmung des einzelnen Therapeuten und ggf. deren Deklaration bei einer patienten-, d. h. hier auch familienzentrierten Haltung.

Kritisches zur Verhaltenstherapie

Aufgrund meiner unvollständigen Kenntnisse über die behavioristisch orientierten Therapieformen habe ich den Eindruck, daß in den zu Grunde liegenden theoretischen Konzepten gerade diese am Beispiel der Psychoanalyse hervorgehobenen ethischen Probleme, die aus der Geschichtlichkeit unseres Menschenbildes resultieren, nicht genügend berücksichtigt werden. Keineswegs möchte ich die exakte situative Analyse bei der Indikationsstellung und die systematische Therapieplanung in Frage stellen, die sich in einer naturwissenschaftlich verstandenen Selbstbeschränkung auf die Beseitigung des Symptoms richten. Die Verhaltenstherapie hat einen Indikationsbereich in der Psychotherapie von Kindern und Eltern und zielt m. E. letztlich darin doch auf eine Änderung auch der inneren Haltung ab, wenn sie Interaktionsmuster behandelt. Sie hat ferner wichtige Anwendungsbereiche dort, wo es nicht möglich ist, dem Patienten zu Einsichts- und Verantwortungsfähigkeit zu verhelfen und dort, wo das Symptom keinen sinnvollen Kontext zur gegenwärtigen seelischen Lage des Patienten mehr hat, wie das bei einer Reihe von Symptomfixierungen im Kindes- und Jugendalter zu beobachten ist.

Auch in der Verhaltenstherapie finden sich Auffassungen, die soziales Lernen als einen Vorgang reziproker Determinierung auffassen, und die Problematik einer nicht wertorientierten Psychotechnik wird thematisiert. Besonders groß ist diese Gefahr zweifellos in der Behandlung von Kindern, wenn es allein darum geht, sozial unerwünschtes Verhalten zu beseitigen, ohne gleichzeitig die Fähigkeiten zur autonomen Lebensgestaltung zu fördern. Hier sich allein darauf zu verlassen, »daß auch raffinierte Einflußbemühungen die Person nicht daran hindern werden, festzustellen, daß es sich aversiv auswirkt, wenn sie in Fällen nachgibt, in denen ihr dies zum Nachteil gereicht« (Bandura, S. 206), scheint mir nicht auszureichen, um den damit verbundenen ethischen Problemen gerecht zu werden.

Schlußbemerkungen

Abschließend möchte ich den Versuch machen, ethisch relevante Determinanten der psychotherapeutischen Haltung zu formulieren:

1. Das »Können« als Grundlage umfaßt in der Psychotherapie neben theoretischen Kenntnissen, praktischer Erfahrung, auch Selbsterfahrung, Kontrolle durch Supervision, ständige Erfahrung in einer Arbeitsgruppe. Hier noch weniger als in anderen Bereichen der Medizin sollte der Arzt zum Alleingang tendieren.
2. Die »Vernunft« im Sinne eines »offenen Vermögens« (Schulz) als zweite Determinante: Mit ihr läßt sich in der jeweils einmaligen zeitgeschichtlichen, aber eben auch reflektierten individualgeschichtlichen Situation des Arztes und des Patienten ein vernünftiges Handlungskonzept (im Sinne des Notwendigen, Helfenden, nicht Schadenden, auch des Machbaren) entwerfen, über das m. E. ziemlich leicht auch ein Konsens über Schulen, Ideologien und was man darin zu sehen gelernt hat, hinaus herzustellen ist, wenn nur sorgfältig genug die Bedingungen dieser Situation untersucht werden.
3. Als »Mitleiden« möchte ich die dritte Determinante bezeichnen: Ein Mitleid, nicht »vom sicheren Ufer«, sondern eine Anteilnahme, die jenseits von Sentimentalität, empathisch ist. »Ich finde mich im anderen«, was davor bewahrt, den Patienten zum Objekt von Techniken werden zu lassen, sondern ihm den Status des Partners (wie verschlissen alle diese Wörter sind!) beläßt, selbst dann, wenn ich ihn entmündigen muß.

Literatur

Bandura, A.: Sozial-kognitive Lerntheorie, Klett-Cotta, Stuttgart, 1979

Dührssen, A.: Psychotherapie bei Kindern und Jugendlichen. Verlag f. Med. Psychologie, Göttingen, 1960.

Erikson, E. H.: Einsicht und Verantwortung, Klett, Stuttgart, 1966.

Fromm, E.: Psychoanalyse und Ethik. Ullstein, Frankfurt M., 1978.

Hartmann, H.: Psychoanalyse und moralische Werte. Klett, Stuttgart. 1973.

Hoffmann, S. O.: Probleme der wissenschaftlichen Prüfung von Psychotherapie unter besonderer Berücksichtigung seelischer Folgen. In: Helmchen, H., B. Müller-Oerlinghausen (Hrsg.): Psychiatrische Therapieforschung. Springer, Berlin–Heidelberg–New York. 1978.

Lutz, Chr.: Kinder und das Böse. Kohlhammer, Stuttgart–Berlin–Köln–Mainz. 1980.

Neumann, E.: Tiefenpsychologie und neue Ethik, Kindler-Taschenbuch. Kindler, München. 1973[3].

Schulz, W.: Philosophie in der veränderten Welt. Neske, Pfullingen. 1972.

Seidler, E. (Hrsg.): Wörterbuch medizinischer Grundbegriffe, Herder-Taschenbuch. Herder, Freiburg i. Br. 1979.

Willi, J.: Therapie der Zweierbeziehung. Rowohlt, Reinbeck. 1978.

Diskussion

Referenten: Enders, Müller

Die Forderung, bei psychosomatischen Krankheiten und Verhaltensstörungen ausschließlich fachkundige Kinderpsychotherapeuten bzw. Jugendpsychiater einzuschalten, scheitert daran, daß es davon nicht genügend gibt (Ewerbeck). Erziehungsberatungsstellen sind ebenfalls oft überfordert (Ewerbeck). Der Therapeut darf nie einseitig werden und muß im Gespräch mit und in der Kontrolle anderer Psychotherapeuten bleiben, er muß ein gutes Stück Leben zusammen mit seinem Klienten gehen und dabei stets ein klares Konzept und Ziel im Auge haben (Strunk).

Ethische Probleme bei der kinder- und jugendpsychiatrischen Begutachtung

Helmut Remschmidt

Zur Identität des kinder- und jugendpsychiatrischen Gutachters

Wenn man »ärztliche Ethik« als eine Art Handlungsanweisung für die alltägliche Praxis betrachtet, die sich nach allgemein anerkannten sittlichen Maßstäben vollzieht, so ergeben sich für den Arzt immer dann besondere Probleme, wenn er in eine Konfliktsituation gerät. Auf dem Gebiete der kinder- und jugendpsychiatrischen Begutachtung ist dies nicht selten.

Zunächst ist zu fragen, ob es eine Identität des kinder- und jugendpsychiatrischen Gutachters gibt, aus der heraus seine Stellungnahmen verstanden werden können. Hier kann man bereits eine grundsätzliche Konfliktsituation konstatieren. Der Gutachter befindet sich in einer Situation, die von ihm in dreifacher Weise Stellungnahmen verlangt, welche ihm gar nicht selten inkompatibel erscheinen:

1. Zunächst empfindet sich der Gutachter als Anwalt des Kindes, manchmal auch seiner Eltern. Er geht dabei vielfach von den Rechten des Kindes aus. Als Leitlinien für sein Handeln können hier die von der UNO-Vollversammlung proklamierten Rechte des Kindes herangezogen werden sowie in der deutschen Rechtssprechung der im elterlichen Sorgerecht verankerte Begriff des Kindeswohls. Dieser unbestimmte Rechtsbegriff muß im jeweiligen Falle individuell auf die Bedürfnisse eines Kindes und seiner Familie hin interpretiert werden.
2. Zugleich versteht sich der Gutachter aber auch als Therapeut. Er hat also nicht nur im rechtlichen Sinne Anwalt des Kindes zu sein, sondern auch jene Maßnahmen selbst zu ergreifen oder aber herbeizuführen, die eine Behebung krankhafter Zustände oder abträglicher Situationen für das Kind bedeuten.
3. Schließlich ist der Gutachter aber auch der Gehilfe des Gerichtes. Er hat auf dem Hintergrund wissenschaftlicher Erkenntnisse auf konkrete Fragen, die vom Gericht gestellt werden, möglichst klare Antworten zu geben. In dieser seiner Funktion als Gehilfe des Gerichts gerät er häufig mit den beiden zuerst genannten Aufgabenbereichen in Konflikt. Denn nicht selten geht das Gericht von normativen Maßstäben aus, etwa im strafrechtlichen Bereich, der Gutachter aber von der jeweils spezifischen Situation des Kindes oder des Jugendlichen und seinem psychosozialen Beziehungsgefüge. Die Konflikte sind dabei vielfältig: sie beziehen sich etwa auf Maßnahmenwahl im strafrechtlichen Bereich oder auf die schwierige Frage, ob ein Sorgerechtsentzug und eine außerfamiliäre Unterbringung der Kinder vollzogen werden sollen, um nur zwei Beispiele zu geben. Auch die Frage, ob man bei der Begutachtung bekanntgewordene zusätzliche Straftaten, die dem Gericht nicht bekannt sind, diesem mitteilen muß, kann auftauchen usw.

Die vielfältigen Pflichtenkollisionen des Gutachters ergeben sich aus der ihm zugedachten Rolle als neutrale Person, die nach Maßgabe wissenschaftlicher Prinzipien zu den gestellten Fragen Aussagen machen soll. Diese Aussagen verletzen oft seine Rolle als Therapeut. Neutralität wird immer schwieriger, je näher man das Kind und seine Familie kennt und sich mit seiner jeweiligen Problemlage identifiziert. Die Befunderhebung kann sich nicht in einem neutralen Raum vollziehen, sondern findet in einer mitmenschlichen Beziehung statt, die sich nicht nach formaljuristischen Maßstäben betrachten läßt.

»Wer als jugendpsychiatrischer Gutachter nicht leugnet, daß ›Befunde‹ innerhalb einer mitmenschlichen Beziehung erhoben werden, muß auch einräumen, daß die von der Befunderhebung abhängige Qualität der Beurteilung von der Bereitschaft abhängt, eine Beziehung mit dem Probanden einzugehen, die von ihm als positiv erlebt wird. Ob diese nun ›therapeutisch‹ genannt wird oder nicht, ist dann eine Frage von untergeordneter Bedeutung, wenn Klarheit darüber herrscht, daß sich auch im Rahmen eines Gutachtenauftrages die ärztliche Identität nicht aufspalten läßt«. (Schönfelder, 1979).

Die verschiedenen ethischen Probleme des Gutachters können hier nicht vollständig untersucht werden. Es ist nur möglich, beispielhaft in drei verschiedenen Rechtsbereichen auf ausgewählte Problemstellungen einzugehen.

Ethische Probleme in verschiedenen Bereichen der kinder- und jugendpsychiatrischen Begutachtung

Wenn man von den rechtlichen Gegebenheiten ausgeht, die ja ebenfalls Maßstäbe zu sittlichem oder, allgemein gesagt, normativem Handeln darstellen, so lassen sich drei wichtige Bereiche unterscheiden, die auch für die Begutachtung relevant sind: der zivilrechtliche Bereich, der forensische Bereich und als weiteres abgrenzbares Gebiet Begutachtungsfragen bei entschädigungspflichtigen Ereignissen.

Ethische Probleme bei der Begutachtung im zivilrechtlichen Bereich

Probleme in diesem Rechtsbereich sind vielfältig, sie beziehen sich u. a. auf Adoptionsfragen (Adoptionseignung der Eltern wie des Kindes), auf Fragen im elterlichen Sorgerecht (z. B. Sorgerechtsentzug, Verletzung kindlicher Rechte durch die Eltern etc.) sowie auf Fragestellungen, wie sie durch das Jugendwohlfahrtsgesetz vorgegeben sind. Die Diskussion der ethischen Probleme in diesem Zusammenhang erstreckt sich auch auf die Jugendhilfereform und die verschiedenen Entwürfe eines neuen Jugendhilfegesetzes. Die z. T. sehr komplizierten Probleme konzentrieren sich zum überwiegenden Teil im Begriff des »Kindeswohles«. Bei nahezu allen Fragestellungen wird der Gutachter dazu Stellung nehmen müssen, ob ein bestimmtes Vorgehen, ob bestimmte Maßnahmen mit dem Kindeswohl in Einklang gebracht werden können.

Eine klare Stellungnahme wird aber insofern schwierig, als eine allgemein anerkannte Definition des Kindeswohles nicht existiert und wohl auch nicht möglich ist. Vielmehr muß dieser unbestimmte Rechtsbegriff im jeweiligen Einzelfall individuell ausgefüllt und nach Maßgabe der jeweiligen Situation neu definiert werden. Allgemeine Definitionen des Kindeswohles können nur sehr abstrakt sein. In erster Annäherung kann man etwa Folgendes hierzu ausführen:

Das Kindeswohl kann als Summe der Kindesrechte und der Kindesinteressen unter angemessener Berücksichtigung des jeweiligen Kindeswillens angesehen werden. Ziel der Erziehung sollte es sein, dem Kind im Laufe seiner Entwicklung in zunehmend stärkerem Maße die Fähigkeit zu vermitteln bzw. zu wecken, seine Rechte und Interessen und seinen Willen selbst vertreten zu können. (Remschmidt, 1978).

Viel lebendiger wird die Problematik, wenn man von konkreten Beispielen ausgeht:

Fall 1: Thomas
Im Rahmen der Begutachtung des 9-jährigen Jungen Thomas und dessen 47-jährigen Vaters sollte zu der Frage Stellung genommen werden, »ob im Interesse des Kindes dem Vater die Ausübung des Verkehrsrechtes gestattet werden sollte oder ob das dem Kindesinteresse entgegensteht«.

Zu klären war ferner, ob der Vater geschäftsunfähig i. S. des § 104 Nr. 2 BGB ist. Dies ist von Bedeutung für die Frage, ob seine elterliche Gewalt ruht (gemäß § 1673 BGB). Auszugehen war dabei von folgendem Sachverhalt:

Herr C. hat im Jahre 1974 im Zustand der Unzurechnungsfähigkeit (nach jetziger Rechtslage Schuldunfähigkeit) und im Beisein des Jungen seine Ehefrau, die Mutter des Kindes, getötet. Laut gutachterlicher Stellungnahme, die das Gericht in vollem Umfang berücksichtigt hat, lag bei Herrn C. zum Zeitpunkt der Tat ein akuter Ausbruch einer paranoid-halluzinatorischen Schizophrenie vor, wodurch er nicht in der Lage war, das Unrecht seiner Tat einzusehen.

Herr C. wurde gemäß § 42b in einem psychiatrischen Krankenhaus untergebracht, aus dem er Ende Mai 1975 wieder entlassen wurde. Einen Tag nach der Tat kam der Junge zu seinem damals 66-jährigen Großvater mütterlicherseits, bei dem er einige Jahre lebte und der nunmehr verstorben ist.

Die Beantwortung der vom Gericht gestellten Fragen war hier nicht einfach. Sie geschah in der Weise, daß dem Vater eine Besuchsregelung nicht gewährt wurde. Es ließ sich nämlich zeigen, daß der Junge zum Zeitpunkt der Begutachtung einen erheblichen Widerstand gegenüber allen Kontakten zum Vater bot.

Bei der Durchführung einer derartigen Maßnahme wäre die emotionale Entwicklung des Jungen tiefgreifend gestört worden. Gleichzeitig stellte sich heraus, daß der Vater aufgrund seiner derzeitigen beruflichen Situation und seines Gesundheitszustandes auch nicht in der Lage gewesen wäre, den Jungen zu erziehen bzw. positiv zu beeinflussen.

Ein anderer Konfliktfall entsteht bei der Frage, ob ein Kind, das mehrere Jahre bei einer Pflegefamilie untergebracht war, und um das sich seine leiblichen Eltern nicht oder wenig gekümmert haben, in die Familie seiner Eltern zurückgebracht werden soll, wenn diese das wünschen. Letztlich läuft diese Fragestellung darauf hinaus, biologisch begründete und psychologisch begründete Elternschaft gegeneinander abzuwägen. Wenngleich die letzte Entscheidung hier beim Gericht liegt, so ist die Stellungnahme des Gutachters insofern von ausschlaggebender Bedeutung, als die Vormundschafts- bzw. Familiengerichte der Begutachtung oft einen entscheidenden Stellenwert beimessen und meist dem Vorschlag folgen. Es läßt sich zeigen, daß die Gerichte dies um so mehr tun, je mehr sich die Fragestellung von ihrem eigentlichen rechtlichen Metier entfernt und je mehr für den Juristen fachfremdes Wissen zur Beantwortung der Frage erforderlich ist. (Remschmidt, 1979).

Ein weiterer Konflikt in diesem Bereich resultiert aus dem Spannungsverhältnis zwischen Kindeswohl und Elternwillen. Wenngleich die gesetzlichen Regelungen davon ausgehen, daß zwischen Kindeswohl und Elternwillen bzw. Elternrecht kein Konkurrenzverhältnis bestehen sollte, so geraten diese doch in bestimmten Fällen in Konflikt. Dieser Konfliktfall bedarf dann mitunter des staatlichen Eingriffes, wenn Eltern nicht in der Lage sind (aus welchen Gründen auch immer), die Rechte und Interessen des Kindes so wahrzunehmen, daß das Kindeswohl gesichert ist. Denn das Elternrecht legitimiert sich ja vom Kindeswohl her und hat letztlich auch im Konfliktfall Priorität. Dabei ist im Falle der Konkurrenz zwischen Elternrecht und Kindeswohl schon deshalb dem Kindeswohl der Vorrang einzuräumen, weil das Kind ja seine Interessen selbst nicht vertreten kann. Dieser Konfliktfall bringt den Gutachter oft in Schwierigkeiten. Die damit zusammenhängenden Fragen beziehen sich einerseits auf den Sorgerechtsentzug gemäß § 1666 BGB, zum anderen auf eine Problematik, die aus dem möglichen Konkurrieren zwischen biologisch begründeter und psychologisch begründeter Elternschaft resultiert.

Im erstgenannten Falle kann es zu sehr tragischen Entscheidungen kommen, wenn z. B. ein Elternteil aus von ihm nicht zu vertretenden Gründen (z. B. bei einer schweren seelischen Erkrankung) durch staatlichen Eingriff sein Kind verliert, ohne durch eigenes Verschulden zu der dem Kind abträglichen Erziehungs- und Versorgungssituation selbst beigetragen zu haben. In derartigen Fällen muß der Gutachter – und dies fällt ihm oft sehr schwer – eine Abwägung zwischen Kindeswohl und Elternrecht herbeiführen. Wenn er seine Aufgabe ernst nimmt, so kann er sich auch nicht dadurch aus der Schlinge ziehen, daß er sich lediglich mit seiner »Gehilfenfunktion« für das Gericht identifiziert, indem er sich darauf besinnt, daß die eigentliche Entscheidung ja nicht er, sondern das Gericht durchführt. Denn in der überwiegenden Mehrzahl der Fälle folgt das Gericht ja seinem Votum.

Ethische Probleme bei der Begutachtung im forensischen Bereich

Fragestellungen für den Gutachter ergeben sich hier zunächst bei der Beurteilung der Schuldfähigkeit bzw. der verminderten Schuldfähigkeit eines Jugendlichen (§ 20 und 21 StGB), ferner bei der Beurteilung der Frage, ob Erwachsenenstrafrecht oder Jugendstrafrecht angewandt werden soll (§ 105 JGG), und schließlich bei der Frage nach der strafrechtlichen Verantwortlichkeit (§ 3 JGG).

Zu erwähnen ist ferner die Beurteilung der Glaubwürdigkeit kindlicher oder jugendlicher Zeugen. Die meisten von ihnen werden als Opfer oder Zeugen im Rahmen von Sittlichkeitsdelikten begutachtet. Im Mittelpunkt der Untersuchung steht die Aussagefähigkeit des Kindes, die von einer ganzen Reihe psychischer Vorgänge (Wahrnehmung, Gedächtnis, Suggestibilität) abhängt und nicht leicht zu beurteilen ist.

Es ist hier nicht möglich, auf alle Konfliktfälle einzugehen. Hervorgehoben seien nur zwei Problemkreise:

– Eine häufige Pflichtenkollision entsteht dann, wenn schwere Straftaten vorliegen, der Gutachter aber aufgrund einer intensiven Untersuchung des Probanden, die gar nicht selten zu einer vertrauensvollen Beziehung wird, bei seinen Vorschlägen in Gegensatz zu seinem therapeutischen Auftrag gerät. Natürlich ist der Auftrag der Begutachtung primär kein therapeutischer. Je intensiver man aber mit der Problematik und dem Schicksal eines jungen Menschen umgeht, um so schwieriger wird es, die kühle und neutrale Haltung eines objektiven Beobachters einzunehmen. Werden während der Begutachtung noch weitere Straftatbestände bekannt, die das Gericht nicht kennt, so kommt ein weiterer Konflikt hinzu, der dem therapeutischen Impetus zuwiderläuft. Der Gutachter kann dann diese Frage vielfach nur dadurch lösen, daß er dem Gericht vorschlägt, Weisungen zu erteilen, die in den therapeutischen Sektor hineinführen. Um dies zu bewerkstelligen, wird er auch im Falle der Anwendung des § 105 JGG eher dazu tendieren, eine Behandlung nach dem mehr am Erziehungsgedanken orientierten Jugendstrafrecht (JGG) vorzuschlagen. Dieses Vorgehen stößt sich oft mit dem seitens des Gerichtes zu vertretenden Strafanspruch bzw. dem Sühnegedanken. Gerade in jenen Fällen, in denen der Gutachter zu der Meinung kommt, daß, trotz der Schwere der Schuld, eine therapeutische Intervention notwendig und sinnvoll und auch erfolgversprechend erscheint, kann er sich mit seiner Funktion als »Gehilfe« des Gerichtes nicht mehr abfinden. Er gerät dabei in Gefahr, im Interesse des delinquenten Jugendlichen parteiisch zu sein.

- Nicht viel leichter ist die Beurteilung der Schuldunfähigkeit und der verminderten Schuldfähigkeit in jenen Fällen, in denen eine manifeste »Geistesschwäche« oder eine schwere psychiatrische Erkrankung nicht vorliegt, in denen sich aber psychodynamisch zahlreiche Momente aufzeigen lassen, die darauf hinweisen, daß ein jugendlicher Straftäter eine schwere Straftat unter Bedingungen begangen hat, die aus einer sich langfristig zuspitzenden persönlichen Krise resultieren.

Dies mag folgendes Fallbeispiel illustrieren:

Ein 16-jähriger, schwer kontaktgestörter, in sich gekehrter und schizoider Jugendlicher hat einen 10-jährigen Jungen umgebracht und anschließend sexuell mißbraucht. Eine genaue Untersuchung und mehrwöchige Beobachtung des Täters ergab, daß zwar keine Geisteskrankheit oder Geistesschwäche vorlag, der Junge jedoch von frühester Kindheit an eine abnorme Persönlichkeitsentwicklung durchlaufen hat, die zu einer schweren Rückzugstendenz, einer absoluten Tabuisierung der Sexualsphäre und zu einer schweren Selbstwertkrise aufgrund körperlicher Stigmata geführt hatte. Der Junge war nie durch aggressives oder delinquentes Verhalten aufgefallen. Die Tat ließ sich als impulsive Handlung auf dem Kulminationspunkt dieser krisenhaften Entwicklung begreifen.

In diesem Falle war die Zubilligung der Schuldunfähigkeit (§ 20 StGB) nicht möglich, wohl aber unter Berücksichtigung aller Umstände eine Zubilligung der verminderten Schuldfähigkeit (§ 21 StGB). In diesem Falle lag der Konflikt für den Gutachter und damit auch die ethische Problematik in der Notwendigkeit einer entsprechenden langfristigen Behandlung auf der einen Seite, die auf der anderen Seite der Notwendigkeit einer entsprechenden Sühnung der Tat engegenstand.

Ethische Probleme bei der Begutachtung im Versorgungsrecht

Ethische Probleme ergeben sich hier bei sehr unterschiedlichen Fragestellungen, die nicht einzeln abgehandelt werden können. Hingewiesen werden soll lediglich auf zwei Problemkreise.

1. die in diesem Bereich häufig mangelnden Erkenntnisse, die für eine wissenschaftlich begründete Entscheidung erforderlich wären, und
2. die Beurteilung einer speziellen Fragestellung, nämlich der Verfolgungsschäden bei Erwachsenen, die als Kinder verfolgt wurden oder in der Illegalität lebten.

Im Sinne des erstgenannten Problemkreises gerät der Gutachter in Konflikt mit seiner Hilfsbereitschaft, da sich diese häufig mit den erhobenen Befunden nicht in Einklang bringen läßt. Er muß hier häufig Entschädigungsansprüchen entgegentreten, wiewohl er ihre Nicht-Berechtigung wissenschaftlich nicht vertreten kann. Er kann auf der anderen Seite aber auch keine wissenschaftlichen Gesichtspunkte *für* den Entschädigungsanspruch herleiten. Vielfach wird die Entscheidung durch Veränderungen der Rechtslage erleichtert, die heute im Entschädigungsrecht darauf hinauslaufen, daß die Wahrscheinlichkeit eines Zusammenhanges zwischen dem schädigenden Ereignis und den entsprechenden Folgen dann zu bejahen ist, wenn mehr Umstände *für* diesen Zusammenhang als *gegen* ihn sprechen. Zum zweiten Problemkreis sind einmal ebenfalls entsprechende wissenschaftliche Erkenntnisse nur lückenhaft vorhanden, zum anderen aber gerät der Gutachter hier, wenn er Deutscher ist, auch in die Situation, daß er sich mit Ansprüchen auseinandersetzen muß, die durch das Volk, dem er angehört, verschuldet worden sind. Hier fällt es dem Gutachter besonders schwer, sich von einer Art »Kollektivschuld« der Deutschen freizumachen.

Effizienz der Begutachtung und Maßnahmenwahl

Jeden Gutachter muß interessieren, was aus den Maßnahmen wird, die er dem Gericht unterbreitet hat. Die Übernahme oder Nicht-Übernahme seiner Vorschläge bleibt nicht ohne Rückwirkungen auf seine tägliche Praxis. Dieser Frage sind wir in einer Untersuchung an 100 Gutachten nachgegangen (Remschmidt, 1979). Dabei fanden wir, daß Vorschläge hinsichtlich der medizinischen und psychiatrischen Versorgung nur zu 25% in die Wege geleitet wurden, während gerichtlich angeordnete Maßnahmen zu 78% realisiert wurden. Bemerkenswert war ferner, daß stationäre Unterbringungen außerhalb der eigenen Familie häufiger realisiert wurden als eine ambulante Betreuung des Kindes bei Verbleiben innerhalb der eigenen Familie.

Was den strafrechtlichen Bereich betrifft, so fanden wir, daß die Übereinstimmung zwischen Jugendrichter und Jugendpsychiater hinsichtlich des § 3 JGG und des § 105 JGG 100% betrug, während sie für Erziehungsmaßnahmen nur 26,7% und für Zuchtmittel nur 16,7% betrug. Hier zeigt sich die starke Diskrepanz zwischen der stärker pädagogisch-psychologisch ausgerichteten Einstellung des Kinder- und Jugendpsychiaters und der mehr auf Sanktionen bedachten Einstellung der Jugendrichter. Aber auch in diesem Feld ist eine Wandlung im Gange. Es wird immer mehr üblich, im Rahmen eines Rundtisch-Gespräches diejenigen Maßnahmen gemeinsam aufzugreifen, die für den Jugendlichen voraussichtlich die besten Entwicklungschancen garantieren.

Dabei taucht immer wieder eine Frage auf, die ein wichtiges ethisches Problem darstellt, nämlich: Kann eine Behandlungs- oder Erziehungsmaßnahme, die unter Zwang begonnen hat, aussichtsreich sein oder nicht?

Hier geht es um eine Problematik, an der sich die Geister scheiden. Berücksichtigt man aber die Tatsache, daß Kinder und Jugendliche sich noch in Entwicklung befinden und folglich häufig in Situationen sind, in denen sie die Tragweite ihrer Entscheidungen nicht überschauen können, so kann man u. E. Erziehungs- und Behandlungsmaßnahmen nicht ausschließlich auf Freiwilligkeit basieren lassen. Wir haben zahlreiche Hinweise dafür, daß unfreiwillig begonnene Behandlungsmaßnahmen durchaus freiwillig und mit Erfolg fortgesetzt werden können. Dies gilt sowohl für Weisungen, wie sie das Jugendgerichtsgesetz ermöglicht (§ 10, II JGG), als auch für Maßnahmen der Jugendhilfe. Die Effizienz der letzteren und vor allem die Einstellung der Jugendlichen zu ihnen haben wir ausführlich untersucht, und die Hälfte der Jugendlichen meinte, daß Jugendhilfemaßnahmen (FE und FEH) sich positiv auf ihre persönliche Entwicklung ausgewirkt hätten und daß für sie dadurch eine entscheidende Perspektive für ihre künftige Entwicklung eingeleitet wurde.

Schlußbemerkung

Die hier aufgeführten ethischen Probleme stammen aus der alltäglichen Praxis. Sie sind wie alle ethischen Fragen dadurch gekennzeichnet, daß es allgemeingültige Leitsätze nicht gibt und daß jeder Arzt in jedem Falle sehr individuell, zugleich aber nicht beliebig, zu einer sachgerechten, menschlich vertretbaren Entscheidung kommen muß. In diesem Sinne können wir in Abwandlung eines Zitates von Bernal y del Rio (1975) sagen: »Ethische Probleme bleiben per definitionem unlösbar. Durch diese Eigenart provozieren sie beim Arzt eine kontinuierliche Beunruhigung, zugleich aber auch den starken Wunsch zu suchen, zu denken und nach neuen Wegen zu forschen.«

Literatur

Bernal y del Rio, V.: Psychiatric Ethics. In: Freedman, A. M., H. I. Kaplan, B. J. Sadock (eds.): Comprehensive Textbook of Psychiatry, 2. ed., vol. 2. Williams & Wilkins Co., 1975.

Müller-Küppers, M., F. Specht (Hrsg.): Recht – Behörde – Kind. Probleme und Konflikte der Kinder- und Jugendpsychiatrie. Huber, Bern–Stuttgart–Wien 1979.

Remschmidt, H.: Das Wohl des Kindes aus ärztlicher Sicht. Z. Kinder-Jugendpsychiat. 6, 409–428 (1978).
Remschmidt, H.: Jugendhilfemaßnahmen in der Retrospektive Betroffener. In: Müller-Küppers, M., F. Specht (Hrsg.): Recht – Behörde – Kind. Huber, Bern–Stuttgart–Wien 1979.
Schönfelder, Th.: Zur Identität des jugendpsychiatrischen Sachverständigen. In: Müller-Küppers, M., F. Specht (Hrsg.): Recht – Behörde – Kind. Huber, Bern–Stuttgart–Wien 1979.

Diskussion

Referenten: Enders, Müller

Oft sieht sich der Gutachter einem kompakt bis normativ besetzten Feld von Richtern gegenüber. Der Gutachter muß dieses Feld für den Individualfall aufweichen, ohne dabei die Verantwortlichkeit und Schuldfähigkeit der Angeklagten je aus dem Auge zu verlieren. Praktisch entscheiden oft die Einstellung des Gutachters und die Wahl seiner Worte den Prozeß (Schreiber, Remschmidt).

Ethische und menschliche Probleme bei sterbenden Kindern

O.H. Braun

Die Notwendigkeit einer Diskussion über ethische und menschliche Probleme bei sterbenden Kindern ergibt sich aus der nicht geringen Anzahl chronisch kranker und großenteils unheilbarer Kinder, die derzeit unter uns leben. Zwar sind auch schon früher viele Kinder gestorben, doch war ihre Leidenszeit in der Regel viel kürzer als heute, so daß sich die Umgebung der seelischen Reaktionen solcher Kinder oft gar nicht bewußt wurde. Durch die moderne Therapie vieler chronischer oder bösartiger Krankheiten werden heute viele Kinder in eine Lage versetzt, in der sich früher nur Erwachsene mit tödlichen chronischen Krankheiten oder im höheren Lebensalter befanden.

Wie denken und fühlen Kinder, die sich auf dem aufsteigenden Ast ihres jungen Lebens den Leiden einer unheilbaren Krankheit und dem drohenden Tod gegenübersehen? Wie können wir ihnen in dieser Lage nicht nur als Arzt mit medizinischen Mitteln, sondern auch als Begleiter und Freund helfen und beistehen? Dies sind die Fragen, die uns beschäftigen, wenn uns solche Kinder begegnen und wenn sie uns in der letzten Phase ihres Lebens anvertraut werden.

Wer es mit diesen Kindern ernst meint und ihnen wirklich helfen will, kann dies nicht mit den Gefühlen allgemeiner Menschenfreundlichkeit allein tun, es ist vielmehr notwendig, daß er sich zuvor mit der Entwicklung der Todesvorstellungen bei Kindern im allgemeinen und bei sterbenden Patienten im besonderen vertraut macht. Es sollte zu den ethischen Pflichten des Arztes gehören, sich die für den Umgang mit sterbenden Kindern notwendigen Kenntnisse anzueignen. Der sog. gesunde Menschenverstand und die autodidaktische Erfahrung sind hierzu im allgemeinen nicht ausreichend.

Durch Untersuchungen an gesunden Kindern verschiedener Herkunft und verschiedener Zeiten besitzt man heute eine ausreichende Kenntnis der Entwicklung ihrer Todesvorstellungen. Während das Kind im Vorschulalter noch keine klare und emotionale Vorstellung vom Tod besitzt, haben erst Kinder ab dem Pubertätsalter eine Todesauffassung und Einstellung zum Geschehen des Todes, wie sie auch bei Erwachsenen vorhanden ist (Nagy, 1948, Stern, 1957, Braun, 1975, Lenard, 1976, Wolff, 1979).

Kinder, die an relativ akuten Krankheiten sterben, reagieren vermutlich dem Problem des drohenden Todes gegenüber prinzipiell nicht anders als gesunde Kinder (Bennholdt-Thomsen, 1959). Bei chronisch und unheilbar kranken, d. h. langsam sterbenden Kindern müssen wir mit Reifungsprozessen rechnen, die auch das Todesverständnis und damit die Einstellung zum drohenden Tod reifen lassen (Asperger, 1979). Die Todesangst äußert sich bei diesen Kindern noch im frühen Schulalter als sog. Kastrationsangst und als Besorgnis um die Integrität des eigenen Körpers, während die echte Todesangst erst nach dem 10. Lebensjahr zu erwarten ist. Direkte Fragen nach dem eigenen Tod können mitunter schon von sehr jungen, d. h. 4- bis 5-jährigen Kindern gestellt werden (Lenard, 1976). Nur selten äußern diese Kinder ihre Gedanken über die eigene Krankheit und ihren möglichen Tod, wofür es eindrucksvolle und erschütternde Beispiele in der Literatur gibt, doch kann man annehmen, daß die meisten Patienten ebenso denken, wenn sie es auch nicht sagen (Lindberg und Lindberg, 1979).

Auch nach ihrem Verhalten zeigen diese Kinder, daß sie während ihres Leidens zu einer frühen Vollendung gelangen, die sie zu Reaktionen befähigt, die man von gesunden Kindern im vergleichbaren Alter im allgemeinen nicht erwarten kann (Asperger, 1979). Diese Kinder zeichnen sich durch eine für ihr Alter ungewöhnliche Güte und Rücksicht auf ihre Umgebung aus (Asperger, 1969). Sie verschenken ihre Spielsachen und machen u. U. Testamente. Sie vermeiden es, über ihre Krankheit zu sprechen, um ihre Eltern nicht zu bekümmern und das sie betreuende Personal, auf das sie angewiesen sind, nicht abzuschrecken. Hierbei spielt natürlich auch das eigene Interesse der Kinder eine Rolle, weil sie auf diese Menschen angewiesen sind. »Wir Kranke müssen ja wohl auf die Gesunden Rücksicht nehmen«, sagte ein 14jähriger Junge kurze Zeit bevor er starb (Wolff, 1979).

Andererseits geraten diese Kinder eben durch ihr Schweigen in eine Zone des Alleinseins, die sie lange vor dem Ende in die stumme Welt des Todes zieht (Raimbault, 1974). Die Kinder schweigen, weil sie ihre Krankheit als Bestrafung empfinden und nicht zuletzt, weil sie auf ihre vielen beunruhigenden Fragen keine Antwort bekommen (Wolff, 1978). Dies wiederum führt zu schweren Verhaltensstörungen mit Apathie, Depressionen, Isolation und Kommunikationseinschränkung (Braun, 1975, Wolff, 1979).

Die Fernhaltung aus einer tödlichen Zone des Schweigens und der Isolation in der letzten Phase ihres Lebens ist ein wahrhaft humanitäres und ethisches Problem ersten Ranges im Umgang mit todkranken Kindern. Die Aufgaben, die auf die das Kind betreuenden Personen zukommen, lassen sich zusammenfassen in den Worten: Begleitung, Wahrheit im Gespräch und helfende Freundschaft.

In der letzten Zeit seines Leidens wird sich das kranke Kind eine Person seines Vertrauens als Begleiter wählen, wenn ihm die Möglichkeit hierzu gegeben ist. Dies wird nur selten die Mutter oder ein anderes Mitglied der Familie sein, weil sich gerade ihnen gegenüber das kranke Kind in den Äußerungen seiner Gefühle zurückhält. Auch der Arzt und die Schwester werden aus den gleichen oder ähnlichen Gründen als Begleiter des Patienten nur selten in Frage kommen. Deshalb wird heute in Zentren, in denen sich diese Kinder sammeln, die Anwesenheit einer dritten, sozusagen neutralen Person für notwendig gehalten, die für die Übernahme der Rolle eines Begleiters geschult und vorbereitet ist. Dies kann ein kirchlicher Seelsorger oder auch ein Psychologe sein. In den USA gibt es für diese Aufgabe einen eigenen Beruf, den man »child life worker« nennt (Plank, 1976). Doch gibt es auch dort Krankenhäuser, in denen diese Aufgabe von Seelsorgern wahrgenommen wird. Oft genug aber spricht das kranke Kind mit ganz peripheren Personen, z. B. mit der technischen Assistentin oder dem Reinigungspersonal, die in keiner Weise auf diese Aufgabe vorbereitet sind und daher die Signale, in denen das Kind spricht, nicht verstehen. Deshalb können sie darauf nicht oder nur unangemessen reagieren.

Wir müssen als Ärzte zugeben, daß diese Entwicklung vielleicht notwendig, aber im Prinzip keinesfalls erfreulich ist. Müssen wir doch damit eingestehen, daß wir im Umgang mit dem todkranken Kind zwar unsere medizinische Aufgabe perfekt erfüllen, aber oft genug an den menschlichen Aufgaben versagen, was für Arzt und Schwester gleichermaßen gilt. Dies ist nicht auf mangelnde Bereitschaft zurückzuführen, sondern auf eine Reihe nicht klar genug erkannter Hemmnisse und Mißverständnisse. Zunächst sind es die eigenen Ängste, darunter die eigene Todesangst, die uns daran hindern, bei diesen Kindern aus uns herauszugehen und mit ihnen frei über Sterben und Tod zu reden. Hieraus resultieren auf unserer Seite Unsicherheit und mißverständliche Verhaltensweisen, die auf das Kind beunruhigend wirken müssen. Beispielsweise glauben wir vor dem Kind so tun zu müssen, als hätten wir keine Angst vor dem Sterben (Wolff, 1979).

In dieser Lage müssen wir uns Mühe geben, erst einmal selbst über die das Kind beunruhigenden Probleme nachzudenken, und feststellen, daß zwischen dem kranken Kind und uns nur ein quantitativer zeitlicher Unterschied besteht, da wir beide dem gleichen Endziel entgegengehen. Wie für uns ist auch für das kranke Kind das Leben »ein beschränkter Auftrag, den es zu erfüllen gilt« (Böckle, 1980). Daß der Begleiter des kranken Kindes für sich selbst die Angst vor dem Sterben besiegt haben muß, um zum Partner des Kindes zu werden, wie Müller (1981, persönl. Mitt.) meint, ist eine Voraussetzung, die wohl nur bei ganz wenigen Menschen gegeben ist. Im Umgang mit dem kranken Kind scheint sie mir jedoch weder notwendig noch erwünscht, vielleicht sogar von Nachteil.

Wer dem todgeweihten Kind helfen will, muß ihm die Wahrheit sagen, wenn er danach gefragt wird. Alle Beobachtungen und Erfahrungen haben ergeben, daß überhaupt keine Chance besteht, dem Kind den wahren Sachverhalt oder zumindest die bedrohliche Lage, in der es sich befindet, zu verbergen. Das Kind zieht die richtigen Schlüsse aus dem Verhalten seiner Umgebung, aus unbedachten Äußerungen, die es aufnimmt, und gelegentlich durch eigene Erkundigungen. So sind Kinder bekannt geworden, die heimlich im Labor anrufen, um ihre Kontrollwerte zu erfahren. Durch die Häufung solcher Patienten in sogen. Zentren sind diese Kinder darüber hinaus auch sehr genau über die Lage von ebenso schwer erkrankten Mitpatienten orientiert (Natterson und Knudson, 1960, Vernick und Karon, 1965, Easson, 1972, Braun, 1975, Steinhausen, 1976.

Einem unheilbar kranken Kind die Wahrheit über seinen Zustand zu sagen, gehört vielleicht zum Schwersten, was auf den Arzt zukommen kann (Yudkin, 1967). Diese Aufgabe kann der Arzt, der wirklich für seinen Patienten da sein will, auch nicht auf dritte Personen, z. B. auf den Seelsorger, auf den Psychologen oder gar auf die Eltern abschieben.

Freilich ist es entscheidend, wie man dem Kinde die Wahrheit sagt. Grundsätzlich sollte man nur dann darüber sprechen, wenn das Kind – sei es durch massive Signale oder direkt – danach fragt. Wenn man über die wahre Diagnose und Prognose mit dem Kind spricht, kann man dies nicht tun, ohne dem Kind die Hoffnung zu lassen. Es ist ein Unterschied, ob man dem Kind sagt, daß es an seiner Krankheit sterben wird oder sterben kann, wie auch alle anderen Menschen sterben werden, etwa im Sinne des amerikanischen Kinderreims: »doctor, doctor, will I die?« »Yes, my child, and so will I«. Es hilft dem Kinde vielleicht auch, wenn man ihm erklärt, daß die schier unerträglichen therapeutischen Maßnahmen auch schon vielen anderen Kindern zur Gesundheit verholfen haben und daß die Forschung dabei ist, noch wirksamere und bessere Mittel zu entwickeln (Braun, 1975, Neidhardt, 1981).

Das offene Gespräch mit dem Kind über seine Krankheit ist allerdings nicht ohne Widerspruch geblieben. Die Erfahrungen mit diesem Vorgehen stammen hauptsächlich aus den genannten onkologischen Zentren. Der Arzt in einem allgemeinen Kinderkrankenhaus oder der nachbehandelnde Kinderarzt und Hausarzt stehen oft vor einer anderen Situation. Es wird eingewendet, daß es sinnvoll und wichtig ist, den Kindern ihre oft ausgeprägten und angstvollen Phantasievorstellungen auszureden. Da die Todesangst aber realistisch und bei allen Menschen vorhanden ist, könne durch ein offenes Gespräch über den bevorstehenden Tod ein wichtiger Abwehrmechanismus zerstört werden, der in der Verdrängung dieses möglichen Ereignisses durch den Patienten besteht (Evans und Edin, 1968). Wie sich die Eröffnung der Diagnose und Prognose dann auswirken wird, wenn das Kind wieder zu Hause in seiner Familie und in seinem gewohnten Freundeskreis lebt, muß jeweils überdacht werden. Wie offen man mit dem Kinde spricht, hängt von Faktoren wie Alter des Patienten, Krankheitsstadium und Aufenthaltsort ab. Jeder Patient muß individuell betrachtet und behandelt werden und auf keinen Fall darf man in dieser wichtigen Frage verallgemeinern (Agranoff und Mauer, 1965, Editorial, 1968).

Wie immer man auch mit dem Kinde spricht, das Wichtigste wird sein, daß der Arzt seine Scheu ablegt, mit dem Kinde über seine Krankheit und, wenn es sein muß, auch über die Frage des möglichen Todes zu sprechen. Gelingt es, mit dem Kind zur rechten Zeit und in einer seiner Lage und seinen Fragen angemessenen Weise ins Gespräch zu kommen, so wird man das Kind herausreißen aus der Zone der Isolierung und des Schweigens. Viele seiner dadurch bedingten Verhaltensstörungen werden sich bessern (Sachtleben, 1970, Braun, 1975).

Die ernsten Gespräche mit dem kranken Kind können zur Herstellung einer persönlichen Beziehung in der letzten Zeit seines Lebens führen. Dies ermöglicht es dem älteren Kind und Adoleszenten, auch nach Dingen zu fragen, wie dem Sinn seines Leidens oder nach dem, was nach dem Tode folgt. Daß solche Fragen möglich sind, zeigen Erfahrungen und Berichte (Lindberg und Lindberg, 1979). Dies ist der Moment, wo der Angesprochene nach seiner persönlichen Überzeugung antworten sollte, auch und gerade dann, wenn es um eine christliche Auffassung von den letzten Dingen des Lebens und Sterbens geht. Hierbei handelt es sich dann keineswegs um die Erteilung »religiöser Ratschläge, die dem Arzt nicht anstehen« (Neidhardt, 1981), vielmehr liegt hier eine echte Art der Seelsorge vor, zu der jeder gerufen sein kann, wenn es darauf ankommt. Nicht selten wird der Gesprächspartner dann erfahren, daß ihm manche überraschende Fragen und Antworten des Kindes dazu verhelfen, selbst Dinge besser zu verstehen, die er bis dahin noch nicht oder nicht einfach genug gesehen hat.

Dieser Standpunkt kann m. E. auch dann vertreten werden, wenn es sich um Patienten handelt, die ohne Religion erzogen worden sind und von der christlichen Botschaft nichts gehört haben. Dies wird oft als doktrinär abgelehnt. Ist es aber nicht genauso doktrinär, wenn ein atheistischer Gesprächspartner durch sein Schweigen auf solche Fragen dem Kinde zu erkennen gibt, daß das Leben über den Tod hinaus ohne Hoffnung ist? Zurückhaltung ist m. E. allerdings dann geboten, wenn es sich bei dem Patienten um einen Angehörigen einer fremden Religion, z. B. des Islams, handelt. Hier würde durch ein christliches Gespräch über die letzten Dinge gegen die islamischen Gesetze verstoßen.

Der Arzt, der durch die intensive Kommunikation mit dem Patienten in der entscheidenden Phase seiner Krankheit eine persönliche Beziehung herstellen konnte, sollte auch zum Freunde des Patienten werden, der dann in der Lage ist, dem dann vielleicht selbst nicht mehr entscheidungsfähigen Patienten die rechte Sterbehilfe zu leisten. Die erste Aufgabe einer humanen Sterbehilfe muß die Erhaltung der Beziehung des sterbenden Kindes zu seiner gewohnten Umwelt sein. Daher ist die Anwesenheit der nächsten Bezugspersonen unerläßlich. Es muß unter allen Umständen vermieden werden, daß der Patient die innere Gemeinschaft mit seinen nächsten Angehörigen vorzeitig verliert (Böckle, 1980). Diese können nur ausnahmsweise durch andere Personen ersetzt werden, die während der Krankheit in freundschaftliche Beziehungen zu dem Patienten getreten sind. Das soll aber nicht heißen, daß sich diese Personen vom Patienten fernhalten. Vielmehr braucht gerade das sterbende Kind auch während der Sterbephase seine Helfer – nicht nur aus medizinischen Gründen. Wir müssen in das Zimmer auch des sterbenden Kindes gehen und dürfen in dieser Lage die Konfrontation mit unseren eigenen Gefühlen und denen des Kindes nicht scheuen (Wolff, 1978). Neben diesen Erfordernissen sind die rein medizinischen Mittel der symptomatischen Therapie zwar unerläßlich, aber doch sekundäre Hilfen. Vor allem dürfen sie nicht zum Alibi für mangelnde Zuwendung zum sterbenden Patienten werden. Eine so verstandene Sterbehilfe ist primär eine Form der Lebenshilfe, denn auch das Sterben ist ein wenn auch besonderer und vielleicht sogar sehr wichtiger Teil des Lebens (Schober, 1980).

In der Sterbephase kann es dann auch auf den Arzt zukommen, sich die Frage vorlegen zu müssen, ob es noch sinnvoll und dem Patienten zumutbar ist, sein Leben mit medizinischen Mitteln, sozusagen um jeden Preis, zu verlängern. Dieses als Euthanasie bezeichnete Geschehen wird ebenfalls als Sterbehilfe angesehen. Jede Form der Euthanasie bedeutet vorzeitige Beendigung eines Lebens, auch dann, wenn es mit künstlichen Mitteln aufrecht erhalten wird. Trotzdem wird sich der Arzt zu ihrer Unterlassung entschließen dürfen, wenn sich die Leiden des Patienten dadurch ins Unerträgliche steigern würden. Ziel dieser medizinischen Form der Euthanasie sollte ebenfalls ein in jeder Weise humanes Sterben des Patienten sein (Gutjahr, 1980). In der Entscheidung zu einer notwendigen und begründeten Form der juristisch allein zulässigen passiven Form der Euthanasie bewährt sich die während der Krankheit gewachsene Freundschaft zum kranken Kind. Die Entscheidung selbst muß der Arzt zwar nach eingehender Rücksprache und im Konsens mit den nächsten Angehörigen treffen, die Verantwortung dafür darf er aber nicht auf ihre Schultern abladen. Eine so verstandene Form der Sterbehilfe kann m. E. auch ethisch verantwortet werden.

Die ethischen und menschlichen Probleme im Umgang mit dem sterbenden Kind sind nicht nur für den Patienten und seine Familie, sondern auch für seine Helfer eine nicht geringe Belastung. Sie fordern auf der einen Seite ein im charismatischen Bereich ungewöhnliches Ausmaß an

Engagement und Zuwendung. Darüber hinaus sollte sich der Helfer, der dem sterbenden Kind ein verständnisvoller Gesprächspartner sein will, selbst mit den Problemen der letzten Dinge gedanklich befaßt haben. Mehr und mehr wird daher eine besondere, psychologisch orientierte Vor- und Ausbildung heute nicht nur vom Arzt, sondern auch vom Pflegepersonal verlangt. Andererseits dürfen sich die gleichen Personen auch nicht mit dem Patienten überidentifizieren, da dies ihre Kraft für nur diesen einen Patienten in unzulässigem Ausmaß beanspruchen würde. Auch kann die Überidentifizierung dazu benutzt werden, sich der eigentlichen Konfrontation mit dem Patienten, seinen Ängsten und Problemen, die oft die eigenen sind, zu entziehen (Steinhausen, 1976, Wolff, 1979). Die Auseinandersetzung mit diesen zwiespältigen Problemen sollte den Helfern durch entsprechende Schulungen und Aussprachen, evtl. in Form von Balintgruppen, erleichtert werden.

Zuletzt sei noch die Frage gestellt, die jedem kommt, der mit sterbenden Kindern ständig zu tun hat, nämlich die nach dem Sinn der Leiden dieser Kinder. Das Sterben eines Kindes ist ja ein besonders unnatürliches und grausames Ereignis. Es erfolgt auf dem noch aufsteigenden Bogen eines hoffnungsvollen Menschenlebens und veranlaßt uns, um mit Asperger (1979) zu sprechen, »gegen das Schicksal oder gegen Gottes Fügungen zu revoltieren«. Ein Kollege, der sich viel mit tumorkranken Kindern befassen muß, meinte kürzlich, er kann in den schrecklichen Leiden und in ihrem Sterben keinen Sinn sehen (Neidhardt, 1981). Viele werden sich diesem Standpunkt anschließen wollen.

Vielleicht sollte man diese Frage nicht so negativ beantworten. Der Stellenwert eines menschlichen Lebens wird weder in unserer Gesellschaft noch im göttlichen Heilsplan von seiner Länge bestimmt. Wenn damit ihr Leben einen Sinn hat, so muß dies auch bei ihrem Leiden und Sterben der Fall sein. Ist es nicht so, daß die Kinderärzte und alle, die sonst mit kranken Kindern zu tun haben, erst durch diese Kinder gelernt haben, was in der Seele eines kranken Kindes wirklich vorgeht? Wurde nicht durch ihre Leiden eine Generation von Ärzten, Psychologen und Seelsorgern zu Publikationen ihrer Erfahrungen und neuen Erkenntnissen auf diesem Gebiet erst angeregt?

Diese Kinder haben ohne Zweifel zur Humanisierung gerade der Kinderheilkunde ganz wesentlich beigetragen. Durch die Erfahrungen im Umgang mit sterbenden Kindern haben sich uns neue Dimensionen ärztlichen Handelns auch im Umgang mit allen anderen, nicht vom Tod bedrohten kranken Kindern ergeben. Auch sie haben Probleme und Fragen, wenn sie krank werden oder gar ins Kinderkrankenhaus müssen.

Der Kinderarzt muß diese ebenso ernst nehmen wie bei todkranken Kindern. Wie in der Erwachsenenmedizin ist der Kinderarzt heute zum direkten Gesprächspartner seiner Patienten geworden, zumindest, wenn es sich um Schulkinder und um die bei uns immer zahlreicher werdenden Adoleszenten handelt.

Somit hat sich auch das Leiden und Sterben von Kindern segensreich ausgewirkt und ist weder umsonst noch sinnlos gewesen. Die »Entdekkung des Patienten« ist eines der faszinierendsten ärztlichen und ethischen Probleme, vor die sich der Kinderarzt in unserer Zeit gestellt sieht.

Literatur

Agranoff, J. H., A. M. Mauer: What should the child with leukemia be told? Amer. J. Dis. Child. 110, 231 (1965).

Asperger, H.: Frühe seelische Vollendung bei todgeweihten Kindern. Wien. klin. Wschr. 81, 365 (1969).

Asperger, H.: Das behinderte chronisch kranke Kind. Kinderarzt, »Sonderheft Konstanz«, 30 (1979).

Bennholdt-Thomsen, C.: Sterben und Tod des Kindes. Dtsch. med. Wschr. 84, 1437 (1959).

Böckle, F.: Humanitas et Scientia. Dtsch. Ärztebl., 3629 (1980).

Braun, O. H.: Das sterbende Kind und seine seelischen Probleme. Ärztl. Fortbild. 25, 361 (1975).

Easson, W. M.: The dying child. The management of the child or adolescent who is dying. Thomas, Springfield, (Ill.) (1970).

Editorial: The dying child. Med. J. Austral., 1011 (1968).

Evans, A. E., S. Edin: If a child must die ... New Engl. J. Med. 278, 138 (1968).

Gutjahr, P.: Sterben und Tod von Kindern in unserer Zeit. Kinderarzt 11, 207 (1980).

Lenard, H. G.: Sterben und Tod bei Kindern. Das Ärztliche Gespräch 24 (Troponwerke Köln), 45 (1976).

Lindberg, I. N., T. Lindberg: A child's experience of imminent death. Acta Paediat. Scand. 68, 645 (1979).

Nagy, M. H.: The child's theories concerning death. J. genet. Psychol. 73.3 (1948).

Natterson, J. M., A. G. Knudson: Observations concerning fear of death in fatally ill children and their mothers. Psychosom. Med. 22, 456 (1960).

Neidhardt, M. K.: Die Entwicklung eines Todesverständnisses beim Kind. Bedeutung und Erleben eigener Krankheit. (Am Beispiel tumorkranker Kinder). Vortrag auf der Tagung der Ev. Akademie Hofgeismar, Bad Orb (1981).

Plank, E. N.: Child-life-worker. Ein neuer Berufszweig Fortschr. Med. 94, 97 (1976).

Raimbault, G.: Children and death. Management of the dying child. XXI. Internat. Congr. Pediat. (1974).

Sachtleben, P.: Die Betreuung des leukämiekranken Kindes und seiner Eltern. Mschr. Kinderheilk. 118, 14 (1970).

Schober, Th.: Ethik in der Medizin. Gesprächsergebnisse, Denkanstöße, Diskussionsbemerkungen. Diakonie 6, 356 (1980).

Steinhausen, H. Ch.: Psychologische Probleme und Aufgaben bei bösartigen Krankheiten im Kindesalter. Klin. Pädiat. 188, 489 (1976).

Stern, E.: Kind, Krankheit und Tod. Reinhardt, München–Basel 1957.

Vernick, J. and Karon, M.: Who's afraid of death on a leukemia ward? Amer. J. Dis. Child. 104, 393 (1965).

Wolff, G.: Sterbebeistand bei Kindern mit onkologischen Erkrankungen. Kinderarzt 9, 1155 (1978).

Wolff, G.: Was wissen denn schon die Kinder? In: Sterbebeistand bei Kindern und Erwachsenen, hersg. von Engelke, E., H.-J. Schmoll, G. Wolff. Enke, Stuttgart 1979.

Yudkin, S.: Children and death. Lancet I, 37 (1967).

Diskussion

Referenten: Enders, Müller

Die Frage, *von welchem Zeitpunkt an* mit einem Kind über Sterben und Tod geredet werden soll, quält den Arzt oft. Vielen sterbenden Kindern kann man die angstvolle Frage von den Augen ablesen. Man bedenke jedoch, daß so manche Kinder den Tod nicht wahrhaben möchten, und es ist sehr die Frage, ob man *jedem* Sterbenden die Unwiderruflichkeit des Sterbens bewußt machen soll. Es kommt nicht so sehr auf »Wahrheit« und »Vorbereitung«, als auf menschliche Begleitung auf dem Wege an, den der Sterbende geht. Jedenfalls ist dieser Weg »keine Station zum Missionieren« (Ewerbeck, Brodehl, Seidler, Olbing, Hübner).

Ethische Probleme des Leistungsdrucks beim Kind, dargestellt am Beispiel des Hochleistungssports

Joseph Rutenfranz

Sport und Bewegungsverarmung

Sport als regulierte Form körperlicher Betätigung findet stets pädiatrisches Interesse. Kinderärzte sehen im Sport eine wichtige Möglichkeit, der Bewegungsverarmung, verursacht durch die mechanisierte Umwelt des Kindes, entgegenzutreten. Sport übernimmt unter diesem Aspekt darum zunächst eine Ersatzfunktion für spontane, aus der eigenen Phantasie geborene Spiele, die in einer Umwelt mit sicherheitsgeprüften Spielplätzen nicht mehr stattfinden können (z. B. Rutenfranz et al. 1974; Ilmarinen und Rutenfranz).

Gegen diese Entwicklung kann Sport eingesetzt werden (Thoren et al.). Er soll dem eklatanten Bewegungsmangel vieler Kinder entgegenwirken, ihre Muskelkraft und Haltung verbessern, das Herz-Kreislauf-System trainieren und motorische Grundfertigkeiten vermitteln, die es erlauben, daß wir uns auch als Erwachsene noch neben unserer fast bewegfungslos gewordenen Arbeit in der Freizeit körperlich betätigen können. Sport kann also etwas sehr Positives sein – er kann die Gesundheit fördern und viel Freude vermitteln.

Leistung und Verantwortung

In Gegensatz zu solchen Erwartungen ist in den letzten Jahren allerdings das Image des Hochleistungssports geraten, von dem Schönholzer, der Nestor der Schweizer Sportmedizin, schon vor Jahren apodiktisch feststellte, daß er nichts mehr mit Gesundheit zu tun habe. Es ist auch immer schwerer geworden zu glauben, daß Hochleistungssport noch etwas mit Freude – z. B. Freude an der Körperbewegung, am Erfolg, an einer gelungenen Leistung – zu tun haben könnte, wenn man von den seltenen Momenten der Siege absieht.

Diese mißlichen Entwicklungen des Leistungssportes sind zweifellos beklagenswert, begründen aber wohl kaum ein ethisches Problem, über das es sich lohnte zu diskutieren. Die Erbringung einer Leistung, selbst einer sportlichen Leistung, stellt ja primär wohl kein ethisches Problem dar. Leistung kann vielmehr zunächst wertneutral betrachtet werden. Zum ethischen Problem wird die Erbringung von Leistung aber immer dann, wenn durch solche Handlungen die Rechte anderer Personen oder die Rechte der eigenen Person tangiert werden. Leistungen können nämlich Vollzüge sein, die ich entweder für andere zu erbringen habe, wie Dienstleistungen, oder ich erbringe Leistungen zwar primär für mich, vergleiche meine Leistungen aber z. B. beim Wettkampf mit den Leistungen anderer und werde dadurch für andere zur Quelle des Neides, der Bewunderung etc.

Im Kindesalter wird dieser Vorgang der Leistungserbringung oft aber noch dadurch kompliziert, daß die Leistungsvorgaben von außen bestimmt werden. Als solche Setzer von Leistungsvorgaben fungieren z. B. Freunde, Eltern, Ärzte oder Trainer. Derartige Zielvorgaben sind Teil jeder Erziehung, sind also nicht sportspezifisch, sie stehen aber von alters her unter dem Anspruch, daß sie von den Erziehern ethisch verantwortet werden müssen.

Hochleistungssport und Leistungsdruck

Besondere ethische Probleme entstehen bei der Erbringung von Leistung also immer dann, wenn dieser Vorgang bei Kindern und Heranwachsenden von außen in Gang gesetzt wird und die Erfüllung dieser Ansprüche unter Druck, unter Zwang oder unter Anbietung hoher Anreize eingefordert wird. Unter solchen Bedingungen könnte aus einer sportlichen Handlung, die ein Kind in freier Selbstbestimmung und aus Freude an einer Leistung vollbringt, und wie sie in vielen kindlichen Spielen als Grundelemente enthalten sind, unversehens Arbeit, und zwar Arbeit mit dem Beigeschmack von Fron, von Plackerei und Quälerei werden. Sport, die wichtigste Nebensache der Welt, wird dann unversehens nicht nur beim Berufssport zur Arbeit, d. h. Arbeit würde dann nach Feierabend oder nach Schulende nur unter veränderten Bedingungen fortgesetzt.

Arbeit unter Leistungsdruck, häufig unter Zeitdruck, kann nicht durch die gestellten Anforderungen allein beschrieben werden, sondern muß die Leistungsfähigkeit der Individuen berücksichtigen (Rutenfranz 1968, 1969; Rutenfranz et al. 1978); sie tritt formal immer dann auf, wenn es dem Handelnden trotz hoher Motivation nicht mehr gelingt, eine von der Person selbst angestrebte oder von außen verlangte Leistung in der dafür vorgesehenen Zeit zu erbringen. Das Erlebnis, eine Leistung unter Druck zu vollziehen, setzt also immer dann ein, wenn die verlangte Leistung nicht mehr mit den selbst gesetzten Zielen übereinstimmt, bzw. wenn die verlangten Leistungen für die vorhandene Leistungsfähigkeit zu hoch angesetzt werden.

Trainingsnotwendigkeiten beim Hochleistungssport im Kindesalter

Im internationalen Hochleistungssport werden nun heute sehr früh sehr hohe Ziele angestrebt, weil die Höchstleistungen für manche Sportarten aus biomechanischen Gründen bzw. aus Gründen der Körperzusammensetzung nur in der Präpubertät oder spätestens in der Pubertät denkbar sind, wie es z. B. die Altersabhängigkeiten der Rekorde im Schwimmen, im Turnen und im Eiskunstlauf andeuten. Will man also erreichen, daß Heranwachsende im Alter von 12-15 Jahren solche Leistungen vollbringen, so muß ihr Leistungstraining z. B. im Alter von 4-5 Jahren systematisch begonnen werden.

Voraussetzungen für derartige Höchstleistungen sind – in Abhängigkeit der verschiedenen Sportarten – : Ausdauer, Schnellkraft, Kraft und Geschicklichkeit (Hollmann und Hettinger).

Das *Ausdauertraining* beginnt heute sehr früh. Sein Ziel ist, die Fähigkeit zu entwickeln, über lange Zeit bei hohen Leistungen die Sauerstoffaufnahme im steady state zu halten. Voraussetzung dafür ist die Fähigkeit, diejenige Leistung (im Verhältnis zur maximalen O_2-Aufnahme), bei der die Milchsäurekonzentration im Blut ansteigt, möglichst relativ »weit« hinauszuschieben. Diese sog. anaerobe Schwelle verschiebt sich mit dem Training z. B. von 40% auf 75% der maximalen O_2-Aufnahme (Williams et al.; Maček und Vávra 1971). Kinder selbst neigen nicht zu Dauerleistungen. Im freien Spiel wechseln sie ständig zwischen hohen Leistungen und Pausen und vollziehen darum spontan eher ein sog. Intervalltraining (Ilmarinen et al. 1979).

Das Ausdauertraining muß diese spontane kindliche Einstellung zur Leistung überwinden. Trainer haben darum seit langem einen möglichst frühen Beginn des Ausdauertrainings gefordert; Kinderärzte haben dagegen früher vor solchem Training gewarnt. Die Sportmediziner haben aber kürzlich festgestellt, daß die Enzymausstattung des Kindes keine Bedenken mehr gegen Dauerleistungen von Kindern rechtfertige. In Konsequenz dieser Feststellungen sind die erlaubten Strecken für kindliche Wettkämpfe immer länger geworden (Klimt et al.). Auch der Marathonlauf ist inzwischen nicht mehr für Kinder tabu (Keul).

Welche Trainingsleistungen muß man nun heute ansetzen, wenn Höchstleistungen in *ausdauertypischen Sportarten* erbracht werden sollen? Für die meisten Läufer von Strecken über 1000 m ist heute der Dauerlauf das bevorzugte Grundprogramm des Trainings geworden, wobei durchschnittlich 180-200 km pro Woche oder mehr gelaufen werden. Welches Laufpensum Kindern und Jugendlichen im einzelnen heute zugemutet wird, ist mir nicht bekannt, da Trainingspläne nur selten bekanntgegeben werden; vor allem bei Jugendlichen dürften die obengenannten Werte im Hochleistungssport aber durchaus erreicht werden, da die Präpubertät für das Ausdauertraining eine Schlüsselstellung einnimmt. Höchstleistungen werden hier nur erreicht, wenn im Alter von 11-14 Jahren ein intensives Dauerleistungstraining durchgeführt wird (Hollmann und Hettinger). Kinder tolerieren dabei Leistungen, wie sie heute z. T. schon im Rahmen des Schulsportes durchgeführt werden, mit Herzfrequenzen um 190 bis 200/min über Zeiten von 10-15 Minuten offensichtlich ohne besondere Probleme (Ilmarinen et al. 1979).

Jugendliche *Radrennfahrer* trainieren heute ebenfalls mit einer Intensität von 150-250 km pro Woche im hügeligen Gelände (z. B. Rutenfranz und Mocellin).

Beim *Schwimmen* werden die Höchstleistungen, vor allem bei weiblichen Personen, wie die Olympia- und Weltrekorde zeigen, im Alter zwischen 13 und 15 Jahren erreicht, weil hier die kardiopulmonale Leistungsfähigkeit bei Bezug auf das Körpergewicht ihren Höchstwert erreicht und das spezifische Gewicht des Körpers gleichzeitig in diesem Alter optimal ist. Das gezielte Training der Mädchen muß darum, wenn man Höchstleistungen erreichen will, im Alter von 4-5 Jahren beginnen.Die Trainingsleistungen, die 1973 für die schwedischen Europameisterinnen nötig waren, lagen bei 65000 m pro Woche und Trainingszeiten von ca. 30 Std./Woche (Åstrand et al). Diese Werte werden heute offensichtlich noch weit überschritten.

Kraft und Geschicklichkeit werden heute bei Sportarten wie Turnen, Turmspringen, Trampolinspringen etc. benötigt. Man führt darum meistens ein gezieltes Krafttraining mit Hanteln und ein Training mit speziellen Bewegungsabläufen durch. Obschon seit Jahren vor zu frühem Krafttraining ärztlicherseits gewarnt wird, ist derzeitig schwer abzuschätzen, in welchem Umfang und ab welchem Lebensalter Krafttraining vollzogen wird. Aus Münchow und Aler (zit. bei Hollmann und Hettinger) ist zu entnehmen, daß Hochleistungssportler, beginnend mit dem 12. bis 16. Lebensjahr, z. T. ein intensives bis hochgradig intensives Krafttraining im Stehen an der Hantel über 10-20 Jahre lang durchführten.

Hinsichtlich des *Bewegungstrainings* liegen uns genauere Angaben aus den Hochleistungszentren vor. Ausgelöst durch die Erfolge der rumänischen Kunstturnerinnen, hat sich diese Disziplin zu einer Domäne des Kindesalters entwickelt. In den Sportinternaten aller Länder scheinen derzeit tägliche Trainingszeiten nach der Schule von ca. 5-7 Stunden üblich geworden zu sein. Lenhart nimmt an, daß z. B. beim Bodenturnen etwa 50 Sprünge pro Tag und 200 Sprünge pro Woche ausgeführt werden müssen, bei einer Trainingszeit von ca. 2000 Std./Jahr. Dies ergibt nach seinen Hochrechnungen ein Pensum von ca. 8000 Sprüngen/Jahr bzw. bei der heute im Höchstleistungssport für diese Disziplin praktisch obligat gewordenen Trainingszeit vom 6.-16. Lebensjahr eine Anzahl von wenigstens 80000 Sprüngen.

Beim *Kunstspringen und Trampolinspringen* läßt sich die für notwendig erachtete Trainingsmenge ebenfalls in der Zahl der Sprünge ausdrücken. So hat Groher (1971 a und b) festgestellt, daß Turmspringer ca. 4500-14000 Sprünge pro Jahr und im Rahmen ihrer Laufbahn etwa 175000 Sprünge absolvieren; beim Trampolinspringen ist die Zahl der

Sprünge noch viel größer. Solche Sprünge bedeuten aber, vor allem wenn sie nicht richtig gelingen, eine hohe Belastung der Wirbelsäule. Vergleichbare Sprungbelastungen sind mit vielen turnerischen Übungen verbunden, vor allem wenn beim Abgang aus einer Flugphase die noch immer erstrebenswerte »preußische« Standphase erreicht werden muß. Hier können Beschleunigungen von mehr als 8 g auftreten (Münchinger).

Auch bei *technischen Disziplinen*, wie beim Speerwerfen, läßt sich die benötigte Bewegungsstereotypie nur durch eine große Anzahl von Übungswürfen erreichen. Beim Speerwerfen ermittelte Rompe, daß ein guter Wurf nur gelingt, wenn die Wirbelsäule nicht nur in der »Frontalebene ausgebogen wird – der Werfer stellt sich unter das Gerät –, sondern gleichzeitig um ihre Längsachse torquiert wird, um die Rumpfmuskulatur in die kinetische Kette des Abwurfes einzubeziehen.« Speerwerfer erzeugen also bei jedem Wurf eine Torsionsskoliose, und dies etwa 6000-mal pro Jahr, wenn sie ein Leistungstraining durchführen. Da Höchstleistungen frühestens nach 8 Jahren erreicht werden, wird die geschilderte Bewegungskette ca. 50000-mal erzeugt, wobei das Hochleistungstraining spätestens im Alter von 12-14 Jahren beginnen muß.

Langfristige Auswirkungen eines Hochleistungstrainings im Kindes- und Jugendalter

Die Bewertung der beschriebenen Trainingsmengen fällt angesichts der bisher publizierten Fakten nicht ganz leicht, weil das epidemiologische Denken im Hinblick auf langfristige Auswirkungen solcher Trainingsformen in allen großen Sportnationen zur Zeit noch unterentwickelt ist. Gefragt wäre hier aber die klare Aussage, daß die genannten Trainingsmengen und Trainingsintensitäten, bei Trainingsbeginn im Kindesalter, für das körperliche, seelische und soziale Wohlbefinden der Kinder auf Dauer unbedenklich sind (Máček und Vávra 1980).Solche Antworten sind zur Zeit nicht möglich; folgende Hinweise scheinen mir aber vertretbar:

Im Hinblick auf das *seelische Wohlbefinden* möchte ich auf die *extreme Monotonie mancher Trainingsabläufe* aufmerksam machen. Dies trifft z. B. besonders auf das Schwimmen, aber auch auf viele technische Disziplinen zu. Kasuistisch sei hier auf die Reaktion einer schwedischen Rekordschwimmerin verwiesen, die nach Abschluß ihrer Karriere äußerte, daß sie ihre eigenen Kinder niemals im Schwimmen unterrichten würde, und daß sie noch jetzt kein Schwimmbad betreten könne ohne die Erinnerung an ihre freudlose Kindheit. Solche Äußerungen sind sicher nicht zu generalisieren, sie werden aber verständlich, wenn man an die exzessiven Trainingszeiten mit ihren Auswirkungen auf die Einschränkung der übrigen Freizeit denkt (Kaminski und Ruoff).

Das andere Problem betrifft die *soziale* Isolierung, die in einer Gruppe mit gleichgerichteten und sehr reduzierten Interessen auftritt. Auch hier gibt es genügend Gegenbeispiele, doch ist die Gefahr einer Verarmung im Hinblick auf soziale Reifungsprozesse unverkennbar.

Hinsichtlich der Auswirkungen auf das *körperliche Wohlbefinden* wird man am ehesten eindeutige Aussagen erwarten können. So hat die Aussage, daß hartes Ausdauertraining durch Laufen, Radfahren und Schwimmen das kardiopulmonale System im Jugendalter nicht schädigt, sondern fördert, viel an physiologischer Plausibilität für sich und wird durch zahlreiche Untersuchungen belegt. Man muß nur bedenken, daß die Vergleichskollektive der meisten Untersuchungen bisher so beschaffen sind, daß die oben gemachte Aussage strenggenommen nur auf die Trainingsgruppe einzuschränken wäre, da Angaben über die »drop outs« praktisch immer fehlen. Darum wäre höchstens der Schluß berechtigt, daß es die Guten eben ausgehalten haben.

Selbst das trifft aber für die Untersuchungen zur Frage von Sportschäden durch Krafttraining und Geschicklichkeitstraining nicht mehr zu. Trotz aller Unvollkommenheit der Vergleichsgruppen setzt sich hier mehr und mehr die Auffassung durch, daß Turnerinnen und Turner, Turmspringer, alpine Leistungssportler, Eiskunstläufer und Speerwerfer, die mit einem Hochleistungstraining im Kindesalter bis zur Präpubertät beginnen müssen, signifikant häufiger Verletzungen und Veränderungen der Wirbelsäule von Krankheitswert aufweisen als vergleichbare Gruppen ohne solche Trainingsbelastungen (Garrick und Requa; Tütsch und Ulrich; Oseid et al.; Refior und Zenker; Schwerdtner et al.; Groher 1969, 1971 a und b; Rompe; Refior; Rütt; Mathie). Andere Autoren, die zu anderen Ergebnissen kommen, schließen nicht aus, daß es sich bei den von ihnen untersuchten Sportlergruppen um ausgelesene Kollektive handelt, die darum eine Generalisierung der Aussage nicht zulassen.

Wenn man nämlich bedenkt, daß von den jeweils 10 Besten in den einzelnen Disziplinen bei den deutschen Juniorenmeisterschaften im Durchschnitt vier danach ihr Training abbrechen, dann wird die Selektion, die man später in Hochleistungskollektiven findet, deutlich. Notwendig wären darum sogenannte prospektive Kohortenstudien im Hochleistungssport mit voller Verfolgung aller »drop outs« und nicht nur der »Überlebenden«.

Hier scheint mir aber das Hauptproblem des derzeitigen Höchstleistungssportes im Kindesalter zu liegen, das mir aus der Arbeitsmedizin sehr vertraut ist. Die Aussage, daß eine Entwicklung keine Schäden setzt, ist nach aller Erfahrung sehr viel schwerer zu treffen als die umgekehrte Aussage (Hernberg), so daß die voreiligen sogenannten falsch-negativen Aussagen, die dann als Freibriefe für Trainingsformen schnell aufgegriffen werden, das eigentliche Problem darstellen.

Ethische Überlegungen und praktische Konsequenzen

Welche ethischen Probleme ergeben sich aus diesen Feststellungen für den Pädiater? Er mag sich – wie es heute wohl meistens geschieht – um nichts kümmern. Wenn der Pädiater sich aber als Anwalt der Kinder betrachtet, bleibt er dann durch Geschehenlassen wirklich schuldlos?

Er kann sich andererseits um diese Probleme kümmern; dann gerät er aber fast immer in Konflikte mit Eltern, Kindern oder Trainern, wenn er sich nicht auf die Ideologie des Höchstleistungssportes bedenkenlos einlassen will. Er muß sich darauf einstellen, daß man ihm vorwerfen wird, daß er ja nichts von der Sache verstehe, da er z. B. selbst kein Hochleistungssportler gewesen sei. Er gerät darüber hinaus oft auch in Konflikte mit seinen sportärztlichen Kollegen, unter denen sich nach meiner Erfahrung in unserem Land nur erstaunlich wenige Pädiater befinden. Ich möchte trotz aller solcher Erfahrungen dringend empfehlen, daß sich in die Diskussion um die Probleme des Höchstleistungssportes im Kindesalter vermehrt Pädiater einmischen sollten, wie es in anderen Ländern z. T. schon länger üblich ist (z. B. ČSSR, Schweden, Norwegen). Aufgrund der Erfahrungen aus diesen Ländern hielte ich folgende Konsequenzen unter ethischen Gesichtspunkten für gerechtfertigt:

1. Sinngemäße Anwendung der Deklaration von Helsinki bzw. Tokio auf den Menschenversuch »Hochleistungstraining«;
2. altersgemäße schriftliche Aufklärung über die gesundheitlichen Risiken bestimmter Trainingsmethoden in einzelnen Sportarten;
3. gesundheitliche Überwachung von Kindern im Hochleistungssport durch Ärzte, deren berufliche Reputation nicht von Rekorden der Sportler abhängt;
4. Bildung von Ethik-Kommissionen in den Sportverbänden, an die sich Kinder oder Eltern wenden können. Diese Kommissionen sollten Trainingsmethoden und ihre Risiken für Kinder unter ethischen Gesichtspunkten diskutieren und kontrollieren;

5. Festsetzung von Altersgrenzen für die Teilnahme an Olympischen Spielen und Weltmeisterschaften, damit ein altersentsprechender Leistungsaufbau erreicht werden kann und vor allem die Frauendisziplinen nicht von Kindern dominiert werden.

Es geht offensichtlich eine große Faszination von Kindern aus, die bei Olympischen Spielen Höchstleistungen erbringen. Ebenso offenkundig ist es aber auch, daß das weitere Lebensschicksal dieser Kinder nach Ende der Olympischen Spiele oft sehr schnell vergessen wird.

Literatur

Åstrand, P.-O., L. Engström, B. O. Eriksson, P. Karlberg, J. Nylander, B. Saltin, C. Thorén: Girl Swimmers. Acta Paediat. (Uppsala), Suppl. 147 (1963).

Garrick, J. G., R. K. Requa: Girl's sports injuries in high school athletics. J. Amer. med. Ass. 239, 2245-2248 (1978).

Groher, W.: Kreuzschmerzen und Wirbelsäulenveränderungen bei Kunst- und Turmspringern. Sportarzt u. Sportmed. 20, 444-450 (1969).

Groher, W.: Rückenschmerzen bei Kunst- und Turmspringern. (Versuch einer Analyse). Sportarzt u. Sportmed. 22, 261-263 (1971a).

Groher, W.: Belastungen kindlicher und jugendlicher Lendenwirbelsäulen beim Sport (Turnen, Kunstspringen, Trampolinspringen). In: Stucke, K., (Hrsg.): Deutscher Sportärztebund, Verhandlungen 24. Tagung Würzburg 14.-17.10.1971, S. 176-178. Demeter, Gräfelfing 1971b.

Hernberg, S.: Auswertung von Epidemiologischen Kohortenuntersuchungen in der Arbeitsmedizin mit besonderer Berücksichtigung von Validitätsfragen. In: Brenner, W., J. Rutenfranz, E. Baumgartner, M. Haider (Hrsg.): Arbeitsbedingte Gesundheitsschäden – Fiktion oder Wirklichkeit? Bericht über die 20. Jahrestagung der Deutschen Gesellschaft für Arbeitsmedizin e. V. vom 27.-30.4.1980 in Innsbruck, S. 7-14. Gentner, Stuttgart 1980.

Hollmann, W., Th. Hettinger: Sportmedizin – Arbeits- und Trainingsgrundlagen. Schattauer, Stuttgart–New York 1976.

Ilmarinen, J., J. Rutenfranz: Longitudinal studies of the changes in habitual physical activity of schoolchildren and working adolescents. In: K. Berg, B. O. Eriksson (eds.): Children and Exercise. IX. International Series on Sport Sciences, Vol. 10, pp. 149-159. University Park Press, Baltimore 1980.

Ilmarinen, J., J. Rutenfranz, M. Achenbach: Some problems of assessing the maximal aerobic power and the daily physical activity of school-children in longitudinal and intervention studies. In: Tammivuori, T. (ed.): Evaluation in the development of physical education. International Congress of Physical Education, Jyväskylä, Finnland, 1976, pp. 165-176. The Finnish Society for Research in Sport and Physical Education, Publication 64, Helsinki 1979.

Kaminski, G., B. A. Ruoff: Kinder im Hochleistungssport. In: Gabler, H., H. Eberspächer, E. Hahn, J. Kern, G. Schilling (Hrsg.): Praxis der Psychologie im Leistungssport, S. 200-224. Bartels & Wernitz KG, Berlin–München–Frankfurt/M. 1979.

Keul, J.: Vortrag auf dem 19. Magglinger Symposium. 15.-19.9.1980.

Klimt, F., J. Rutenfranz, P. Knauth: Sport scolaire et physiologie du travail. Colloque international »Sport et progrès de l'homme«, Paris, 21-24 mai 1975. Médecine du Sport 50, 31-35 (1976).

Lenhart, P.: Belastungen des Bewegungsapparates beim Bodenturnen der Damen. In: Stucke, K., (Hrsg.): Deutscher Sportärztebund, Verhandlungen 24. Tagung Würzburg 14.-17.10.1971, S. 181. Demeter, Gräfelfing 1971.

Máček, M., G. J. Vávra: Cardiopulmonary and metabolic changes during exercise in children 6-14 years old. J. appl. Physiol. 30, 200-204 (1971).

Máček, M., J. Vávra: F.I.M.S. position statement on training and competition in children. J. Sports Med. Physical Fitness 20, 135–138 (1980)

Mathie, F.: Schäden am Bewegungsapparat von Jugendlichen im alpinen Leistungssport. 7. Orthop. 115, 866–875 (1977).

Münchinger, R.: Die auf die Wirbelsäule wirkenden mechanischen Kräfte. Rheum. Forsch. Prax. 2, 136 (1964).

Münchow, Aler: zit. nach W. Hollmann und Th. Hettinger: Sportmedizin – Arbeits- und Trainingsgrundlagen, S. 266. Schattauer, Stuttgart–New York 1976.

Oseid, S., G. Evjenth, H. Gunnart, D. Meen: Lower back trouble in young female gymnasts. Frequency, symptoms and possible causes. In: Grupe O. (Hrsg.): Sport in unserer Welt – Chancen und Probleme (Referate, Ergebnisse und Materialien). S. 564–565. Springer, Berlin–Heidelberg–New York 1973.

Refior, H. J.: Wirbelsäulenveränderungen bei Leistungsturnern – Verlaufsbeobachtungen bei Kindern und Jugendlichen. In: Stucke, K. (Hrsg.): Deutscher Sportärztebund, Verhandlungen 24. Tagung Würzburg 14.-17.10.1971, S. 171-175. Demeter, Gräfelfing 1971.

Refior, H. J., H. Zenker: Wirbelsäule und Leistungsturnen. Münch. med. Wschr. 112, 463–467 (1970).

Rompe, G.: Wirbelsäulenschäden jugendlicher Speerwerfer. In: Stucke, K. (Hrsg.): Deutscher Sportärztebund, Verhandlungen 24. Tagung Würzburg 14.-17.10. 1971, S. 179-180. Demeter, Gräfelfing 1971.

Rütt, A.: Jugendsport und die Schädigungsmöglichkeiten der Wirbelsäule, insbesondere bei der Scheuermann'schen Krankheit. In: Stucke, K. (Hrsg.): Deutscher Sportärztebund, Verhandlungen 24. Tagung Würzburg 14.-17.10.1971, S. 166-170. Demeter, Gräfelfing 1971.

Rutenfranz, J.: Der Begriff der Leistungsfähigkeit des arbeitenden Menschen. In: Hertz, C. W. (Hrsg.): Begutachtung von Lungenfunktionsstörungen, S. 24-43. Thieme, Stuttgart 1968.

Rutenfranz, J.: Das Phänomen der Hetzarbeit als arbeitsmedizinisches Problem. Arbeitsmed., Sozialmed., Arbeitshyg. 4, 205-208, (1969).

Rutenfranz, J., I. Berndt, P. Knauth: Daily physical activity investigated by time budget studies and physical performance capacity of school boys. In: Borm, J., M. Hebbelinck (eds.): Children and Exercise, pp. 79-86. Proceedings of the Vth International Symposium held at Den Haag (Belgium), October 14-17, 1973. Acta paediat. belg. 28, Supplément 1974.

Rutenfranz, J. J. Ilmarinen, R. Ilmarinen: Arbeitsphysiologische Aspekte zur Sonderstellung der Jugendlichen. Kinderarzt 9. 193-201; 329-333 (1978).

Rutenfranz, J., R. Mocellin: Die Beeinflussung der körperlichen Leistungsfähigkeit (W_{170}) durch Training bei jugendlichen Leistungssportlern. Das öffentliche Gesundheitswesen 33, 195-198 (1971).

Schwerdtner, H. P., N. Fohler, E. Schmitt: Vorschädigung oder Sportschäden der Wirbelsäule bei Hochleistungssportlern im Kunstturnen? Sportarzt u. Sportmed. 27, 155-166 (1976).

Thorén, C., V. Selinger, M. Máček, J. Vávra, J. Rutenfranz: The influence of training on physical fitness in healthy children and children with chronic diseases. In: Linneweh, F. (ed.): Current Aspects of Perinatology and Physiology of Children, pp. 83-112. Springer, Berlin–Heidelberg 1973.

Tütsch, C., S. P. Ulrich: Wirbelsäule und Hochleistungsturnen. Schweiz. Rundschau Med. Praxis 62. 1085-1098 (1973).

Williams, C. G., C. H. Wyndham, R. Kok, M. J. E. von Rahden: Effect of training on maximum oxygen intake and on anaerobic metabolism in man. Int. J. angew. Physiol. 24, 18-23 (1967).

Gelebte Ethik in Lambarene

H. Mai

»Ein Vortrag ist ein Wagnis. Er muß, im Gegensatz zum geschriebenen Wort, unmittelbar wirken.« Mit diesen Sätzen Friedrich Dürrenmatts möchte ich Sie, meine Damen und Herren, bitten, mir in Gedanken an den Kongo zu folgen, in eine Missionsstation. Dort wollen Nordeuropäer das Christentum verbreiten, missionieren wollen sie. Helfend ist eine junge Skandinavierin unter ihnen. Eines Augenblicks wird sie überfallen und vergewaltigt. Alsbald setzen die christlichen Missionare Mutter und Kind vor die Tür. Auch in der Heimat wird sie mit dem Kind, gar mit einem halbschwarzen, nicht geduldet. Davon erfährt – obwohl durch fast tausend Kilometer schwer gangbaren Geländes, Urwald, Dschungel und Savanne getrennt – Albert Schweitzer. Unverzüglich heißt er Mutter und Kind kommen und bei ihm bleiben, solange sie wollen. *Das ist gelebte Ethik!*

In rührend gütig-väterlicher, aber auch energisch führender Art hat sich der damals 85jährige der beiden Verstoßenen angenommen. Mit dem kleinen Mischling wuchs, in Achtung vor jedem Leben, auch ein verlassener, gleichaltriger Schimpansen-Säugling heran. Mehr noch: Ein Jahrzehnt später kehrte jene Mutter aus ihrer Heimat, wo sie nach Jahren endlich doch leidlich geduldet wurde, erneut nach Lambarene zurück. Albert Schweitzer war längst nicht mehr am Leben. Über seinen Tod hinaus aber lebte tiefe Dankbarkeit im Herzen jener, der er einst beigestanden hatte. Ein Jahr lang arbeitete diese Dame unentgeltlich in Lambarene, anderen, Fremden, in Not Geratenen helfend, um postum Dank abzustatten. *Ethik als Tat hatte Ethik als Gesinnung erzeugt.*

Zahlreiche Beispiele ähnlicher Art könnte ich Ihnen von diesem Ethiker erzählen, der in der Morgendämmerung auf dem Tropeninstrument seine Finger mit Bach-Fugen geläufig hielt (sie mußten doch auf den Europareisen die Mittel für den Spitalsunterhalt einbringen!), der dann Stunden hindurch im glühheißen Operationssaal als Chirurg tätig war, der viele Stunden des Nachmittags als Handarbeiter am Bau seines Spitals zu werken hatte und der schließlich bis Mitternacht geistig ringend jene Werke schuf, die nach ihm Generationen in aller Welt bewundernd nacharbeiten.

Manche Nacht verging freilich in Lambarene, die der Grand Docteur ohne Pause am Bett eines Schwerkranken, eines Sterbenden verbrachte, Arzt und Seelsorger zugleich. Er hörte auf seine innere Stimme – das Daimonion des Sokrates: Wer hat mich jetzt nötiger? Die Menschheit, der ich Achtung vor allem Leben nahebringen will, die ich vor den tödlichen Gefahren der Atomwaffen warnen muß, oder die Mutter, die unter der Geburt zu verbluten droht? Sein Gewissen entscheidet – wieder verbringt er eine Nacht in der drückend heißen Krankenhütte am Äquator: *gelebte Ethik!*
Ein weiteres Beispiel: der grausam gequälte, von Lepra übel zugerichtete Kranke, dessen Lunge überdies von Tuberkulose durchsetzt ist, was eine häufige Kombination darstellt. Doch nicht genug damit. Unausweichlich war eines Tages bei diesem Patienten die Amputation eines Oberschenkels erforderlich, ein schauderhaftes Krankenlager im heißen Tropenklima jener Zeit, für uns hier schwer nachfühlbar. Doch das Leiden für diesen Gequälten war noch nicht zu Ende. Ein Starrkrampf hat das Übermaß noch weiter gesteigert. Nacht für Nacht kam der Arzt Albert Schweitzer an dieses Schmerzenslager, helfend, lindernd, tröstend – Wochen, Monate. Der Mann lebt heute noch, 20 Jahre nach dieser Tortur, voller Dank an den großen Doktor, dessen Grab er auf seinem Stelzbein in schweren Gedanken immer wieder aufsucht. *Gelebte Ethik in Lambarene.*

Wieviel Mühe hat sich Schweitzer gemacht, um Verständnis für den Mitmenschen unter den fast »erblich« (sit venia verbo) genannten Stammesfeindschaften zu wecken. Wenn heute in Lambarene Blutspenden unter einst höchst verfeindeten Rassen möglich sind, so ist auch hier Schweitzers persönliches Vorgehen nicht ohne Einfluß geblieben.

Oder: Er lehrt in ebenso einfacher wie überzeugender Beredsamkeit, daß der Zweitgeborene bei Zwillingen keineswegs ein böser Geist des ersten sei, den es schnellstens zu beseitigen gelte. Tief verwurzelt ist in manchen Stämmen dieser Aberglaube. Hier den wirklich nachhaltig wirksamen Ausweg zu finden, ist eine sowohl Überzeugungskraft wie Geduld erheischende Aufgabe. Es existiert ein Bild des Urwaldarztes, der glücklich lächelnd, auf den Armen ein solches Zwillingspärchen trägt.

Nur wenigen ist es gegeben, mit sehr einfachen, leicht faßbaren Worten tiefgründige Aussagen zu machen, eine verwickelte Sachlage klarzustellen, Verstand und Gemüt zugleich anzusprechen. Schweitzer hat diese Fähigkeiten besessen, aber auch meisterlich genutzt. »Versteht das auch die Waschfrau?«, soll er einen Zensor einmal gefragt haben, »sonst wäre meine Philosophie falsch«.

Während seiner Sonntagspredigten in Lambarene hatte er schlichte Naturkinder, einfache Alltagsmenschen ohne höhere Schulbildung, aber auch schmerzgequälte Patienten vor sich. Sein umfassendes akademisch-theologisches Wissen behielt er in einer solchen Stunde für sich. Er sprach mit diesen Zuhörern nur über Situationen, die sie gut einzusehen vermochten. Das war *seine* Art von Mission – *es war gelebte Ethik.*

Für den Theologen Schweitzer steht fest, »daß die Mission an sich und für mich gar nicht in erster Linie eine ausschließliche Sache der Religion ist. Weit entfernt! Sie ist eine Aufgabe der Menschlichkeit«.

Im seelsorgerischen Bereich hat er die Erfahrung gemacht, daß seine afrikanischen Brüder »eine große natürliche Aufnahmefähigkeit für das Elementare in der Religion« haben. Er fand sie tiefer denkend, als erwartet. »Das Historische liegt dem Eingeborenen naturgemäß fern. Die Zeit zwischen Jesus und uns kann er nicht ermessen. Dafür aber hat er ein elementares Bewußtsein von der Erlösung als solcher. Das Christentum ist für ihn das Licht, das in die Finsternis der Angst scheint. Es versichert ihm, daß er nicht der Gewalt von Ahnen- und Naturgeistern und Fetischen ausgeliefert ist, und daß kein Mensch unheimliche Macht über den anderen besitzt.«. »Nie habe ich das Sieghaft-Elementare in den Gedanken Jesu so empfunden«, schreibt Schweitzer in seinen frühen Berichten über Land und Leute am Ogowe, »als wenn ich in der großen Schulbaracke zu Lambarene den Eingeborenen die Bergpredigt oder die Gleichnisse des Herrn und die Sprüche des Apostels Paulus von dem neuen Dasein, in dem wir wandeln, auslegen durfte«.

Ich selbst habe an vielen, heißen Abenden die Auslegungen biblischer Texte dieses begnadeten Missionars miterlebt, nie ohne tiefen Eindruck. Ich erzähle zuweilen, mich habe nicht selten das Gefühl überkommen, der Interpret sei bei jenen biblischen Geschehnissen, die er äußerst packend, faßbar und glaubhaft zu schildern verstand, selbst beteiligt und zugegen gewesen.

Ist es nicht ein erstaunliches Phänomen: Zu Beginn des Krieges (1914) bezieht ein bewaffneter französischer Kolonialsoldat Wachtposten vor der Hütte der beiden Deutschen in Lambarene, Albert Schweitzer und seiner Frau. Das Skalpell wird Schweitzer zeitweise verwehrt. Genau in diesem Augenblick kommt ihm der lange gesuchte Ausdruck für seine Empfindung einer umfassenden Ethik, die, getragen vom Geiste Jesu, für alle verständlich, aussagen soll, wie zwingend verpflichtend für jeden Achtung und Rücksicht auf jedes Leben seiner Mitwelt sei: »Ehrfurcht vor dem Leben.«.

Seit früher Jugend war Albert Schweitzer geradezu gequält von der

Entzweiung in aller Natur, weil Leben nur unter Vernichtung anderen Lebens existieren kann. Er war getrieben von der Idee, diesem Widersinn der Natur vom Geiste Christi her auf die Spur zu kommen. Und gerade im Jahr des weltweiten Völkermordes gab das »eiserne Tor«, wie er es nannte, nach: Ehrfurcht vor dem Leben – das ist es, was alles umfaßt. »In dieser universalen Formel ... treffen sich die Ströme der christlichen Überlieferung und des rationalen Denkens« (U. Neuenschwander).

Das Wort *Ehrfurcht* tritt zum ersten Mal im Jahre 1698 bei Gryphius auf und wird erst 1741 in einem Wörterbuch verzeichnet. Bei Melanchthon ist das Adjektiv *ehrfürchtig* nachgewiesen. Erst später ist aus diesem Adjektiv das Substantiv Ehrfurcht gebildet worden, um den Begriff des lateinischen Wortes reverentia auszudrücken. Trotzdem trifft heute weder die englische Bezeichnung »reverence of life« noch die französische Bezeichnung »respect de la vie« ganz genau das gleiche wie die deutsche Wortfolge *Ehrfurcht vor dem Leben* (Persönliche Mitteilung von Prof. Schützeichel/Münster).

Ehrfurcht vor dem Leben »begreift alles in sich, was als Liebe, Mitleiden, Mitfreude und Mitstreben bezeichnet werden kann«. Liebe steht betont an erster Stelle. Nicht so sehr ist damit der Eros der Antike gemeint, die körperliche Zuneigung Gleichdenkender und -fühlender, als vielmehr Achtung und Rücksicht, Verständnis und Zuhören, Mitgefühl und Herzenswärme, Takt und Hilfsbereitschaft gerade da, wo rein menschliche Empfindung solche Haltung nicht auslöst und begünstigt.[1)] Viele Denker haben sich mit dieser für das Zusammenleben der Menschen entscheidenden Situation beschäftigt. Schopenhauer spricht von der »Tugend der Menschlichkeit«. Wir können aber ebenso mit Romano Guardini fordern: »Alle Türen müssen offen stehen.«

Für die vom Sokrates-Schüler Antisthenes (ca. 400 v. Chr.) geforderte Brüderschaft unter den Menschen erzähle ich Ihnen ein eigenes Erlebnis, das sich mir tief eingeprägt hat:

In meinem letzten Arbeitsjahr (1976) in Afrika waren einige der Schule und dem Elternhaus soeben entwachsene Mädchen aus Frankreich zu uns nach Lambarene gekommen. Einige Wochen hindurch sollten sie bei uns vorbereitet werden auf den schweren Dienst in einzeln verstreuten Dispensairs. Am ersten Sonntagmorgen ertrinkt eines dieser blutjungen

---

1) Das althochdeutsche Wort liob bedeutet neben Liebe auch soviel wie Angenehmes, Freude, Wohlgefallen.

Mädchen beim Baden im reißenden Ogowe-Strom. Anteilnahme und Mitgefühl aller afrikanischen Mitglieder des Schweitzer-Hospitals sind echt, tief und mitmenschlich einfühlsam. Doch in der anschließenden Nacht geschieht etwas völlig Unerwartetes: Eine große Schar gleichaltriger schwarzer Mädchen versammelt sich abends am Sarg ihrer toten, bis dahin nahezu unbekannten weißen Schwester, hält Totenwache und singt ergreifend schön Lied um Lied aus dem Leiden ihrer eigenen Stämme. Ich war direkt anwohnender Ohrenzeuge und werde dieses Erlebnis nie aus meinen Gedanken verlieren. Ich empfand es als gelebte Ehrfurcht vor dem Leben, um so mehr, als jene Sängerinnen den Ethiker von Lambarene kaum mehr kennen konnten; er war schon 11 Jahre vorher gestorben.

Eine Frage drängt sich mir auf: Dürften wir – mutatis mutandis – bei uns Ähnliches erwarten? Ein Neger verliert, ohne länger bekannt zu sein, in einem europäischen Dorf plötzlich sein Leben. Kommt die Jugend eine ganze Nacht hindurch zu Totenwache und Gesang?

Der Denker Albert Schweitzer hat es sich sein Leben hindurch nicht leicht gemacht, auch und gerade mit sich selbst nicht. Er meint einmal: »Den Kampf gegen das Böse, das im Menschen ist, haben wir nicht im Richten anderer, sondern nur mit dem unserer selbst zu führen«. Wir kennen ferner seine Überlegungen, die er im Blick auf Gedanken antiker Philosophen und Religionslehrer vieler Kulturen Asiens und Europas angestellt und präzisiert hat. Er findet dort tiefe Ideen. Im Vordergrund einer jeden Weltanschauung aber steht der Mensch. Das ist naheliegend und verständlich, vielleicht sogar zwingend, doch es genügt Schweitzer nicht. Gerade sein Leben »zwischen Wasser und Urwald« lehrt ihn Weiteres.

Ihm tritt so deutlich wie nie vorher der unerbittliche Kampf in der Natur vor Augen, Aufbau und Vernichtung, »Sinnvolles in Sinnlosem«, Er erlebt in Stundenfrist den Verlust seines Nahrungsvorrates durch einen Heerwurm großer, gefräßiger Ameisen. Ein Leopard raubt ihm in Augenblicken sein ganzes Hühnervolk. Vor seinen Augen ringelt sich eine riesige Pythonschlange vernichtend um den Leib eines Kleinkindes – »Leben inmitten von Leben, das leben will.«.

Schweitzers Ohr vernimmt in der Tropennacht den Siegeslaut der Gierigen, die leben wollen und leben sollen, und er erschrickt über Töne von Schmerz, Todesangst und Qual unzählbarer Opfer. Man kann mit Albert Einstein sagen: »Die Natur verbirgt ihr Geheimnis durch die Erhabenheit ihres Wesens, nicht durch List.«

Nicht so Albert Schweitzer. Ihn veranlassen solche Beobachtungen zu weiteren Gedanken. Er schreibt statt dessen: »Die Natur ist schön und großartig, aber in ihrem Buch zu lesen ist schaurig.« Weithin bekannt ist das Begebnis, mit dem er Kindern die Bedeutung des Lebens vorzuführen verstand. Er hatte in den Händen wilder Burschen einen jungen, noch flugunfähigen Raubvogel angetroffen. Unverzüglich kaufte er den Kindern dieses Tier ab, um dessen Leben zu retten. Sogleich geriet aber der Retter in die Gewissensnot: Um dem großen Tier das Leben zu erhalten, war der Tod unzähliger kleinerer Tiere (Fische) unausweichliche Voraussetzung. Schweitzer erklärte den Kindern dieses Leben, das leben wollte und sollte unter Leben, das ebenfalls leben wollte. Der Ausweg aus diesem Sinnzwiespalt kann nur gefunden werden in »einer ins Grenzenlose erweiterten Verantwortung gegen alles, was lebt«, in der dem eigenen Inneren gewissenhaft abgelauschten Überlegung. Schweitzer opferte damals sehr viele Fische, aber keinen einzigen mehr als nötig. Seine Ethik erfüllt sich also im höchsten Grad eigener Verantwortung und ist für jeden vielleicht noch deutlicher zu empfinden als Kants Betonung vom »Gerichtshof im Inneren des Menschen«. Eduard Spranger sieht in dieser im Inneren getroffenen Konfliktentscheidung geradezu die »Vorbedingung für das ethische Erlebnis«.

Der Mensch der Gegenwart ist in Versuchung, ohne tiefere Überlegung, rein für den Augenblick, ganz zu seinen Gunsten zu entscheiden. Er teilt seine Mitmenschen in gute und böse ein und sieht in seiner Umgebung nur nützliche oder schädliche Faktoren. Wer ihm etwas nimmt, was er haben möchte, gilt als Schädling: Weg mit ihm! Hasen im Blumengarten, Schmetterlinge, deren Nachkommen an seinem Obst nagen. Er mordet Ozelote, weil ihre Felle ihn wärmen oder sogar angeblich auch schmücken. Er jagt Wale, weil er ihr Fett haben will. Er, der Homo sapiens, ist in seiner blinden Gier bereits weit vorangekommen, diese und viele andere Tiere auszurotten, zahlreiche Pflanzen dazu, die ihm im Augenblick Nutzen versprechen, deren endgültigen Verlust er aber in seine vorausschauende Berechnung nicht einzuschließen versteht (Beispiel: Wälder).

Wie deutlich trägt Eduard Spranger seine Hoffnung vor: »In der Rolle des Herrn von Weltbezirken hat der Mensch Gewissen und trägt Verantwortung.« Und demgegenüber heute Alexander Mitscherlich: »Der Mensch ist imstande, rücksichtslos, einsichtslos, gewissenlos das zu zerstören, was er mit Rücksicht, Einsicht und Verantwortung errichtet hat.«

Dies alles sieht, erlebt, erwägt und beurteilt der Ethiker von Lambarene. Ein ganz typisch Schweitzerscher Satz lautet: »Die in der Gesellschaft in Umlauf gesetzten Begriffe von Gut und Böse sind Papiergeld, dessen Wert nicht nach der aufgedruckten Ziffer, sondern nach seinem Verhältnis zum Goldkurs der Ethik einer Ehrfurcht vor dem Leben zu bemessen ist.«

Schweitzer vermißt in den Lehren jener vielen Denker und Philosophen, die sich ihre Gedanken nur um den Menschen machen, das Erfassen der gesamten Kreatur. Noch deutlicher beginnen wir heute, von Umwelt zu sprechen[1]

Mit großer Treffsicherheit hat H. W. Bähr in einem Vortrag vor der Universität Straßburg (7.5.1975) die ethischen Maximen Albert Schweitzers auf unsere heutigen Umweltsorgen bezogen:

«Die kosmische Ethik soll, über die Sympathiegefühle für die Natur hinaus, eine bewußte, klare Forderung an den einzelnen und an die Gesellschaft sein. Sie sucht die Wachheit des Gewissens zu steigern, den Blick auf das Problem zu lenken, sie führt in die Konzentration eines umfassenden ethischen Prinzips.

In den Aufsätzen aus seinen letzten Lebensjahrzehnten wird das ethische Naturverhältnis grundsätzlich von Schweitzer als eine Signatur von Epochen gedeutet, wie er in seiner Pariser Akademie-Rede erklärt, als eine herausragende Idee in der Evolution des Denkens der Menschheit. Zugleich hebt er in dieser Zeit bis 1965[2] für die kosmische Ethik die religiösen und humanitären Bereiche hervor. Der christliche Begriff der Barmherzigkeit, die auf die Misericordia Domini blickt und sich auf die Nachfolge Jesu beruft, erscheint auch jetzt, wie in den frühen Jahren, in seinem helfenden Verständnis für die Kreatur.

Daß in der Philosophie ethische Gesichtspunkte gegenüber der Natur Erwähnung finden, war nicht neu, als Schweitzer seinen Entwurf einer kosmischen Ethik begann; die geistesgeschichtliche Tradition reicht in der europäischen Überlieferung von den Pythagoräern und der Stoa bis zu modernen Denkern und Naturforschern. Neu aber und bahnbrechend ist, daß Schweitzer das Thema in einer bisher nicht entwickelten Form sieht, neu ist, daß er es zu einer zentralen Frage der Ethik erklärte und daß er, aus den von ihm erlebten Zusammenhängen heraus, begrifflich das Grundprinzip ethischen Handelns an der natürlichen Welt schuf, das Gebot der Ehrfurcht vor dem Leben in der Natur.

Durch sein Wirken und seine Positionen in diesem Bereich weist er auf eines der großen ethischen Probleme, die sich dem Handeln des Menschen und der Forschung stellen: Für die Zukunft ist es durch Albert Schweitzer nun erkennbarer und faßbarer geworden. Dieses Lebenswerk bleibt, wie immer man den Begründungszusammenhang beurteilen mag, eine Leistung von prinzipieller sachlicher Tragweite in der Interpretation unserer Verantwortung für die Natur.«

Vielleicht ist es eine weise Fügung, daß schon der feinfühlige elsässische Schulbub beim jugendlich-gedankenlosen Vogelschießen – plötzlich von den Günsbacher Kirchenglocken aufgeschreckt – von dem Einfall überwältigt wurde, der Vogel, auf den seine Schleuder zielt, wolle ebenso leben wie andere und sogar er selbst. Die gleiche Fügung veranlaßt den 21jährigen Studenten eines sonnigen Sonntagmorgens zu dem fe-

---

[1] «L'éthique cosmique d'Albert Schweitzer et les problèmes de l'éthique naturelle». Presses Universitaires de France, Paris 1975.

[2] Albert Schweitzers Todesjahr.

sten Entschluß, längstens 9 Jahre später Schluß zu machen mit allen für ihn köstlichen Lebensinhalten, für die er hochbegabt war: Musik, Philosophie, Predigeramt, Religionswissenschaft. Ein »direktes Dienen« nahm er sich als Ziel vor. Er fand es in Lambarene.

Gewiß lassen sich in früheren Jahrhunderten fromme Denker finden, die ihren gepredigten Vorsätzen durch das eigene Leben und Verhalten Achtung und Anerkennung verschafft haben. Man hat sie später seliggesprochen oder gar in den Rang von Heiligen erhoben. In unsere Zeit ragt freilich kein Zweiter hinein, dessen Denken und Handeln, dessen eigener Vorsatz und seine eigene Ausführung, dessen Symbol und seine eigene Tagesarbeit in gleichem Ausmaß geradlinig einheitlich zum Vorbild wurden – und das mehr als 50 Jahre, zwei Menschenalter hindurch! Der Biograph Neuenschwander urteilt: »Mit Albert Schweitzer ist etwas in die Welt gekommen, das weiterzuwirken bestimmt ist.« »Gelebte Ethik in Lambarene« – keinesfalls ist dieses Thema, das Sie mir für unser heutiges Symposion gesetzt haben, nur Theorie, sondern ein ausgesprochen praktischer Anlaß für unsere Gespräche, denn »ein Fortschritt ohne Ethik bringt in Wahrheit nur den Niedergang der Kultur und der Menschheit« (Gräßer).

Lambarene ist für jeden Betrachter zu allererst ein Hospital, Hilfe für Kranke und Leidende, Verletzte und Gebärende. Dort regen sich Hände, die helfen und heilen. Da gibt es glücklich Genesene, unabwendbar Sterbende und tieftraurig Zurückbleibende.

Lambarene, höchst mühsam begonnen und aufgebaut, seit bald 70 Jahren und auch nach des Gründers Tod vielen Anfechtungen, Gefahren und Schwächen trotzend weitergeführt.

Lambarene, das ist zugleich der Ort echter Mission im besten Sinne dieses Begriffes. Der Mensch als missus in seiner Gesinnung und in seinem Verhalten und in seiner Achtung vor dem anderen und in seiner Achtbarkeit besitzt Vorrang vor jeder äußerlichen Arbeit eines Missionars.

Lambarene, das ist nicht zuletzt Ursprung der Idee und sogleich tätige Ausführung einer Ehrfurcht vor dem Leben. Der getröstete Lepröse und der aus Lebensgefahr errettete Verunglückte, sie haben dort Ehrfurcht vor ihrem Leben erlebt, der eine in seinem Inneren, der andere durch das Messer des Chirurgen.

Tausend- und tausendfach setzt sich diese Tat des ethischen Arztes fort, und dies nicht nur im Ort Lambarene selbst, der nur ein Pünktchen auf dem Globus ist.

Vor 22 Jahren fand in Japan ein von 30000 Ärzten besuchter Kongreß statt, bei dem ein Hauptthema die Ethik der Medizin betraf. Albert Schweitzer war zu Teilnahme und Vortrag aufgefordert, konnte sich aber damals nicht entschließen, sein Spital zu verlassen. Er schrieb statt dessen folgenden Brief an den Kongreß-Präsidenten: »Ich begrüße es, daß der große Kongreß der Ärzte Japans sich auch mit der Schaffung des Geistes der Humanität und der Rolle, die in diesem Unternehmen den Ärzten zufällt, beschäftigen wird. ... Es ist meine tiefe Überzeugung, daß wir Ärzte, die wir uns um die Erhaltung von Leben bemühen, in besonderer Weise berufen sind, die Menschen zur Ehrfurcht vor dem Leben zu erziehen und dadurch die Menschheit zur höheren geistigen und ethischen Gesinnung gelangen zu lassen, durch die sie befähigt wird, die schweren Probleme unserer Zeit zu verstehen und zu lösen.«

Der Name Lambarene ist zu einem Symbol geworden. Wo heute in aller Welt Entfernten und Fremden notwendige Hilfe zuteil wird – unsere sog. Medien sind täglich voll davon – ist Lambarene als Gleichnis ungenannt im Spiel.

Die Ethik einer Ehrfurcht vor allem Leben, zur Greifbarkeit erklärte Ethik Jesu, ist nicht nur gelebte Ethik, sondern sie lebt unter uns.

Literatur

Bähr, H. W.: Albert Schweitzer. Sein Denken und sein Weg. Verlag Mohr, Tübingen 1962.

Dürrenmatt, F.: Albert Einstein. Verlag Diogenes, Zürich 1979.

Gräßer, E. Albert Schweitzer als Theologe. Verlag Mohr, Tübingen 1979.

Guardini, R.: Vom Sinn der Gemeinschaft. Verlag Arche, Zürich 1950.

Kant, I.: Metaphysik der Sitten. 1797. zit. nach Kaulbach Göschen Nr. 536/1969.

Mitscherlich, A.: Universitas II. Februar – Nr. 1981.

Neuenschwander, U.: Denker des Glaubens. Verlag Mohn, Gütersloh 1974.

Schopenhauer, A.: Die Welt als Wille und Vorstellung. zit. nach Kaulbach Göschen Nr. 536/1969.

Schützeichel, R.: Althochdeutsches Wörterbuch. Verlag Niemeyer, Tübingen 1974.

Schweitzer, A.: Zwischen Wasser und Urwald. Verlag Beck, München 1921.

Schweitzer, A.: Das Christentum und die Weltreligionen. ibidem 1922.

Schweitzer, A.: Kultur und Ethik. ibidem 1923.

Schweitzer, A.: Aus meiner Kindheit und Jugendzeit. ibidem 1924.

Schweitzer, A.: Aus meinem Leben und Denken. Verlag Meiner, Hamburg 1931.

Schweitzer, A.: Die Weltanschauung der indischen Denker. Verlag Beck, München 1935.

Spranger, E.: Lebensformen. Erster Entwurf 1914. Verlag Niemeyer (Halle) Tübingen 1921 Festschrift.

Sachregister